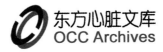

东方心脏文库
OCC Archives

总主编｜葛均波
总主审｜陈灏珠

肺血管疾病病例解析

主 编
沈节艳 黄 岚

名誉主编
程显声

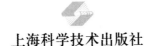

上海科学技术出版社

图书在版编目(CIP)数据

肺血管疾病病例解析 / 沈节艳,黄岚主编. —上海:上海
科学技术出版社,2018.5
(东方心脏文库/葛均波总主编)
ISBN 978-7-5478-3967-6

Ⅰ.①肺… Ⅱ.①沈…②黄… Ⅲ.①肺疾病-血管疾病-
病案-分析 Ⅳ.①R543.2

中国版本图书馆 CIP 数据核字(2018)第 070332 号

肺血管疾病病例解析

主编 沈节艳 黄 岚

上海世纪出版(集团)有限公司
上海 科 学 技 术 出 版 社 出版、发行
(上海钦州南路 71 号 邮政编码 200235 www.sstp.cn)

上海盛通时代印刷有限公司印刷

开本 889×1194 1/16 印张 19 插页 4
字数:450 千字
2018 年 5 月第 1 版 2018 年 5 月第 1 次印刷
ISBN 978-7-5478-3967-6/R·1598
定价:198.00 元

内容提要

　　本书作为"东方心脏文库"系列图书之一，由我国著名肺血管疾病专家沈节艳和黄岚教授主编，并在国内 70 余位肺血管疾病专家的共同努力下编撰而成。

　　本书主要围绕肺血管疾病，共收录了来自全国 28 家医疗中心的 58 例精彩病例，通过对典型病例进行解析，详细介绍了各型肺血管疾病的诊治策略和诊疗思路，不仅分享了各位编者独到的诊治经验和心得，更体现了国际上最新诊疗进展和诊疗技术。同时，在病例中，不仅给出"关键词"，便于读者结合临床问题进行检索，更是通过"主编点评"，对诊疗的精彩和争议之处进行剖析，利于读者拓展思路，启发思考。

　　本书配有大量彩图及影像学视频（通过扫描书中二维码即可直接读取动态影像），指导性强，具有启发性，可作为多个学科临床医师，尤其是心血管专科医师的重要参考书。

作者名单

总 主 编 葛均波

总 主 审 陈灏珠

主　　编 沈节艳　黄 岚

名誉主编 程显声

副 主 编 荆志成　吴炳祥　刘锦铭　熊长明

编　　委（按姓氏拼音排名）

白 元　陈发东　陈剑飞　程晓曙　程应樟　范粉灵　冯 斌　冯 沅
傅立军　高 鑫　顾 晴　管丽华　黄 岚　黄 玮　解卫平　金惠根
荆志成　刘锦铭　刘雪芹　刘宗军　柳志红　马 为　潘 磊　沈节艳
宋浩明　谭 虹　田红燕　汪蔚青　王 勇　吴炳祥　熊长明　徐希奇
杨震坤　姚 桦　张承宗　张刚成　章锐锋　郑泽琪　周红梅

编写人员（按姓氏拼音排名）

陈丹丹　陈怡琳　程晓玲　崔晓需　邓 会　邓晓娴　丁文惠　董永洁
宫素岗　郭攸胜　何杨柯　黄 丽　江 宏　姜 蓉　金沁纯　景 驰
李 茜　李 尤　李明敏　李珊珊　刘冰洋　孟 燕　彭景添　邱建星
邵 珲　孙 凯　孙彬峰　唐 铭　陶传花　仝欣洁　王 亮　王云开
徐 婧　徐欣怡　薛新颖　杨 璐　幺天保　易铁慈　曾绮娴　张婧媛
张学铭　张智亮　赵勤华　赵智慧　郑耀富　郑 莺　周 虹　周海文
庄 琦　邹晓荣

秘　　书 幺天保

序　言

　　秉承"开放、合作、创新"的主题,东方心脏病学会议(简称"东方会")在全国心血管病专家的共同努力和精诚合作下,已经成为具有中国特色的国际知名心血管领域品牌学术会议。东方会海纳百川,集思广益,开拓创新,一直致力于全方位探讨高血压、冠心病介入、动脉粥样硬化、心律失常、心力衰竭、结构性心脏病、心血管影像、肺循环疾病、血栓相关疾病、心血管疾病预防、心脏康复、心血管护理、精准与再生医学等亚专科领域的发展和应用,为心血管疾病诊治新技术的积极推广和临床技能的规范操作提供了广泛的交流平台,积累了大量的学术资源。

　　为了进一步传播东方会的学术成果,帮助大家更深入地理解和把握心血管病诊治领域的前沿动态和研究热点,更好地掌握具有临床实用价值的最新诊治技巧,我们依托东方会平台,以东方会专家团队为主要力量组织编写了"东方心脏文库"系列图书。"东方心脏文库"主要包括按亚专科划分的"病例精粹系列"和"新技术和新进展系列",根据具体内容,首次采用复合出版的形式,即文字、静态图像和视频相结合,为心血管医师开拓视野、了解前沿、训练临床思维、拓展诊疗思路提供了精品学习读物和参考工具书。

　　"东方心脏文库"系列图书理论结合实际,文字言简意赅,图片和视频精美直观,代表了我国心血管疾病诊治的发展水平,将在一年一度的东方会期间出版发行。希望它能让您细细品味,有所获益。相信本系列图书的出版对我国心血管疾病诊治水平的提高起到积极的推动作用。书中难免会有疏漏和不足之处,望广大读者不吝指正。

葛均波

2017 年 4 月

前　言

　　1992 年初冬，我遇到了生平第一个肺血管病患者。一天，心脏彩超室来了一位特殊的患者，她是本院一位眼科护士的弟媳，30 多岁，气喘得厉害。我的导师邬亦贤教授一边检查一边讲解："这是一位原发性肺动脉高压患者，晚发型，肺动脉很宽，流速不快，峰值前移，频谱像尖刀，不同于肺动脉狭窄的峰值后移，也不同于原发性肺动脉扩张有红蓝二股血……这种病进展很快，无药可治。"果然，在之后的几个月，患者病情每况愈下，又喘又肿又紫，最后终于离开了人世。从此，那个患者和肺动脉高压，在我心里再也抹不去，为什么这么年轻而美丽的生命遭此厄运？真的无药可医吗？刚刚跨入心内科的我，决定以肺动脉高压为研究方向，从此，与肺动脉高压结下不解之缘。

　　20 世纪 90 年代的中国，肺动脉高压是种罕见病，大家对肺动脉高压的认知还停留在1973 年日内瓦 WHO 第一届国际肺高血压大会专家工作组的共识，这个共识将肺高血压分为原发性和继发性两类，而原发性肺动脉高压罕见且无药可治。当时，中国仅有零星几篇英文论著和病例报道，相关领域的进展缓慢。得益于上海交通大学医学院附属仁济医院风湿科的学科优势，1993 年起，在心内科邬亦贤教授和时任亚太风湿病学会副主席陈顺乐教授的指导下，我完成了狼疮性肺动脉高压的超声早期诊断、发病率和发病机制的研究，1995 年顺利完成硕士论文答辩，并于 1999 年发表了第一篇肺动脉高压的英文论著。

　　从 1973 年第一届到 1998 年第二届国际肺高血压大会（Evain 大会），相隔整整 25 年。Evain 大会历史性地根据病理和生理特点将肺高血压分成五大类，并提出依前列醇对第一大类肺动脉高压的治疗价值。遗憾的是，中国大陆没有该药。为了探索适合中国特色的治疗药物，自 2000 年起，在当时心内科王彬尧主任的支持下，我们对 47 例肺动脉高压（结缔组织病相关性、先心病分流性和特发性肺动脉高压）患者进行了随机、对照、开放研究，观察了前列腺素脂微球制剂——凯时对肺动脉高压患者血流动力学、心功能和运动耐量的影响，该研究结果 2005 发表在 *CHEST* 杂志上，为中国肺动脉高压患者的治疗开辟了新途径。

2003年第三届国际肺高血压大会在意大利Venice举行,此次会议根据基因突变引入特发性和家族性肺动脉高压的分类,同时,以前列环素类似物、内皮素受体拮抗剂、磷酸二酯酶抑制剂为主的三大类靶向药物进入肺动脉高压治疗领域,这是肺动脉高压疾病发展史上第三次里程碑式革命。

随着靶向药物相继进入中国市场,国内肺动脉高压药物临床活跃起来。2006年,程显声教授旗下,荆志成教授先后牵头进行波生坦IV期临床试验和伐地那非III期临床试验;何建国、柳志红教授和我则同步进行伊洛前列素的IV期临床试验;何建国教授同时还牵头一项国家"十一五"科技支撑计划项目,研究阿托伐他汀、西地那非、半量伊洛前列素对肺动脉高压的疗效。同期,在仁济医院心内科何奔主任的支持下,刚从德国柏林急救医学中心Kleber教授处学成归来的我,开展了标准化流程的右心导管检查,包括万他维急性血管扩张试验,用于鉴别诊断各型肺高血压;同时,研究靶向药物的序贯联合治疗法取得高效价比。

2008年美国Dana Point第四届国际肺高血压大会之后,国际上多个靶向药物多中心临床研究(SERAPHIN、GRIPHON、PATENT、UT等)先后开展。中国医学科学院阜外医院、上海市肺科医院、北京协和医院、上海交通大学医学院附属仁济医院及复旦大学附属中山医院等近10家单位参加临床研究,为新型靶向药物的研究做出了重要贡献。至2013和2018年在法国NICE召开第五届和第六届国际肺高血压大会之时,肺动脉高压的靶向药物已增加到三大类12种,肺高血压的分类、诊断和治疗更加规范,介入和外科治疗手段也应运而生。国内,荆志成教授团队的遗传基因研究和肺血管病介入治疗,仁济医院的肺血管腔内影像研究、其他类型肺高血压的治疗研究及基础研究等,以及国内其他中心的临床研究,都取得了显著的成绩。

从1992年遇到第一例肺动脉高压患者到2018年的25年间,我经历了国际上肺动脉高压疾病发展的每个重要阶段,肺动脉高压从无药可治到现在有三大类12种靶向药物,患者的5年生存率从24%提高到60%以上。但是,肺动脉高压仍然不能根治,而且发病率还在逐年增加。虽然愈来愈多的医生和学者加入到肺血管疾病的临床和基础研究行列,但目前国内肺血管疾病领域还面临着许多问题和挑战:一方面,由于对肺血管疾病认识不足,许多肺高血压患者没有得到及时正确诊断,再加上治疗不规范,造成肺高血压治疗效果差;另一方面,肺高血压是跨学科的疾病,涉及呼吸、循环、风湿免疫等多个学科,需要多学科协作诊治,这也造成了一些晚期、危重患者的救治成功率低。

为了进一步提高对肺血管疾病的认识水平,规范肺高血压等疾病的诊治,深化肺血管病的临床和基础研究,促进多学科协作,在现任中华医学会心血管病分会主任委员葛均波院士的倡导下,上海市医学会肺循环疾病学组于2007年第一届东方心脏病学会议(OCC)召开前夕筹建成立,王乐民教授任第一任组长,2015年本人接任组长,兼东方心脏大会肺循环论坛坛主。秉承"海纳百川,集思广益,开拓创新"(Open, Cooperative, Creative)的宗旨,每年东方心脏病学会议肺循环论坛均设肺血管病例专场,汇五湖疑难,集大家精粹,创诊治新高,深受广大医生欢迎。为了进一步促进大家对肺血管疾病的认识,提高我国肺血管疾病诊治水平,在葛均波院士的主持下,我们收集历年来OCC肺循环论坛的精彩病例,在全国28家中心70余位专家的共同努力下,编撰了这本《肺血管疾病病例解析》。

本书的编写旨在与全国同仁分享肺血管疾病诊治经验教训与心得,力图通过问题与思考,帮助大家拓展诊治策略与思路。每个病例都给出了"关键词",便于大家结合临床问题进行检索。病例编撰中尽可能体现诊治者的思路和成果,编者也对精彩和争议之处进行了点评。希望本书的出版能为我国肺血管疾病诊治的临床实践有所裨益。

本书的编写得到了来自各方的支持。感谢黄岚教授的大力号召,感谢中国医学科学院阜外医院荆志成教授和何建国教授团队,上海市肺科医院刘锦铭教授团队,哈尔滨医科大学附属第二医院吴炳祥教授团队,首都医科大学附属北京世纪坛医院王勇、潘磊教授团队,南昌大学第一附属医院郑泽琪教授团队,浙江大学医学院附属邵逸夫医院章锐锋主任等(专家不一一列举),大家鼎力协作,提供了大量典型病例,才使本书得以顺利出版。

由于时间仓促、水平有限,书中难免会存在不妥,甚至错误之处,诚望读者予以指正,以便改进。

沈节艳

2018年4月

常用术语缩略词

γ-GT	γ 谷氨酰转肽酶	cTnT	心肌肌钙蛋白 T
A/G	清球蛋白比值	CYFRA21-1	细胞角蛋白 19 片段
ADA	腺苷脱氨酶	DB	直接胆红素
AFP	甲胎蛋白	EF	射血分数
Alb	白蛋白	EO	嗜酸粒细胞百分率
ALP	碱性磷酸酶	EO#	嗜酸粒细胞绝对值
ApoA	载脂蛋白 A	ESR	红细胞沉降率
ApoB	载脂蛋白 B	FDPs	纤维蛋白(原)降解产物
ApoE	载脂蛋白 E	Fg	纤维蛋白原
APTT	活化部分凝血活酶时间	FS	缩短分数
AT-Ⅲ	抗凝血酶Ⅲ	FT_3	游离三碘甲腺原氨酸
BA	嗜碱粒细胞百分率	FT_4	游离甲状腺素
BA#	嗜碱粒细胞绝对值	Glu	葡萄糖
BNP	B 型钠尿肽	GOT	谷草转氨酶
BUN	尿素氮	GPT	谷丙转氨酶
CA	糖类抗原	Hb	血红蛋白
CEA	癌胚抗原	HbO_2	氧合血红蛋白
CK-MB	肌酸激酶同工酶	HCT	血细胞比容
CO	心排血量	HDL	高密度脂蛋白
Cr	肌酐	HDL-C	高密度脂蛋白胆固醇
CRP	C 反应蛋白	INR	国际标准化比值
cTnI	心肌肌钙蛋白 I	LDH	乳酸脱氢酶

LDL	低密度脂蛋白	PO_2	氧分压
LDL-C	低密度脂蛋白胆固醇	PT	凝血酶原时间
LP(a)	脂蛋白(a)	RBC	红细胞计数
LY	淋巴细胞百分率	RDW	红细胞分布宽度
LY#	淋巴细胞绝对值	SO_2	氧饱和度
MCH	红细胞平均血红蛋白量	SV	每搏输出量
MCHC	红细胞平均血红蛋白浓度	T_3	三碘甲腺原氨酸
MCV	红细胞平均体积	T_4	甲状腺素
MO	单核细胞百分率	TB	总胆红素
MO#	单核细胞绝对值	TC	总胆固醇
MYO	肌红蛋白	TG	三酰甘油
NE	中性粒细胞百分率	Tn	肌钙蛋白
NE#	中性粒细胞绝对值	TP	总蛋白
NT-proBNP	N-末端脑钠肽前体	TSH	促甲状腺激素
$PaCO_2$	动脉血二氧化碳分压	TT	凝血酶时间
PaO_2	动脉血氧分压	UA	尿酸
PCO_2	二氧化碳分压	Ur	尿素
PCT	血小板比容	WBC	白细胞计数
PLT	血小板		

目 录

第二章
左心疾病相关性肺高血压

第三章
低氧或肺部疾病引起的肺高血压

第一章

肺动脉高压

　　肺动脉高压(pulmonary arterial hypertension，PAH)是一类以肺小动脉收缩和管壁增生重构或原位血栓形成为病理改变，引起肺血管阻力进行性升高、右心衰竭，最后导致死亡的疾病症候群。PAH共同的血流动力学特点是右心导管测得的肺动脉平均压(mPAP)≥25 mmHg，且肺小动脉楔压(PAWP)≤15 mmHg。临床涵盖特发性肺动脉高压、遗传性肺动脉高压、药物或毒物诱发的肺动脉高压，以及结缔组织病、先天性/获得性体肺分流性疾病、门脉高压/门体分流、HIV感染、血吸虫病等疾病相关性肺动脉高压；此外，一类临床表现类似肺动脉高压，但症状更严重、进展更快、预后更差、靶向药物难治的肺静脉闭塞症或肺毛细血管瘤样增生(PVOD/PCH)，也属于第一大类肺动脉高压。

　　本章节收录20个精彩病例，除药物诱发和血吸虫病相关肺动脉高压外，基本涵盖上面所述肺动脉高压各亚类。

病例 1 **一波三折确诊特发性肺动脉高压**——妊娠合并肺动脉高压

关键词·呼吸困难；妊娠；肺动脉高压；右心导管；肺动脉造影；肺动脉高压危象处理

·病史摘要·

患者，女性，30 岁，目前妊娠 35 周，因"间断性呼吸困难 5 个月"入院。

患者于入院前 5 个月无明显诱因突然出现呼吸困难，静息时也可出现，活动后加重，发作时伴心悸、乏力、大汗等，休息后可缓解，无咳嗽、咳痰，无头晕、头痛，无畏寒及发热，无晕厥及抽搐，无恶心、呕吐、无腹胀、纳差，就诊于当地医院，行心电图及心脏彩超等检查，诊断"肺动脉高压"，由于面临待产，当地医院建议转至专业的肺血管疾病诊疗中心待产，遂转诊至我院，门诊以"呼吸困难待查"收入我科。病程中患者饮食、睡眠尚可，大小便正常，体重无明显变化。

患者平素健康状况良好，否认高血压、糖尿病、冠心病病史，否认肝炎、结核等传染病史，无药物及食物过敏史，无输血史，既往孕 1 产 1，目前妊娠 35 周。

·入院体检·

呼吸 24 次/min，血压 107/82 mmHg，脉搏 98 次/min，体温 36.5 ℃，神清语明，表情自如，口唇无发绀，浅表淋巴结未触及肿大，未见鼻翼煽动，颈静脉无充盈。胸廓对称，双肺呼吸音清，未闻及干、湿啰音。心前区抬举性搏动，心界扩大，心率 98 次/min，律齐，P2 亢进，各瓣膜区未闻及病理性杂音，腹膨隆，肝、脾不可触及。双下肢轻度水肿，无杵状指，生理反射正常，病理反射未引出。

·辅助检查 1·

见图 1-1～图 1-4。

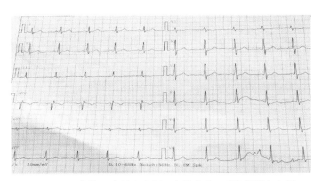

图 1-1 入院前 5 个月心电图：窦性心律，正常范围心电图

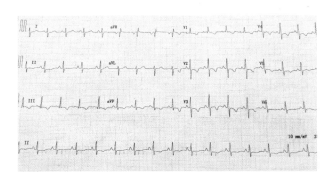

图 1-2 入院前 1 个月心电图：窦性心动过速，$S_I Q_{III} T_{III}$，V1～V5 T 波倒置

问题与思考 1

·患者以"间断性呼吸困难 5 个月"为主诉入院，既往否认高血压、糖尿病、冠心病病史，患者为年轻女性，妊娠状态，有静脉血栓的危险因素，简化版 Wells 评分为 2 分，且呼吸困难突然出现，自带入院前心电图及心脏超声检查报告，右心负荷突然增大，因此考虑患者肺栓塞可能性高，应首选肺动脉 CTA 明确诊断。

M型及二维超声				多普勒超声			
主动脉	瓣结构	正常		二尖瓣	结构	正常	
	瓣环内径 19 mm	窦部前后径 24 mm			反流 无		
	升主动脉径 28 mm	弓降部 正常			瓣口流速：E峰 0.8 m/s A峰 m/s E/A:		
左房	前后径 34 mm 横径 mm 长径 mm				组织多普勒：e' cm/s a' cm/s E/e':		
	房间隔延续 正常						
右室	前后径 17 mm	前壁厚度 mm		三尖瓣	瓣口流速 0.6 m/s		
	流出道 mm				反流 少量		
右房	横径 mm	长径 mm			反流速度 3.6 m/s 压差 53 mmHg		
左室	室间隔厚度 8 mm			主动脉瓣	瓣口流速 1.4 m/s		
	室间隔延续 正常				反流 无		
	后壁厚度 8 mm						
	舒张末期前后径 40 mm	收缩末期前后径 28 mm		肺动脉瓣	瓣口流速 1.2 m/s		
	舒张末期容积 80 ml	收缩末期容积 30 ml			反流 无		
	射血分数EF 66%	每搏输出量SV 50 ml					
肺动脉	主肺动脉内径 29 mm	瓣结构 正常					
	左肺动脉内径 17 mm	右肺动脉内径 16 mm					

超声所见：
心脏各房室腔内径正常。
左室壁厚度正常，运动协调，收缩幅度正常，静息状态下，各室壁未见节段性运动异常。
各瓣膜形态、结构、启闭未见异常。
大动脉位置关系正常。主肺动脉内径增宽。
心包腔未见异常。
彩色多普勒：收缩期探及三尖瓣少量反流信号，三尖瓣反流速度，Vmax：3.6 m/s，PG：53 mmHg，据此估测肺动脉收缩压约58 mmHg。余瓣口血流及频谱未见异常。
组织多普勒：二尖瓣环水平室间隔基底段Em/Am>1。

图1-3 入院前3个月心脏超声：心脏各房室腔内径正常，肺动脉收缩压约58 mmHg

M型及二维超声				多普勒超声			
主动脉	瓣结构	正常		二尖瓣	结构	正常	
	瓣环内径 18 mm	窦部前后径 21 mm			反流 无		
	升主动脉径 26 mm	弓降部 正常			瓣口流速：E峰 0.5 m/s A峰 m/s E/A:		
左房	前后径 30 mm 横径 mm 长径 mm				组织多普勒：e' cm/s a' cm/s E/e':		
	房间隔延续 正常						
右室	前后径 (26 mm)	前壁厚度 mm		三尖瓣	瓣口流速 0.7 m/s		
	流出道 mm				反流 少-中量		
右房	横径 (48 mm)	长径 (53 mm)			反流速度 4.0 m/s 压差 66 mmHg		
左室	室间隔厚度 9 mm			主动脉瓣	瓣口流速 0.8 m/s		
	室间隔延续 正常				反流 无		
	后壁厚度 8 mm						
	舒张末期前后径 37 mm	收缩末期前后径 25 mm		肺动脉瓣	瓣口流速 1.0 m/s		
	舒张末期容积 60 ml	收缩末期容积 23 ml			反流 少量		
	射血分数EF 61%	每搏输出量SV 37 ml					
肺动脉	主肺动脉内径 28 mm	瓣结构 正常					
	左肺动脉内径 mm	右肺动脉内径 mm					

超声所见：
孕妇现32周，剑突下切面无法探查。
右房、右室增大，左房室腔内径正常。
左室壁厚度正常，室间隔与左室后壁呈B型运动，呈右心容量负荷过重表现。
各瓣膜形态、结构、启闭未见异常。
大动脉位置关系正常。主肺动脉内径略增宽。
舒张期于右室前壁心包腔内探及窄条样液性暗区。
彩色多普勒：收缩期探及三尖瓣少-中量反流信号，三尖瓣反流速度，Vmax：4.0 m/s，PG：65 mmHg，据此估测肺动脉收缩压约73 mmHg。舒张期探及肺动脉瓣少量反流信号，余瓣膜口血流及频谱未见异常。
组织多普勒：二尖瓣环水平室间隔基底段Em/Am>1。

图1-4 入院前1个月心脏超声：右心房、右心室增大，肺动脉高压，肺动脉收缩压约73 mmHg

·辅助检查2·

▷ 血常规：Hb 136 g/L，RBC 4.45×10^{12}/L，WBC 7.4×10^9/L，NE 65.2%，PLT 232×10^9/L。

▷ 动脉血气分析：pH 7.40，PCO_2 38 mmHg，PO_2 67 mmHg(↓)，SO_2 90%(↓)。

▷ NT-proBNP：1 559 pg/ml(↑)，cTnI：<0.017 μg/L。

▷ 肝肾功能：GPT 16 U/L，GOT 20 U/L，TB及 DB 正常，TP 51.6 g/L(↓)，Alb 26.5 g/L(↓)，UA 496.3 μmol/L(↑)，Cr 54 μmol/L。

▷ 血糖：5.61 mmol/L。

▷ 乙肝五项+丙肝抗体+梅毒抗体+HIV抗体：均阴性。

▷ 凝血象：正常。

▷ 甲状腺功能：正常。

心电图：窦性心律，V1～V5 导联 T 波倒置，电轴右偏，右心室高电压。

超声心动图：右心房、右心室明显扩大，三尖瓣关闭不全伴重度反流，肺动脉高压（中至重度），估算肺动脉收缩压为 81 mmHg，少量心包积液。

肺动脉 CTA：左肺下叶肺动脉局限性充盈欠佳，不除外栓塞，请结合临床。

问题与思考2

目前肺动脉 CTA 不除外肺栓塞，且彩超估算的肺动脉收缩压较高，与肺动脉 CTA 可疑血管的血栓负荷所致肺动脉压力不相符，且监测患者 D-二聚体都在正常范围内，应立即行右心导管检查以确诊肺动脉高压，同时应该再次复查心脏超声，完善 ANA 谱、ANCA 系列、风湿系列、抗心磷脂抗体、肿瘤系列、免疫指标等检查，明确患者是否存在结缔组织病和先天性心脏病相关肺动脉高压。

· 辅助检查 3 ·

肿瘤系列：CA125 64.90 U/ml（↑），AFP 190.00 ng/ml（↑），余均阴性。

抗心磷脂抗体：阴性。

风湿系列：阴性。

ANA 谱：阴性。

ANCA 系列：阴性。

免疫指标：阴性。

IgA、IgG、IgM：结果均阴性。

心脏超声：右心房、右心室明显扩大，三尖瓣关闭不全伴重度反流，肺动脉高压（中至重度）。未见先天性心脏畸形。

问题与思考3

根据患者相关辅助检查，暂不考虑结缔组织病相关肺动脉高压及先天性心脏病相关肺动脉高压，患者的诊断倾向于特发性肺动脉高压，但不能完全除外肺栓塞，应立即行右心导管检查，以明确患者是否存在肺栓塞，同时明确各血流动力学指标及肺血管情况，但考虑患者目前妊娠 35 周，不清楚放射线能否对胎儿造成较大伤害，咨询新生儿科、产科、放射科等同行，权衡利弊，计划用铅服遮挡孕妇腹部，同时由经验丰富的医师行右心导管检查，尽量减少射线暴露。

· 诊治经过 ·

突发紧急情况，患者于术前一晚，羊水破裂，急请产科会诊，决定紧急行剖宫产手术终止妊娠，急请新生儿科、产科、血液科、心内科、麻醉科等术前讨论，由于麻醉医师对妊娠合并肺动脉高压患者经验较少，未按照指南及专家共识行硬膜外麻醉，紧急情况下对患者实行全身麻醉后行剖宫产手术，患者产下一健康男婴，紧急送往新生儿科病房继续监护治疗。术毕，患者全麻未醒，气管插管，呼吸机辅助呼吸下，紧急将患者送至重症监护病房，患者本身是中至重度肺动脉高压，又行全麻下剖宫产手术，现患者无自主呼吸，循环不稳定，血压 89/55 mmHg，在重症监护室行呼吸机辅助呼吸、升压等紧急抢救治疗后，患者目前血压 103/65 mmHg，血氧饱和度 100%。

问题与思考4

患者全麻下行剖宫产术后出现肺动脉高压危象，立即送往重症监护室进行抢救，根据患者目前的辅助检查，虽然未经右心导管确诊肺动脉高压，但考虑患者特发性肺动脉高压可能性较大，为降患者肺动脉压力，救治生命，治疗上暂时给予靶向药物波生坦＋西地那非，经 1 周监护治疗后，患者生命体征逐渐平稳，复查心脏超声：右心房、右心室增大（较之前减小），肺动脉高压（中度，较之前减小），三尖瓣中度反流，思考如果患者剖宫产手术时，选择硬膜外麻醉，而非全身麻醉，是否会对患者体循环血压的影响较小，患者是否可以避免出现肺动脉高压危象。此时应待患者生命体征平稳，一般状态好转后，及时行右心导管检查以明确诊断。

·辅助检查 4·

▸ 右心导管检查：肺毛细血管楔压 9/6/7 mmHg，肺动脉压力 72/34/46 mmHg。

▸ 右心室压力：72/8/35 mmHg；右心房压力：12/8/10 mmHg。

▸ 心排血量：4.5 L/min，心指数：2.4 L/(min·m²)。

▸ 全肺阻力：10.22 WU；肺血管阻力：8.67 WU。

▸ 肺动脉造影：双侧肺动脉未见充盈缺损；选择性肺动脉造影：血管变细，远端血管稀疏（图 1-5，视频 1-1、视频 1-2）。

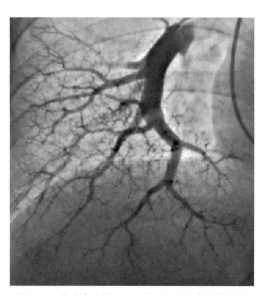

图 1-5 肺动脉造影示肺血管变细，远端血管稀疏

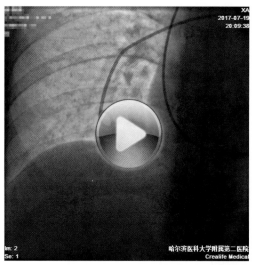

视频 1-1 肺动脉造影（一）

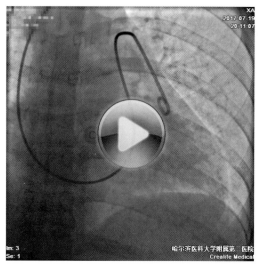

视频 1-2 肺动脉造影（二）

·最终诊断·

（1）特发性肺动脉高压（WHO 分类 Ⅰ 类）。

（2）心功能不全（心功能 Ⅲ 级）。

（3）胎膜早破。

·治疗方案·

抗凝治疗：达比加群酯 150 mg，每日 2 次，口服。

靶向药物治疗：波生坦 62.5 mg，每日 2 次，口服；西地那非 25 mg，每日 3 次，口服。

对症治疗：氢氯噻嗪（双氢克尿噻）25 mg，每日 1 次，口服；螺内酯 20 mg，每日 1 次，口服。

·讨论·

患者目前妊娠 35 周，孕前无肺动脉高压，孕中出现，是否考虑为妊娠期血流动力学改变导致原先无症状的或症状轻微的肺动脉高压症状加重，一般情况下，妊娠期患者心输出量增加 30%～50%，血容量增加 40%～50%，耗氧量增加 20%，考虑在原有肺血管疾病的基础之上，低氧等因素增加肺血管阻力，加重右心负担。

患者肺动脉高压的病因探讨，患者为年轻妊娠期女性，首先要考虑的是血栓因素导致的肺动脉高压，其次是结缔组织病相关的，还有先天性心脏病相关的，但患者经右心导管检查及肺动脉造影检查，排除血栓因素及先天性心脏病分流可能,且患者无风湿免疫类疾病的相关症状,以及相关检验结果为阴性,考虑结缔组织病相关肺动脉高压的可能性小,更倾向于特发性肺动脉高压。

肺动脉高压的女性患者应禁止妊娠,意外妊娠的肺动脉高压患者,应在孕 12 周前行人工流产,妊娠中晚期发现者行剖宫取胎术较为安全,不主张采用药物引产,因药物引产增加心脏负荷及感染概率。妊娠合并肺动脉高压患者终止妊娠时机及方式可根据患者心功能状态、肺动脉压力高低和孕周综合决定。心功能状况较好,肺动脉压力轻度升高,且足月分娩可选择阴道分娩。心功能Ⅲ～Ⅳ级或重度肺动脉高压孕妇于孕早期需终止妊娠时,应在麻醉下行人工流产或钳刮术,因剖宫产术可在较短时间内结束分娩,避免长时间子宫收缩引起的血流动力学改变,减轻疲劳和疼痛引起的耗氧增加。麻醉时应选择硬膜外麻醉,因为硬膜外麻醉有良好的止痛效果,同时血流动力学改变最小。

妊娠合并肺动脉高压患者终止妊娠后最重要的是要预防肺动脉高压危象(在肺动脉高压的基础上,缺氧诱发肺血管痉挛,肺循环阻力升高,右心泵血受阻,导致突发性肺动脉高压和低心排血量的临床危象状态),主要是指肺动脉高压患者在感染、劳累、妊娠、情绪激动等因素的诱发下,气促、心悸明显加重,个别患者有濒死感,心功能急剧变为 WHO 分型的Ⅳ级,血压下降到 80/60 mmHg 以下,血氧饱和度＜90%,心率大于 100 次/min。患者一旦诊断为肺动脉高压危象,必须立即收入 ICU 或 CCU 病房。为预防肺动脉高压危象,建议:①对于血氧饱和度低于90%的患者建议常规进行氧疗,维持动脉血氧分压在 60 mmHg 以上,必要时使用呼吸机治疗;②去除

诱发因素:常见的诱因有感染、发热。出现感染、发热时应及早治疗,选用有效、足量的抗生素治疗;避免劳累和情绪激动;建议及早终止妊娠,对于妊娠晚期和即将分娩的患者应及早行剖宫产术,因手术死亡率很高,应告知患者及家属,并积极控制围术期的右心衰竭,建议手术麻醉方式选用硬膜外麻醉,不宜选用全身麻醉。

靶向药物:我国无静脉用伊洛前列素,肺动脉高压危象时静脉应用伊洛前列素需从中心静脉泵入,起始剂量 0.5 ng/(kg·min),可逐渐加量至 4 ng/(kg·min)。面部潮红、头痛、咳嗽、低血压是国人最常见的不良反应。曲前列尼尔(treprostinil)是一种在室温下相对稳定的人工合成前列环素类似物,半衰期显著长于依前列醇,可通过皮下注射、静脉注射、吸入和口服给药。临床研究已证实静脉应用能显著改善肺动脉高压危象。

·病例启示·

(1)当肺动脉 CTA 不能明确肺栓塞时,且受累血管血栓负荷所致肺动脉收缩压与心脏超声估算压力不相符时,应及时行右心导管检查,明确各血流动力学指标及肺血管整体情况,以免漏诊、误诊。

(2)妊娠合并肺动脉高压患者终止妊娠时机及方式,可根据患者心功能状态、肺动脉压力高低和孕周综合决定,剖宫产时选择全身麻醉存在争议,推荐硬膜外麻醉。

(3)妊娠合并肺动脉高压患者终止妊娠后要预防肺动脉高压危象,肺动脉高压危象时建议静脉应用伊洛前列素等靶向药物。

景 驰 吴炳祥
哈尔滨医科大学附属第二医院

[1] Hemnes AR, Kiely DG, Cockrill BA, et al. Statement on pregnancy in pulmonary hypertension from the Pulmonary Vascular Research Institute [J]. Pulm Circ, 2015,5:435-465.

[2] Sharma K, Afshar YR, Bairey-Merz CN, et al. Guidelines and consensus: statement on pregnancy in pulmonary hypertension from the Pulmonary Vascular Research Institute [J]. Pulm Circ, 2016,6:143.

[3] Badlam JB. Steps forward in the treatment of pulmonary arterial hypertension: latest developments and clinical opportunities [J]. Ther Adv Chronic Dis, 2017,8:47-64.

[4] Hoeper MM, Lee SH, Voswinckel R, et al. Complications of right heart catheterization procedures in patients with pulmonary hypertension in experienced centers [J]. Journal of the American College of Cardiology, 2006,48(12):2546-2552.

病例2 急性心力衰竭的罪魁祸首——特发性肺动脉高压

关键词 · 急性心力衰竭；肺栓塞；肺动脉高压；心脏彩超；CTPA；右心导管

· 病史摘要 ·

患者，女性，40岁，因"胸闷、气促、夜间不能平卧10天"入院。

患者10天前不明原因出现胸闷、气促，夜间不能平卧。无胸痛、咳嗽、咯血、黑矇、晕厥、乏力等症状。症状持续，休息无明显缓解。因患者发病前有大量食用"榴莲"后饮酒的病史，考虑有无食物中毒入我院消化科。既往否认"冠心病""糖尿病""高血压"病史。无吸烟史，爱饮酒。否认手术、外伤史，否认输血史。结婚15年，育有1子。经期规律，经量正常。

· 入院查体 ·

发育正常，营养良好，步入病房，神志清楚，精神欠佳。脉搏86次/min，血压117/87 mmHg，呼吸28次/min。全身浅表淋巴结未扪及。气管居中，胸廓对称，双肺散在细湿啰音。心率86次/min，律齐，三尖瓣听诊区可闻及明显3/6级收缩期杂音，肝脏于右侧肋缘下1 cm处可扪及，腹部膨隆，下肢及颜面部水肿，无下肢静脉曲张。

· 辅助检查1 ·

▷ 肺部增强CT：双肺未见明显实质性病变；心影增大；双侧胸腔积液。

▷ 全腹CT：肝静脉逆行灌注；盆腹腔积液；升结肠壁可疑增厚。

▷ 心电图：窦性心律，电轴右偏，全导联低电压。

▷ 心脏超声：左心房30 mm，左心室36 mm，右心房53 mm，右心室横径52.7 mm，三尖瓣反流面积21.0 cm^2，反流速度313 cm/s，压差39.2 mmHg，EF 73.6%，FS 41.7%，SV 40.2 ml，CO 3.77 L/min，心包腔局限性积液。

▷ BNP：3 175 pg/ml（↑）。

▷ CRP：37.2 mg/L（↑）。

▷ 血常规、凝血功能、心肌梗死标志物、肝肾功能、HIV、HBV、HCV、梅毒螺旋体特异性抗体、甲状腺功能、血脂全套、抗核抗体谱、风湿系列、空腹血糖、电解质、尿常规、大便常规未见明显异常。

问题与思考1

· 患者以急性心力衰竭症状为主，发病急，病程短，BNP明显升高，考虑心功能不全。心脏超声提示右心明显增大，肺动脉压明显升高，需要进一步明确肺动脉高压原因：特发性？肺毛细血管闭塞症？肺血管痉挛？肺部疾病相关？肺栓塞？其他？

· 转科后处理 ·

(1) 仔细追问病史：患者否认既往有心悸、气促、乏力、双下肢水肿等症状，平素活动耐量可。长期口服避孕药物。本次发病前从重庆自驾到泰国，每日开车时间8～10 h。

(2) 血气分析（吸氧3 L/min）：PCO_2 30.6 mmHg，PO_2 58 mmHg（↓），SO_2 92%（↓），pH 7.49（↑），氧合指数176。

D-二聚体：1.25 mg/L（↑）。

血沉：25 mm/h（↑）。

· 初步诊断 ·

急性肺栓塞。

· 治疗方案 ·

贝前列素钠片40 μg，口服，每日3次；螺内酯片20 mg，口服，每日1次；氢氯噻嗪片25 mg，口服，每日1次；磷酸肌酸2 g，静滴，每日1次；依诺肝素钠注射液 40 mg,皮下注射,每 12 h 1 次;法舒地尔注射液 30 mg,静滴,每日 2 次。

·辅助检查 2·

肺动脉 CTA:双肺动脉及大分支未见明显充盈缺损影。

双下肢血管超声:双下肢股静脉、腘静脉、大隐静脉,以及足弓、足底静脉均未见异常。

心脏超声:左心房 30 mm,左心室 33 mm,右心房 56 mm,右心室横径 59 mm,肺动脉主干 31 mm,三尖瓣反流面积 19.0 cm²,最高反流速度 423 cm/s,压差 72 mmHg,EF 83%,FS 51%,SV 35 ml,左心室舒张充盈 E 流速 52 cm/s,A 流速 59 cm/s,心包腔少量积液。

肺通气灌注显像:可见气管和双肺部显影;各体位双肺各肺段均未见明显放射性减低或缺损区。

风湿系列、抗核抗体谱、结核抗体、心肌酶学、肿瘤标志物、骨髓穿刺正常。

问题与思考 2

· 患者发病急,病程短,发病前有保持肢体固定姿势的既往史,长期口服避孕药,发病后肺动脉压明显升高,D-二聚体升高,患者诊断考虑急性肺栓塞可能性大。但是进一步检查包括肺动脉 CTA、肺通气灌注扫描均不支持肺栓塞,需要进一步明确肺动脉高压原因。

·辅助检查 3·

6 min 步行试验:试验前心率 80 次/min,血压 104/75 mmHg,6 min 步行距离约 216.7 m,试验后心率 83 次/min,血压 106/70 mmHg。步行中出现气促、头晕症状。Borg 呼吸困难评分:2 级。

右心导管检查:右心房测压 45/23 mmHg(平均压 31 mmHg),右心室测压 51/21 mmHg(平均压 39 mmHg),肺动脉测压 51/33 mmHg(平均压 42 mmHg),全肺阻力 18.76 WU,肺循环血流量 Qp 为 2.08,体循环血流量 Qs 为 2.29,Qp/Qs 为 0.9。

肺动脉造影:左右肺动脉及其分支未见明显血栓影(视频 2-1、视频 2-2、视频 2-3)。

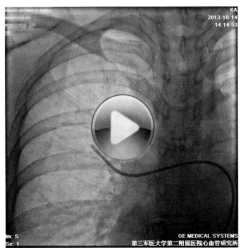

视频 2-1　肺动脉造影(一)

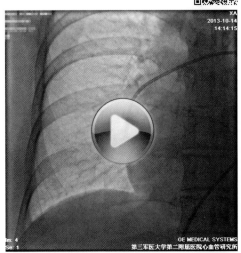

视频 2-2　肺动脉造影(二)

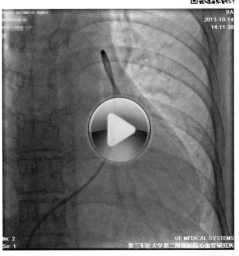

视频 2-3　肺动脉造影(三)

·最终诊断·

特发性肺动脉高压。

·治疗方案·

波生坦 62.5 mg，每日 2 次；贝前列素钠片 40 μg，口服，每日 3 次；螺内酯片 20 mg，口服，每日 1 次；氢氯噻嗪片 25 mg，口服，每日 1 次。

·随访·

心脏超声（1 个月）：右心房 47 mm，右心室横径 52 mm，左心房 27 mm，左心室 34 mm，肺动脉主干 28 mm，三尖瓣反流面积 9.4 cm²，最高反流速度 584 cm/s，压差 136 mmHg，EF 74%，FS 42%，SV 25 ml，左心室舒张充盈 E 流速 67 cm/s，A 流速 77 cm/s。

心脏超声（3 个月）：右心房 52 mm，右心室横径 46 mm，左心房 28 mm，左心室 33.4 mm，肺动脉主干 28 mm，三尖瓣反流面积 14.6 cm²，最高反流速度 586 cm/s，压差 137 mmHg，EF 64%，FS 34%，SV 27 ml，左心室舒张充盈 E 流速 57 cm/s，A 流速 80 cm/s。

心脏超声（6 个月）：右心房 54 mm，右心室横径 52 mm，左心房 29 mm，左心室 32 mm，肺动脉主干 29 mm，三尖瓣反流面积 24 cm²，最高反流速度 181 cm/s，压差 38 mmHg，EF 84%，FS 52%，SV 35.9 ml，左心室舒张充盈 E 流速 46 cm/s，A 流速 78 cm/s。

心脏超声（9 个月）：右心房 56 mm，右心室横径 52 mm，左心房 37.6 mm，左心室 31 mm，肺动脉主干 28.7 mm，三尖瓣反流面积 23.8 cm²，最高反流速度 361 cm/s，压差 52 mmHg，EF 80%，FS 50%，SV 34 ml，左心室舒张充盈 E 流速 46 cm/s，A 流速 72 cm/s。

心脏超声（14 个月）：右心房 56 mm，右心室横径 62 mm，左心房 29 mm，左心室 33 mm，肺动脉主干 31.2 mm，三尖瓣反流面积 23.5 cm²，最高反流速度 300 cm/s，压差 36 mmHg，EF 74%，FS 47%，SV 33 ml，左心室舒张充盈 E 流速 46 cm/s，A 流速 72 cm/s。

心脏超声（19 个月）：右心房 58 mm，右心室横径 58 mm，左心房 29 mm，左心室 31 mm，肺动脉主干 30 mm，三尖瓣反流面积 25.5 cm²，最高反流速度 292 cm/s，压差 34 mmHg，EF 84%，FS 52%，SV 40 ml，左心室舒张充盈 E 流速 45 cm/s，A 流速 78 cm/s。

6 min 步行试验（9 个月）：6 min 步行距离约 500 m，步行中出现气促症状。

6 min 步行试验（19 个月）：6 min 步行距离约 520 m，步行中出现气促症状。

·讨论·

特发性肺动脉高压是指原因不明的肺血管阻力增加，引起持续性肺动脉压力升高，导致评价肺动脉压力在静息状态下≥25 mmHg，需排除引起肺动脉高压的继发性因素。多见于中青年，女性发病率高于男性。早期并没有明显症状。最早的症状为劳力性呼吸困难，其他常见症状包括胸痛、咯血、晕厥、下肢水肿等。特发性肺动脉高压进展迅速，预后差，晚期特发性肺动脉高压患者表现为进行性右心功能障碍，最终导致心力衰竭和死亡。本例患者以急性心力衰竭为主要表现，发病急，病程短，且发病年龄相对较晚，诊疗中存在误导因素，因此初步诊断考虑急性肺栓塞，但经详细检查后排外肺栓塞和其他常见引起肺动脉高压原因，最终诊断特发性肺高压。

治疗特发性肺动脉高压包括常规治疗和靶向治疗。常规治疗包括氧疗、利尿剂及强心药物的使用，目的在于纠正心功能不全，靶向药物的出现大大改善了特发性肺动脉高压患者的运动耐量、生活质量和生存时间，已成为治疗该病的最主要方法。本例患者使用靶向治疗后从随访的心脏超声结果来看第 1 个月与第 3 个月三尖瓣反流面积明显减少，而三尖瓣反流压差显著增高，考虑是否为药物急性反应或心力衰竭加重所致。随后的多次心脏超声均提示患者三尖瓣反流面积基本稳定在 20～25 cm²，三尖瓣反流压差稳定在 34～52 mmHg，患者自觉症状减轻，6 min 步行距离明显增加，说明治疗有效。

但是患者治疗后左心始终偏小,右心有增大趋势,虽然三尖瓣反流压差下降,需要考虑有无右心衰竭加重导致心排量下降的因素。同时患者首次发病时年龄偏大、发病急、病程短、短期内治疗效果明显,与常见特发性肺动脉高压不完全一致,需考虑有无其他疾病,如肺血管痉挛等因素参与。

·病例启示·

(1)引起肺动脉高压的原因较多,但发现患者出现肺动脉高压时需详细检查明确病因。

(2)右心导管检查能准确测量肺动脉压力,计算肺血管阻力,评价严重程度。对所有拟诊 PAH 患者均应行右心导管检查。

陈剑飞　黄　岚
中国人民解放军陆军军医大学新桥医院

主编点评

很有意思的病例:发病急,症状重,以左心衰竭为表现,但却右心显著增大伴严重低氧;临床症状严重,右心导管测量的血流动力学指标却存在伪像;靶向药物有效,6MWD 提高,但心超心腔大小改善不明显······众多的矛盾,引大家思考,成功治疗,值得借鉴。

病例3 "蓝嘴唇"之殇——特发性肺动脉高压患者的历程

关键词·反复胸闷；肺动脉高压；心理障碍；肺移植

·病史摘要·

患者，男性，32岁，医学博士，因"反复胸闷2个月，阵发性心悸7天"入院。

入院前2个月开始出现活动后胸闷不适，无胸痛、咳嗽、咳痰，无晕厥等，休息后可缓解，未予重视；7天前突发心悸一次，无出汗、头晕、四肢乏力等，后症状反复发作，行心电图示"阵发性室上性心动过速"，门诊遂收入住院。

·入院体检·

查体：体温36.8℃，脉搏123次/min（窦性心律），呼吸22次/min，血压118/88 mmHg，神清，颈静脉怒张。心界扩大，心律齐，肺动脉瓣区第二心音亢进、分裂，各瓣膜听诊区未闻及杂音。双肺呼吸音清，未闻及干、湿啰音，双下肢无水肿。

·辅助检查·

▶ 血常规：RBC 5.77×10^{12}/L，Hb 175 g/L，WBC 9.4×10^9/L，NE 64.5%。

▶ 血气：pH 7.49，PO_2 72 mmHg（↓），PCO_2 25 mmHg，SpO_2 95%（↓）。

▶ 凝血：D-二聚体 0.115 mg/L，凝血时间正常。

▶ 生化：GPT 53 U/L（↑），GOT 51 U/L（↑），TB 47.9 μmol/L（↑）（参考值 0～20 μmol/L），DB 13.9 μmol/L（↑）（参考值 0～7 μmol/L），TP 71.3 g/L，Alb 46.2 g/L，UA 606.0 μmol/L，Cr 65 mmol/L，LDL 4.06 mmol/L，电解质、心肌酶正常。

▶ 心力衰竭标志物：NT-proBNP 864 ng/dl（↑）。

▶ 免疫检查：ANCA（－），抗核抗体（－），抗心磷脂抗体（－）。

▶ 甲状腺功能：（－）。

▶ 心电图：①窦性心律。②右心室肥大。③胸前导联 V1～V4 导联 T 波倒置（图3-1）。

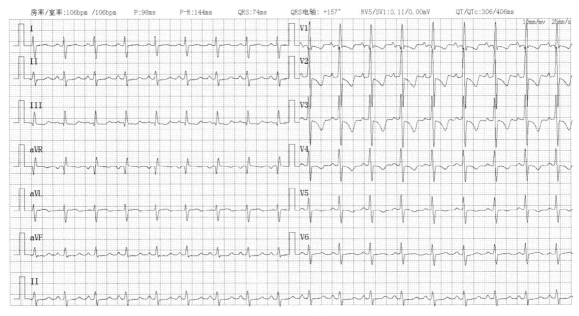

图3-1 心电图

胸片：肺、膈未见明显异常,心影略大(图 3-2)。

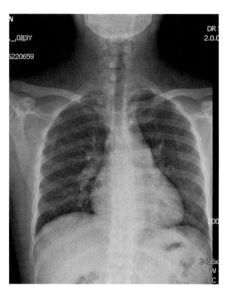

图 3-2 胸片

心脏彩超：①三尖瓣反流速度 4.2 m/s;②三尖瓣跨瓣压差(PG)71 mmHg;③右心室内径 31 mm,右心室壁 5 mm;左心室内径 40 mm,左心室呈 D 形。

肺功能：肺通气功能正常,残气、残总比降低,肺弥散功能降低。

CTPA：肺动脉未见明显充盈缺损,肺动脉干增宽,管径约 3.2 cm,提示肺动脉高压。

右心导管检查：肺动脉压 69/30(43)mmHg,肺血管阻力7.09 WU,肺小动脉楔压 13 mmHg,急性肺血管反应试验阴性。

6 min 步行试验：424 m。

·诊断·

(1) 特发性肺动脉高压(WHO 分类 Ⅰ 类),心功能 Ⅱ 级。

(2) 阵发性室上性心动过速。

·治疗经过·

该患者 2012 年 6 月至 2015 年期间规律服用波生坦 125 mg,每日 2 次,以及地高辛、氢氯噻嗪、安体舒通、华法林等药物,治疗后胸闷、心慌症状缓解,一般活动量可,心率为 60~80 次/min;6 min 步行距离 430 m 左右。

2015 年前往美国,在美期间服用安立生坦,同年 6 月回国后感心悸不适,婚姻出现问题,2015 年 9 月改用波生坦,心悸症状持续,心率在 80~90 次/min,6 min 步行距离 380 m 左右。

2015 年 10 月 23 日因肺部感染、发热入院,活动耐量进行性下降,患者心率达 110 次/min,6 min 步行试验 315 m,NT-proBNP 1 600 ng/dl。

问题与思考1

• 患者有较好的医学基础知识,较规律地使用靶向药物,前期病情控制较好,各项指标趋于稳定,然后续患者病情进展较快,特别是 2015 年这段时间,我们分析了患者病情变化是否与长途飞机旅行有关,后续也复查了 CTPA,然而并未发现肺动脉血栓征象。患者活动耐力及血氧饱和度持续下降,并多次频繁住院治疗,患者表现焦虑,在家期间持续监测指脉氧,并需服用地西泮(安定)帮助睡眠,因此针对患者的病情,我们考虑给予联合用药。

·后续治疗经过·

此次入院后给予曲前列环素(瑞莫杜林)5.55 ng/(kg·min),持续皮下泵入,波生坦 125 mg(每日 2 次),以及地高辛、氢氯噻嗪、安体舒通、华法林等药物。在使用曲前列尼尔期间,我们从 1 ng/(kg·min)起始剂量开始增加药量,但遗憾的是,一方面患者不能很好地耐受,另一方面患者自身考虑费用问题后续也未积极增加药量。

2016 年 3 月开始因肺部及胃肠道感染,多次在我院住院治疗,活动耐量持续下降,6 min 步行距离 232 m。彩超提示：肺动脉压 91 mmHg,三尖瓣血流速度 4.8 m/s。BNP 3 300 ng/dl。

2016 年 9 月行心肺联合移植手术,联合移植之后病情一度好转,但终因感染性休克去世。

问题与思考2

• 患者在联合波生坦及瑞莫杜林用药后病情曾

经有一度缓解,但是后续病情恶化快,最终在肺移植后未取得较好的疗效;一方面住院期间我们在与患者的不断交流下发现,患者心理变化非常明显,特别是在美国这段时间,婚姻出现问题及家庭的压力给了他更多的顾虑与负担。患者本身为医学博士,非常了解该疾病的预后与转归,后期心理变化是显著的,有明显的焦虑情绪,这也对病情造成严重的影响,我们是否应早期药物干预? 另一方面,在患者最终肺移植的时机上,我们是否应该更积极?

·讨论·

心血管疾病的发生、发展及转归与心理因素有着密切关系,越来越多的证据表明我们通常所指的心理压力、焦虑及抑郁可加重心血管疾病的发生和发展,对肺动脉高压患者也是如此。相关调查研究表明由于高昂的医疗费用,患者及家属对疾病的认知,对疾病康复及预后缺乏自信心等,使得患有心血管疾病的患者较正常人更易出现心理障碍。这些社会心理因素反复刺激情绪中枢,导致神经体液和神经内分泌失衡,体内交感神经活动增强,引发一系列心理生理变化,例如儿茶酚胺大量分泌、心率加快,导致心肌耗氧增多,心肌供血供氧减少,促发或加重

心律失常、心力衰竭。因此,对肺动脉高压患者早期的心理状态评估非常重要,及时发现病程中出现的各类心理障碍,并尽早给予心理疏导或药物干预,对于患者的依从性及疾病本身的改善有着重要作用,"双心医学"的治疗,更加有利于肺高血压患者的治疗及预后。

特发性肺动脉高压患者虽给予严格、规律的靶向药物等治疗,然而目前仍未能得到确切、令人满意的疗效,多数患者最终需选择肺移植,肺移植目前仍然是特发性肺动脉高压患者最终的治疗选择,双肺移植是特发性肺动脉高压患者当前首选的手术方法。在规律使用靶向药物的治疗后,病情仍进行性进展的患者,应尽考虑行肺移植,做好术前准备。

·病例启示·

(1) 肺动脉高压患者应进行积极的心理评估,及时识别患者出现的心理障碍,尽早进行心理干预及药物治疗。

(2) 对于初始单药或联合用药控制不佳的肺动脉高压患者,应尽早考虑行肺移植。

郑耀富   张智亮   郑泽琪
南昌大学第一附属医院

病例 4 哈佛新技术揭秘不明原因呼吸困难——侵入性心肺运动试验诊断运动诱发的肺动脉高压

关键词·呼吸困难；贫血；右心导管；侵入性心肺运动试验；运动诱发的肺动脉高压（EiPAH）

·病史摘要·

患者，女性，47 岁，因"活动气促 1 个月"入院。

患者 1 个月前受凉后出现咳嗽、咳痰、痰中带血，伴发热，体温波动在 38～39 ℃，伴胸闷、胸痛、气促、四肢乏力、食欲下降，无头晕、头痛、意识障碍、四肢抽搐，无心悸、出汗、双下肢对称凹陷性水肿等。患者自行服用感冒药（具体不详）后无缓解，且逐渐出现活动后呼吸困难等症状，遂至重庆某 A 医院呼吸科就诊，以"呼吸衰竭"收入呼吸科监护室。完善相关检查，血常规：Hb 68 g/L（↓），RBC $3.29×10^{12}$/L，WBC $2.26×10^9$/L，提示中度贫血；血气分析（鼻导管吸氧 3 L/min）：pH 7.387，PCO_2 42.8 mmHg，PO_2 51 mmHg，SaO_2 85%，HCO_3^- 25.7 mmol/L；呼吸道病毒检查：抗副流感病毒 1、2、3 型抗体 IgM 阳性；流感检测：通用甲型流感病毒检测阳性；胸部 CT 平扫＋增强：双肺炎症，双侧胸腔少量积液，心脏稍增大；超声心动图提示：轻度肺动脉高压，估测肺动脉收缩压（SPAP）45 mmHg；左心室顺应性减退。予以莫西沙星抗感染、奥司他韦抗病毒、解痉平喘、化痰、止咳、补液等对症支持治疗后，患者咳嗽和咳痰症状明显好转出院，出院诊断为：急性呼吸窘迫综合征、重症肺炎、二系减少原因待查、中度贫血。但出院后仍有活动时气促（爬 3～4 楼后出现），伴胸闷，无头晕、头痛、抽搐、意识障碍，无心悸、出汗，无腹痛、腹泻，双下肢对称凹陷性水肿。现为求进一步明确活动气促原因及进一步治疗，门诊以"呼吸困难原因待查"收入我院。

患者平素健康状况良好，否认高血压病史；否认糖尿病病史；否认冠心病病史；否认吸烟史、饮酒史；否认食物、药物过敏史；否认输血史、手术外伤史。

·入院体检·

血压 112/79 mmHg，神清，精神可，唇甲无发绀，颈静脉无充盈。双肺呼吸音清，未闻及干、湿啰音。心率 92 次/min，心律齐，P2 稍亢进，各瓣膜区未闻及病理性杂音。肝、脾肋下未触及。双下肢无水肿，无杵状指。

问题与思考 1

·患者以咳嗽、咳痰起病，伴活动时胸闷、气促。起病初外院呼吸道病毒及流感检测明确患者为上呼吸道感染，经抗病毒及抗生素治疗后，咳嗽、咳痰症状消失，而活动时喘累症状仍未缓解，需进一步明确呼吸困难、活动耐量下降的病因。①心脏彩超估测肺动脉收缩压（SPAP）45 mmHg，提示轻度肺动脉高压，且肺动脉瓣听诊区第二心音亢进，考虑活动时胸闷、气促症状可能与肺动脉高压相关。②该患者以咳嗽、咳痰、痰中带血等症状起病，经重庆某 A 医院呼吸科给予对症治疗后咳嗽、咳痰症状明显缓解，但仍有活动时喘累症状，结合患者肺部感染病史，故需考虑肺源性呼吸困难，进一步完善胸部正侧位片、肺功能检查等以协助诊治。③患者为中年女性，以活动时气促为主要表现，心脏超声提示左心室顺应性减退，故需考虑心源性呼吸困难，进一步完善心电图、心肌酶谱、心力衰竭标志物等检查以协助诊疗。除此之外，需排除先心病、风湿性疾病、甲状腺功能异常等病因。故针对上述鉴别诊断，还应查血常规、血生化、风湿全套、甲状腺功能、血气分析、心脏超声等辅助检查。

·辅助检查 1·

➤ 血常规：Hb 87 g/L（↓），RBC $4.13×10^{12}$/L，

WBC 4.82×10^9/L，NE 65.3%，PLT 259×10^9/L，MCV 77.0 fl(↓)，MCH 21.1 pg(↓)，MCHC 274.0 g/L(↓)。

▸ 桡动脉血气分析：pH 7.37，PCO_2 40 mmHg，PO_2 85 mmHg，SaO_2 96%，HCO_3^- 23.2 mmol/L。

▸ 肝肾功能：GPT 14 U/L，GOT 16 U/L，TB 7.8 μmol/L，DB 4.6 μmol/L，TP 72 g/L，Alb 43 g/L，TG 2.13 mmol/L(↑)，UA 229 μmol/L，Cr 53 μmol/L。

▸ 血糖：5.4 mmol/L。

▸ 电解质：CRP<5.0 mg/L，Ur 3.8 mmol/L，Cr 53 μmol/L，UA 229 μmol/L，Na^+ 143 mmol/L，K^+ 5.0 mmol/L，Cl^- 105 mmol/L，Ca^{2+} 2.48 mmol/L。

▸ 心肌酶谱：均阴性。

▸ 甲状腺功能：T_3 0.97 ng/ml，T_4 5.80 μg/dl，FT_3 3.35 pg/ml，FT_4 0.63 ng/dl，uTSH(高灵敏促甲状腺激素)1.70 μU/ml。

▸ D-二聚体：0.08 mg/L，INR 0.94。

▸ NT-proBNP：46 ng/L。

▸ 风湿全套：均阴性。

▸ 肺功能：轻度阻塞性通气功能障碍，残气功能正常，弥散功能中度下降，气道阻力略有增高。

▸ 心电图：未见明显异常。

▸ 胸部正侧位片：双肺纹理增多。

▸ 超声心动图：①轻度肺动脉高压（SPAP 48 mmHg），右心室收缩功能正常；轻度三尖瓣关闭不全。②轻度二尖瓣关闭不全。③左心房室大小正常，左心室顺应性减退。

▸ 6 min 步行试验距离（6MWD）：441 m；Borg 评分：1 分。

问题与思考2

· 根据以上实验室及影像学检查结果，患者肺功能检查弥散功能中度下降，胸片未见明显异常，查血气分析未见异常指标，且 WBC、CRP 等炎症指标均正常提示患者上呼吸道感染症状已控制，不能解释患者活动导致的呼吸困难。而患者血常规检查中血红蛋白、平均红细胞体积、平均

红细胞血红蛋白量、平均红细胞血红蛋白浓度均低于正常值，故诊断为中度贫血，贫血类型为小细胞低色素性贫血，贫血的病因需进一步检查以明确。鉴于患者心电图、心肌酶谱、NT-proBNP、风湿全套、甲状腺功能均正常，无高血压、糖尿病、吸烟饮酒等危险因素，且无活动时胸痛等症状，也无颈静脉怒张、双肺湿啰音、心脏扩大、心脏杂音等典型症状和体征，故考虑排除由冠心病、高血压心脏病、风湿性心脏病等所导致的心力衰竭而引起的心源性呼吸困难。患者入院后复查超声心动图再次提示轻度肺动脉高压（SPAP 48 mmHg），且其他疾病所致活动时呼吸困难无证据，故考虑该症状与肺动脉高压有关，下一步予以行右心导管检查以明确诊断。

·辅助检查2·

▸ 右心导管：右心房压 12/2/7 mmHg，右心室压 30/4/11 mmHg，肺动脉压 28/14/21 mmHg，肺小动脉楔压 11 mmHg，心排血量 7.7 L/min，肺血管阻力 1.3 WU。

问题与思考3

· 作为诊断肺动脉高压的金标准，右心导管检查结果为阴性，患者的平均肺动脉压力（mean pulmonary artery pressure，mPAP）及肺循环血管阻力（pulmonary vascular resistance，PVR）等血流动力学参数尚未达到临床诊断肺动脉高压所需标准，此时对患者活动导致呼吸困难的诊断陷入了困惑。幸运的是，就在患者入院前不久，在哈佛医学院两名心肺运动专家的帮助下，我院心内科于 2017 年 5 月 5 日率先完成了中国首例侵入性心肺运动试验（invasive cardiopulmonary exercise test，iCPET），用以诊断不明原因呼吸困难。呼吸困难在普通人群中占 25%，而不明原因的呼吸困难占其中的 10%～20%。许多引起呼吸困难等症状的心肺疾病在静息状态下往往

处于代偿状态,在一定的运动量下才会出现一系列病理生理学改变。该患者之前所做的常规心脏彩超、心电图、肺功能检查等都只能反映患者静息状态下的心肺及血管功能,而传统的无创心肺运动试验(cardiopulmonary exercise test,CPET)缺乏对患者血流动力学、肺动脉血和外周动脉血气等方面的分析,易导致疾病诊断、治疗的延误。经我院 iCPET 团队分析讨论后,果断决定对患者行进一步 iCPET 检查以明确病因。

·辅助检查 3·

▸ iCPET 试验结果如下。

(1) 运动计划

- 运动方案:15 watts/min。
- 最大功率:109 watts。
- 运动时间:7 min 19 s。
- 运动终止原因:力竭。

(2) 主要试验数据:见表 4-1 至表 4-7。

表 4-1 耗氧量

	预计值(高限)
静息时摄氧量(ml/min)	270
无氧阈(ml/min)	620
峰值时摄氧量(ml/min)	1 218
峰值时千克摄氧量[ml/(kg·min)]	20.3

表 4-2 心率、血压及心排血量

	预计值(高限)
静息时心率(次/min)	100
峰值时心率(次/min)	169
恢复时心率(1 min)	14
静息时血压(mmHg)	112/74
峰值时血压(mmHg)	159/74
峰值时心排血量(Qt)	9.4
静息时呼吸交换率	0.87
峰值时呼吸交换率	1.18

表 4-3 通气功能

	预计值(高限)
二氧化碳通气当量斜率	33
达无氧阈时通气量	17
达峰值时通气量	45.6

表 4-4 换气功能

	静息时	峰值时
SaO_2(%)	98	95
pH	7.37	7.21
$PaCO_2$(mmHg)	37	38
PaO_2(mmHg)	111	93
$PETCO_2$(mmHg)	37	31
$P(A\text{-}a)O_2$(mmHg)	−2.6	23.3
$P(a\text{-}ET)CO_2$(mmHg)	74	62

表 4-5 iCPET 参数

运动时间	Watts	VO2	Qt	SvO2	HR	SV	BP
2 min	30	502	5.7	46	127	44.9	128/78
3 min	45	622	6.7	41	139	48.2	125/73
5 min	75	863	7.3	28	143	50.7	133/71
6 min	90	1 008	7.7	21	154	49.9	146/75
运动峰值	109	1 218	9.4	16	169	55.6	159/74
恢复时间 1 min	0	558	7.1	49	155	46	138/69
恢复时间 2 min	0	395	7.1	63	138	51.6	130/66

表 4-6 血流动力学

运动时间	RAP	PA Press	mPAP	PCWP	PVR	TPG
2 min	12	35/18	25	12	182	13
3 min	12	37/21	28	14	167	14
5 min	11	39/22	30	9	232	21
6 min	13	40/25	33	11	227	22
运动峰值	12	45/27	(35)	14	(179)	21
恢复时间 1 min	11	38/21	29	10	202	19
恢复时间 2 min	11	37/20	28	6	259	22

表 4-7 血气分析

运动时间	CaO2	CvO2	Ca-vO2	PaO2	pH	Lactate
2 min	16.4	7.6	8.8	148	7.37	2.4
3 min	16.1	6.8	9.3	90	7.37	2.1

（续表）

运动时间	CaO₂	CvO₂	Ca-vO₂	PaO₂	pH	Lactate
5 min	16.3	4.4	11.9	90	7.33	2.6
6 min	16.4	3.4	13	123	7.33	4.3
运动峰值	15.8	2.8	13	85	7.27	6.5
恢复时间 1 min	15.8	7.9	7.8	93	7.21	8.6
恢复时间 2 min	16.3	10.7	5.6	129	7.23	9.2

（3）试验结果

- 功能能力：20.3 ml/(kg·min)。
- 峰值心率：169 次/min(98%预计值)。
- 症状、表现：无缺血表现。
- 峰值血压：159/74 mmHg。
- 血压变化：正常。
- 心电图：未提示心肌缺血改变。
- 运动负荷诱发心律失常：无。
- 基线 K^+ 3.8 mmol/L，Na^+ 135 mmol/L。
- 峰值 K^+ 5.2 mmol/L，Na^+ 141 mmol/L。
- 恢复期第一分钟：K^+ 4.8 mmol/L，Na^+ 140 mmol/L。
- 峰值血气：vPO_2 19 mmHg，$vPCO_2$ 61 mmHg，vpH 7.14。

（4）iCPET 最终结论：患者的 mPAPmax＞30 mmHg，PCWPmax＜20 mmHg，PVRmax＞1.5 WU，诊断为运动诱发的肺动脉高压（exercise-induced pulmonary arterial hypertension，EiPAH）。

问题与思考4

· 早期诊断肺动脉高压，并及时应用合适的靶向药物治疗能够极大改善患者的 1 年、3 年和 5 年生存率及远期预后。而在实际临床工作中，临界肺动脉高压（右心导管测得平均肺动脉压 21～24 mmHg）是否应该使用靶向药物治疗、药物的选择与用药周期等问题都缺乏明确的指南推荐。iCPET 于 2002 年由美国哈佛医学院麻省总院最早开展此项技术。与传统的无创性心肺运动试验不同的是，iCPET 运动前置入肺动脉导管和桡

动脉导管，可在整个运动试验过程中，提供完整的血流动力学参数及肺动脉、外周动脉的血气分析。iCPET 具体操作步骤为：先置入右心导管以测量右心房压力、右心室压力、肺动脉压力、肺小动脉嵌顿压（代表左心房压力）和心排量，同时置入桡动脉导管，然后在心肺运动车上进行 5～10 min 的运动，同时监测肺功能和超声心动图。iCPET 可在运动前后及运动的同时评估心血管功能、呼吸功能和代谢功能，由于此检查模拟和重现了患者日常生活中出现呼吸困难的情境，因此，能够精确地诊断出一些常规检查手段无法明确诊断的引起活动时呼吸困难的疾病，例如：早期舒张性心力衰竭、运动诱发的肺动脉高压、前负荷衰竭、线粒体肌病等多种亚临床和早期疾病。研究结果表明，常规的心脏彩超、BNP、胸片、肺功能检测后若仍不能明确呼吸困难原因，就应及时进行 iCPET 检查，以明确病因，早期启动治疗。再回顾本次 iCPET 检查：患者应用 15 watts/min 斜坡递增方案进行心肺运动，于 7 min 19 s 达到 109 watts；运动峰值时心率从 100 次/min 上升到 169 次/min，血压从 112/74 mmHg 上升到 159/74 mmHg；峰值时氧饱和度由 98% 降至 95%；最终力竭终止运动。如表 4-6 所示，患者在试验过程中 mPAP、PVR 等血流动力学参数均出现异常增高，排除其他导致活动时呼吸困难的原因，最终确诊为运动诱发的肺动脉高压。

·出院诊断·

（1）运动诱发的肺动脉高压（EiPAH），WHO 分类Ⅰ类。

（2）中度贫血。

·治疗方案·

该患者入院后行右心导管术＋侵入性心肺运动试验后诊断为 EiPAH，加用安立生坦 5 mg，每日 1 次。患者次日要求出院，嘱其：①院外口服安立生坦 5 mg/次，每日 1 次，服药 1 个月后复查肝功能；

②3 个月后心内科门诊随访;③血液内科门诊随访以明确贫血的病因。出院后患者一般情况明显好转,活动气促症状有所改善,一般日常活动不受限,心功能Ⅱ级,未再有喘累、气促、活动时呼吸困难等症状。

· 讨论 ·

肺动脉高压的最常见症状为活动时气促,其发生率超过 98%,常于休息后好转。其他常见早期症状主要有胸痛、头晕、晕厥、乏力、咳嗽、咯血及一些右心衰竭的症状,但均缺乏特异性,肺高血压以外的疾病也可引起。肺动脉高压的体征多与肺动脉压力增高、右心室扩大和右心衰竭有关,如发绀、颈静脉充盈或怒张、肺动脉瓣听诊区第二心音亢进、血液反流通过三尖瓣引起的收缩期杂音等。本例患者以上呼吸道感染起病,由于其感染症状控制后仍有活动后呼吸困难,且查体 P2 亢进,因此需除外肺动脉高压。另一项重要提示是入院前辅助检查超声心动图估测肺动脉收缩压(SPAP)45 mmHg,而目前国际推荐超声心动图拟诊肺动脉高压的肺动脉收缩压标准为:>40 mmHg。因此,患者入院后对其行超声心动图复查,估测 SPAP 为 48 mmHg,这提示了对患者肺动脉高压的疑诊。除超声心动图外,围绕患者所需鉴别诊断的疾病,对其进行了相关的检查,包括血常规、桡动脉血气分析、肝肾功能、血糖、电解质、心肌酶谱、甲状腺功能、D-二聚体、NT-proBNP、风湿全套、肺功能、心电图、胸部 X 线平扫、6 min 步行距离试验。其中血常规检查提示患者中度贫血,类型为小细胞低色素性贫血,病因未明确,但尚不能单用此病解释患者所出现的不明原因呼吸困难的症状;肺功能检查提示轻度阻塞性通气功能障碍,弥散功能中度下降,由于大部分肺动脉高压患者肺功能亦可表现弥散功能障碍,且患者既往无呼吸系统疾病病史、无吸烟等危险因素,因此考虑患者因肺动脉高压引起的呼吸困难可能性大;其余检查均无明显异常。在对患者进行全面检查及评估后,下一步便是进行肺动脉高压金标准右心导管检查。然而患者右心导管的检测结果却尚未达到肺动脉高压的诊断标准,因此患者不明原因呼吸困难的诊疗再次陷

入了僵局。幸运的是,这个疑惑最终经 iCPET 所揭秘:经过对运动试验过程中心肺功能及体内各项血流动力学参数的分析,患者 mPAPmax 35 mmHg, PCWPmax 14 mmHg, PVRmax 2.24 WU,而 EiPAH 的诊断标准为:运动峰值时 mPAPmax>30 mmHg, PCWPmax<20 mmHg, PVRmax>1 WU,因此患者最终被确诊为 EiPAH,并应用靶向药物安立生坦进行早期治疗。

本病例讨论值得注意的第一个问题是,患者血常规检查血红蛋白 87 g/L(↓),提示中度贫血。一般中年女性贫血考虑的疾病主要有缺铁性贫血、慢性失血、妇科疾病等所致,而肺动脉高压亦可引起患者不同程度的贫血。另外,贫血相关的肺动脉高压也不能除外。有文献资料指出贫血可作为肺动脉高压患者预后不良的一项参考指标,患者血红蛋白水平的下降与其生存率的下降成正比。对于本例患者,EiPAH 可能为导致其呼吸困难的主要原因,贫血为次要原因,在明确患者 EiPAH 的诊断后应进一步明确其贫血的病因。2015 年欧洲心脏病学会(European Society of Cardiology, ESC)指南明确指出铁剂治疗应作为肺动脉高压贫血患者的基础治疗之一,因此我们还应对该患者行铁剂治疗。但由于患者及其家属在明确 EiPAH 的诊断后要求出院治疗,当时未跟踪其贫血的病因,出院时也未补充铁剂,我们应从中汲取经验与教训,并在将来患者随访中进行完善诊断和治疗。

本病例讨论值得注意的第二个问题是,当患者右心导管检测结果未达到肺动脉高压诊断标准时,iCPET 技术发挥关键作用并最终指导了患者的临床用药。根据中国医学科学院阜外医院研究结果表明:口服选择性内皮素 A 型受体拮抗剂安立生坦可改善肺动脉高压患者的运动耐量及 WHO 肺高血压功能分级,降低肺动脉收缩压,显著降低 NT-proBNP 水平,并且安全性与耐受性良好。而另一项哈佛大学医学院的最新临床研究则显示口服安立生坦能显著改善 EiPAH 患者的运动耐量、症状及 mPAP、PVR 等重要血流动力学参数,延缓患者向临床典型肺动脉高压进展。在 iCPET 技术的支持下,本例患者被早期确诊为 EiPAH,并及时应用靶

向药物治疗。令人欣慰的是，患者在经过安立生坦治疗后呼吸困难症状明显改善，运动耐量大大提高，生活质量也随之获得了显著提升。因此，在将来的临床工作中，诊断不明原因的呼吸困难时，需考虑到侵入性心肺运动试验，以明确一些早期或亚临床的疾病。

唐 铭 黄 玮
重庆医科大学附属第一医院

主编点评

从 1973 年第一届世界肺高血压（PH）大会（1st WSPH）起，PH 的定义就是静息时右心导管测得 mPAP≥25 mmHg，但健康人数据显示静息时 mPAP 为 14.0 mmHg±3.3 mmHg，所以 mPAP>20 mmHg 被认为是异常增高。2008 年 4th WSPH 将 mPAP 在 21～24 mmHg 定义为临界 PH，2013 年 5th WSPH 则建议取消该模糊提法，仅对高危患者，如硬皮病或 IPAH 或 HPAH 家族史者要认真追踪。多项研究显示，mPAP 轻度增高或临界 PH 与死亡率增高相关，因此 2018 年 6th WSPH 重新界定毛细血管前 PH（PAH）的定义为静息时右心导管测得 mPAP≥20 mmHg，PAWP<15 mmHg 和 PVR>3 WU。关于运动诱发 PAH，2003 年 3rd WSPH 曾提出运动时 mPAP≥30 mmHg 为 PAH，但随后发现运动员因为高心排量，其 mPAP 可以超过 30 mmHg，故运动诱发 PAH 的定义在 2008 年被取消。2018 年新的诊断标准提高了 PAH 检测的敏感性和特异性，对于运动后呼吸困难的潜在 PH 患者仍推荐运动试验。

参 考 文 献

[1] Maron BA, Cockrill BA, Waxman AB, et al. The invasive cardiopulmonary exercise test [J]. Circulation, 2013,127(10): 1157.

[2] Yoshifuji H, Kinoshita H. Management of borderline pulmonary arterial hypertension associated with connective tissue diseases [J]. Nihon Rinsho Meneki Gakkai kaishi, 2014,37(6): 454 - 461.

[3] Tolle JJ, Waxman AB, Van Horn TL, et al. Exercise-induced pulmonary arterial hypertension [J]. Circulation, 2008,118(21): 2183.

[4] Berry NC, Manyoo A, Oldham WM, et al. Protocol for exercise hemodynamic assessment: performing an invasive cardiopulmonary exercise test in clinical practice [J]. Pulmonary Circulation, 2015,5(4): 610.

[5] Barst RJ, Mcgoon M, Torbicki A, et al. Diagnosis and differential assessment of pulmonary arterial hypertension [J]. Journal of the American College of Cardiology, 2004,43(12): S40 - S47.

[6] G Strange, A Keogh, S Stewart, et al. Symptoms to definitive diagnosis of pulmonary arterial hypertension (PAH) [J]. Heart Lung & Circulation, 2011,20(1): S217.

[7] Almeneessier AS, Nashwan SZ, Alshamiri MQ, et al. The prevalence of pulmonary hypertension in patients with obesity hypoventilation syndrome: a prospective observational study [J]. Journal of Thoracic Disease, 2017,9(3): 779.

[8] Mannem SR, Salamon J, Gunda S, et al. Clinical improvement in patients with exercise induced pulmonary artery hypertension is similar to pulmonary arterial hypertension [J]. Journal of the American College of Cardiology, 2014,63(12): A1498.

[9] Krasuski RA, Hart SA, Smith B, et al. Association of anemia and long-term survival in patients with pulmonary hypertension [J]. International Journal of Cardiology, 2011,150(3): 291 - 295.

[10] Machado RF, Farber HW. Pulmonary hypertension associated with chronic hemolytic anemia and other blood disorders [J]. Clinics in Chest Medicine, 2013,34(4): 739 - 752.

[11] Galie N, Humbert M, Vachiery JL, et al. 2015 ESC/ERS Guidelines for the diagnosis and treatment of pulmonary hypertension: The Joint Task Force for the Diagnosis and Treatment of Pulmonary Hypertension of the European Society of Cardiology (ESC) and the European Respiratory Society (ERS): Endorsed by: Association for European Paediatric and Congenital Cardiology (AEPC), International Society for Heart and Lung Transplantation (ISHLT) [J]. Eur Heart J, 2016,37(1): 67 - 119.

[12] 何晶,文莉,姜蓉,等. 安立生坦治疗肺动脉高压患者的初步观察 [J]. 中华心血管病杂志,2013,41(6): 493 - 496.

[13] Segrera SA, Lawler L, Opotowsky AR, et al. Open label study of ambrisentan in patients with exercise pulmonary hypertension [J]. Pulmonary Circulation, 2017,7(2): 531.

病例 5 罕见的咯血始作俑者——遗传性出血性毛细血管扩张症

关键词 · 肺高血压鉴别诊断；咯血的鉴别；遗传性出血性毛细血管扩张症；遗传性肺动脉高压；右心导管；急性血管扩张试验；肺动脉造影

· 病史摘要 ·

患者，男性，37 岁，因"间断咯血 6 年余，咳嗽、声嘶 2 个月"入院。

患者 6 年前冬季无明显诱因下出现咯血，量不多，无发热，无咳嗽、咳痰，无头痛、晕厥，无胸痛，无腹痛、黑便，无尿痛、血尿。就诊某 A 医院行胸部 CT 检查考虑肺部感染可能，结核待排，未予特殊处理，咯血自行停止。5 年前患者再次出现咯血，量少，就诊某 B 医院行胸部 CT 示双肺斑片影，以右上肺为著。气管镜检查示气管黏膜轻度充血、糜烂。痰找结核杆菌阴性。HRZ 方案抗结核治疗 3 个月，此后 2 年患者未再出现咯血。2 年前咯血症状反复出现，伴爬三楼即感胸闷气促，抗感染治疗数日咯血即可停止。半年前患者咯血发作频繁，至某 C 医院行 CTPA 示右肺上叶及中叶见多发明显强化迂曲血管影，右上叶前段及后段肺动脉、右肺中叶外侧段肺动脉远端卷曲成团，邻近见静脉早期显影与之相连，右侧肺内多发磨玻璃样阴影，密度均匀，边界欠清。超声心动图示肺动脉高压（肺动脉收缩压 149 mmHg），右心增大，右心室壁厚，三尖瓣及肺动脉瓣中量反流。为进一步治疗就诊于我科，门诊拟"肺高血压原因待查"收入院。既往史：患者奶奶因消化道出血去世。患者自幼经常鼻衄。其父亲、女儿、哥哥及侄女均有经常鼻衄病史。

· 入院体检 ·

体温 36.5 ℃，脉搏 90 次/min，呼吸 24 次/min，血压 97/63 mmHg。神清，精神可，全身皮肤黏膜未见明显毛细血管扩张，口唇无发绀，颈静脉无充盈。双肺呼吸音清，未闻及干、湿啰音。心率 90 次/min，律齐，P2 亢进，三尖瓣区可及 2/6 级收缩期杂音。

肝、脾肋下未触及。双下肢无水肿，无杵状指。

问题与思考 1

· 该患者以咯血起病，且症状反复。引起咯血的原因很多，以呼吸系统和心血管疾病为常见。①支气管疾病：常见的有支气管扩张、支气管肺癌、支气管结核和慢性支气管炎。出血机制主要由于炎症、肿瘤或结核损伤支气管黏膜或病灶处毛细血管，使其通透性增高或黏膜下血管破裂所致。②肺部疾病：肺结核、肺脓肿、肺炎。在我国，咯血的原因首推肺结核（尤其是浸润型、空洞和干酪性肺炎）。出血机制如下，少量咯血：毛细血管通透性增高，血液渗出；中等量咯血：病变侵蚀小血管破裂；大量咯血：小动脉或结核性支气管扩张继发的动静脉瘘破裂。③心血管疾病：风湿性心脏病二尖瓣狭窄、肺动脉高压。④其他出血性疾病：血小板减少、白血病、血友病、急性传染病、支气管子宫内膜异位等。

· 该患者自 6 年前始发病，在多家医院就诊，未行增强 CT，多次胸部平扫 CT 示斑片影，结合咯血症状，故被当地医院诊断为肺结核，并给予诊断性抗结核治疗。病程初始患者并无活动耐量下降，随着病程进展，直到出现活动耐量明显下降才引起医师注意，行胸部增强 CT 发现肺部的血管畸形，超声心动图示重度肺动脉高压，才发现咯血的始作俑者。肺动脉高压有咯血临床表现的患者，经常因咯血致肺部"炎症"而被误诊为肺结核。

· 辅助检查 1 ·

· 桡动脉血气分析：pH 7.42，PCO_2 32.5 mmHg

(↓)，PO$_2$ 70 mmHg(↓)，SaO$_2$ 94.9%(↓)。

▶ 血常规：Hb 144 g/L，WBC 5.59×10^9/L，NE 53.8%，PLT 188×10^9/L。

NT-proBNP：443 pg/ml(↑)。

▶ 生化检验：GPT 12 U/L，GOT 17 U/L，TB 17 μmol/L，DB 6 μmol/L(↑)，TP 61 g/L(↓)，Alb 40 g/L，UA 332 μmol/L，BUN 4.0 mmol/L，Cr 60 μmol/L，Glu 4.0 mmol/L，K$^+$ 4.0 mmol/L，Na$^+$ 142 mmol/L，Cl$^-$ 103 mmol/L。

▶ 甲状腺功能正常。

▶ 风湿全套正常。

▶ 腹部B超：未见明显异常。

▶ 胸部正位片：肺动脉段凸出，右下肺动脉增宽，心影增大(图5-1)。

▶ 肺通气灌注显像：双肺散在性血流灌注受阻，肺灌注显像较肺通气显像差。

▶ 肺功能：肺通气功能大致正常。

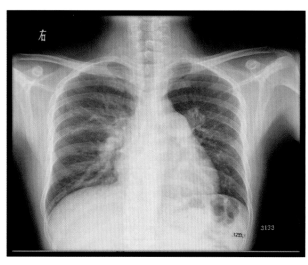

图5-1 胸部正位片示肺动脉段凸出，右下肺动脉增宽，心影增大

问题与思考2

• 患者以"肺动脉高压原因待查"收入院，根据2015年ESC会议肺循环高血压临床诊断分类(表5-1)，我们为患者完善了相关检查，并逐一排查原因。患者血常规正常，无相关血液病史，外院多次平扫胸部CT未见结节病、肺组织细胞增多症及淋巴管肌瘤病等罕见病，纵隔未见明显压迫(纤维纵隔炎)，也无甲状腺疾病等代谢性疾病，肾功能正常等，故第五大类肺高血压依据不足；该患者CTPA未见明显肺血管管腔充盈缺损或两侧分布不均匀，故第四大类肺高血压依据不充足，但仍需进一步行肺动脉造影检查来排除；该患者没有慢性肺部疾病病史且肺功能通气功能正常，故第三大类肺高血压依据不充足；该患者为年轻男性，不具备左心疾病等高危因素，且超声心动图未见心脏瓣膜疾病、流出道或流入道梗阻、肺静脉狭窄等左心疾病依据，故第二大类肺高血压依据不充足，我们尚需进一步行右心导管检查以根据PAWP是否小于15 mmHg来进一步排除。我们仔细询问患者病史，并根据生化、超声及胸部CT，逐一排除了减肥药、药物和毒物诱发、结缔组织病、先天性心脏病(简称先心病)、血吸虫病、肺静脉闭塞病和/或肺毛细血管瘤样增生症等引起肺动脉高压的可能性。

• 肺动脉高压患者由于小动脉狭窄、闭塞，引起平时关闭的侧支循环血管开放。由于侧支循环血管的管壁较薄，在高压力血流的冲击下容易破裂出血。尤其在PAH晚期，严重的肺血管重构引起侧支循环血管广泛开放，咯血症状更加严重。我们从临床表现、体征、生化及超声心动图等检查判断患者心功能为Ⅱ级，难以晚期PAH侧支循环血管破裂来解释。

• 该患者有特殊的家族史引起了我们的注意，患者奶奶因消化道出血去世。患者自幼经常鼻衄，其父亲、女儿、哥哥及侄女均有经常鼻衄病史，会不会为一种遗传性肺动脉高压呢？结合患者反复咯血以及鼻衄的家族史，我们想到一种罕见疾病：遗传性出血性毛细血管扩张症(hereditary hemorrhagic telangiectasia，HHT)。

表5-1 2015年ESC会议肺高血压临床诊断分类

1. 肺动脉高压(PAH)
1.1 特发性

（续表）

1.2	遗传性
	1.2.1 *BMPR2* 基因突变
	1.2.2 其他基因突变
1.3	药物和毒物诱发
1.4	相关因素所致
	1.4.1 结缔组织病
	1.4.2 HIV 感染
	1.4.3 门脉高压
	1.4.4 先天性心脏病
	1.4.5 血吸虫病
1′.	肺静脉闭塞病和/或肺毛细血管瘤样增生症（PVOD/PCH）
1′.1	特发性
1′.2	遗传性
	1′.2.1 *EIF2AK4* 基因突变
	1′.2.2 其他基因突变
1′.3	药物、毒物和射线诱发
1′.4	相关因素所致
	1′.4.1 结缔组织病
	1′.4.2 HIV 感染
1″.	新生儿持续性肺动脉高压
2.	左心疾病相关性肺高血压（PH）
2.1	左心室收缩功能障碍
2.2	左心室舒张功能障碍
2.3	心脏瓣膜疾病
2.4	先天性/获得性左心室流入道/流出道梗阻和先天性心肌疾病
2.5	先天性/获得性肺静脉狭窄
3.	慢性肺部疾病或缺氧相关 PH
3.1	慢性阻塞性肺疾病
3.2	间质性肺疾病
3.3	其他同时存在限制性和阻塞性通气功能障碍的肺疾病
3.4	睡眠呼吸障碍
3.5	肺泡低通气综合征
3.6	慢性高原病
3.7	发育性肺部疾病
4.	慢性血栓栓塞性肺高血压和其他动脉阻塞疾病
4.1	慢性血栓栓塞性 PH
4.2	其他肺动脉阻塞性疾病

（续表）

4.2.1	恶性血管内皮瘤细胞
4.2.2	其他血管内肿瘤
4.2.3	血管炎
4.2.4	先天性肺动脉狭窄
4.2.5	寄生虫（包虫病）
5.	由多种发病机制所致 PH
5.1	血液系统疾病：慢性溶血性贫血、骨髓增生性疾病、脾切除
5.2	全身性疾病：结节病、肺组织细胞增多症、淋巴管肌瘤病
5.3	代谢性疾病：糖原累积病、戈谢病、甲状腺疾病
5.4	其他：肺肿瘤血栓性微血管病、纤维性纵隔炎、慢性肾功能衰竭（伴或不伴透析）、节段性 PH

· 辅助检查 2 ·

最终患者接受右心导管和肺动脉造影检查。右心导管检查示毛细血管前肺动脉高压，急性肺血管扩张试验阴性（表 5-2）。肺动脉压力（PAP）122/49/74 mmHg，右心房压（RAP）8/2/4 mmHg，肺小动脉楔压（PAWP）12/4/8 mmHg，心排血量（CO）4.23 L/min，肺血管阻力（PVR）15.60 WU。

表 5-2 右心导管检查+急性肺血管扩张试验

血流动力学指标	单位	基线	吸入万他维 20 μg 10 min
HR（心率）	次/min	69	84
BP（血压）	mmHg	104/61/75	96/59/71
SVC（上腔静脉压）	mmHg	8/0/4	—
RAP（右心房压）	mmHg	8/2/4	6/0/2
RVP（右心室压）	mmHg	122/−2/9	113/−7/6
PAP（肺动脉压）	mmHg	122/49/74	125/49/74
PAWP（肺动脉楔压）	mmHg	12/4/8	14/5/10
CO（心排血量）	L/min	4.23	4.13
CI（心指数）	L/(min · m²)	2.50	2.44
PVR（肺血管阻力）	WU	15.60	15.50
TPR（全肺阻力）	WU	17.49	17.92
SVR（体循环阻力）	WU	16.78	16.71

肺动脉造影示肺动脉主干及叶肺动脉明显增粗，双侧肺动脉分支未见明显扭曲，未见明显充盈缺损，可见弥漫性动静脉瘘，远端灌注良好（视频 5-1）。

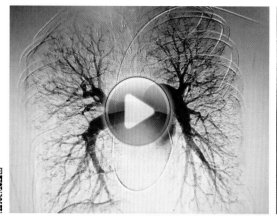
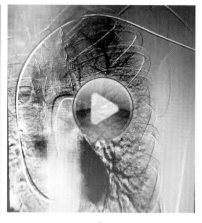

A　　　　　　　　　　　　　　B

视频 5-1　肺动脉造影显示双肺弥漫性动静脉瘘(A、B)

· 最终诊断 ·

(1) 遗传性出血性毛细血管扩张症。

(2) 肺动脉高压,WHO 分类 Ⅰ 类,WHO 肺高血压功能分级 Ⅱ 级。

问题与思考3

· 该患者右心导管检查 PAWP<15 mmHg,进一步排除了左心疾病相关性肺高血压;肺动脉造影也进一步排除慢性血栓栓塞性肺动脉高压和其他动脉阻塞疾病。

· 遗传性出血性毛细血管扩张症是常染色体显性遗传疾病,外显率为97%。根据 Curacao 诊断标准:①反复鼻衄;②皮肤、黏膜毛细血管扩张;③内脏动静脉畸形;④家族史。确诊标准:存在 3 项或 3 项以上的异常;疑诊标准:有 2 项异常;基本排除标准:仅有 1 项异常。欧美国家该病发病率为 1/40 000~1/8 350;在日本北部地区的发病率为 1/8 000~1/5 000;我国尚缺乏该病临床流行病学研究。此病例患者具有反复鼻衄病史、肺动静脉瘘及家族史,存在 3 项异常,故诊断遗传性出血性毛细血管扩张症。

· 治疗方案 ·

入院后给予营养心肌、法舒地尔(缓解肺血管痉挛)、利尿补钾、靶向药物(波生坦 125 mg,每日 2 次)

治疗,患者出院后规律服用波生坦及对症治疗药物。

· 随访 ·

患者于出院后半年无明显诱因下出现声音嘶哑、乏力,伴有咳嗽、咳痰,无发热,于当地医院住院治疗,予抗感染、平喘化痰等治疗后,患者咳嗽、咳痰较前好转,但仍有声音嘶哑、乏力症状。为进一步治疗于 2016 年 5 月 24 日第二次住院,入院复查 NT-proBNP、血氧饱和度较第一次住院检查恶化。复查超声心动图较第一次住院相比,肺动脉压力显著升高、右心增大、右心室收缩功能减低、左心受压明显。治疗上给予吸氧、强心(地高辛、米力农、左西孟旦)、利尿补钾、营养心肌等治疗,并加强肺动脉高压靶向药物[波生坦 125 mg(每日 2 次)+西地那非 25 mg(每日 3 次,口服)]治疗,患者心力衰竭症状改善出院,目前随访中。

· 讨论 ·

HHT 合并肺动脉高压的发病机制与 ENG 和 ALK-1 突变有关,从而导致 TGF-β 信号转导系统异常,而导致肺血管发育障碍;HHT 合并 PAH 同时具备这两种疾病的临床特点。根据突变基因不同分为两型,Ⅰ 型:ENG 突变,ENG 于 9q33-34.1,14 个外显子,ENG 为 TGF-β Ⅲ 型受体。Ⅱ 型:ALK-1 突变,ALK-1 于 12q11-q14,10 个外显子,ALK-1 为 1 型丝氨酸-苏氨酸激酶受体。ENG 和 ALK-1 主要在血管内皮细胞上表达。*ENG* 或 *ALK*-1 突变,导致相应蛋白结构改变,导致 TGF-β 信号转导途径异常,血管发育不良,形成 HHT。

国内首次 HHT 合并 PAH 的分子遗传学报道是由荆志成团队于 2013 年报道,该研究入选了 14 名 HHT 相关 PAH 的先证者及其家属,并进行 *ACVRL*-1、*BMPR2* 和 *ENG* 基因检测。检测结果发现总突变率 71.4%,包括 8 名 *ACVRL*-1 和 2 名 *ENG* 突变,新发现突变为 6 名(4 名肺动静脉瘘,2 名肝动静脉瘘),无 *BMPR2* 突变。*ACVRL*-1 和 *ENG* 基因突变是中国汉族患者的基因易感因素。

根据 2015 年 ESC 会议肺循环高血压临床诊断分类(表 5-1),HHT 相关 PAH 属于第一类 PAH 中的遗传性 PAH。根据美国国立卫生研究院注册登记研究,在无药治疗的年代,特发性肺动脉高压(idiopathic PAH,IPAH)患者的平均生存时间只有 2.8 年,相当于心血管中的恶性肿瘤。随着现代医学进展,PAH 的靶向药物陆续上市,患者的平均生存时间有了显著提高,1 年的生存期由不足 30% 提高至 90% 左右,但 5 年生存率仍低于 50%。HHT 相关 PAH 的治疗同 IPAH,常规用于 IPAH 的靶向药物可用于 HHT 相关 PAH 患者,其疗效及预后目前不知。本例患者早期 PAH 靶向药物单药效果不理想,目前给予 2 种药物联合治疗,其远期疗效仍在进一步观察中。

· 病例启示 ·

(1)咯血是肺动脉高压的临床表现之一,熟悉咯血的常见鉴别诊断,避免误诊、漏诊。

(2)对于反复咯血、鼻衄,且有家族史的患者,需警惕 HHT 可能。

(3)对于 HHT 合并 PAH 患者,靶向药物治疗可以进行尝试。

姜 蓉 刘锦铭
同济大学附属上海市肺科医院

参 考 文 献

[1] Swanson KL, Prakash UB, Stanson AW. Pulmonary arteriovenous fistulas: Mayo Clinic experience, 1982 - 1997 [J]. Mayo Clinic proceedings, 1999,74: 671 - 680.

[2] Shovlin CL, Letarte M. Hereditary haemorrhagic telangiectasia and pulmonary arteriovenous malformations: issues in clinical management and review of pathogenic mechanisms [J]. Thorax, 1999,54: 714 - 729.

[3] Dines DE, Arms RA, Bernatz PE, et al. Pulmonary arteriovenous fistulas [J]. Mayo Clinic proceedings, 1974,49: 460 - 465.

[4] Dines DE, Seward JB, Bernatz PE. Pulmonary arteriovenous fistulas [J]. Mayo Clinic proceedings, 1983,58: 176 - 181.

[5] Gossage JR, Kanj G. Pulmonary arteriovenous malformations. A state of the art review [J]. American journal of respiratory and critical care medicine, 1998,158: 643 - 661.

[6] Guttmacher AE, Marchuk DA, White RI, Jr. Hereditary hemorrhagic telangiectasia [J]. The New England journal of medicine, 1995,333: 918 - 924.

[7] Prager RL, Laws KH, Bender HW, Jr. Arteriovenous fistula of the lung [J]. The Annals of thoracic surgery, 1983,36: 231 - 239.

[8] Taxman RM, Halloran MJ, Parker BM. Multiple pulmonary arteriovenous malformations in association with Fanconi's syndrome [J]. Chest, 1973,64: 118 - 120.

[9] De Faria JL, Czapski J, Leite MO, et al. Cyanosis in Manson's schistosomiasis: role of pulmonary schistosomatic arteriovenous fistulas [J]. American heart journal, 1957,54: 196 - 204.

[10] Shovlin CL, Guttmacher AE, Buscarini E, et al. Diagnostic criteria for hereditary hemorrhagic telangiectasia (Rendu-Osler-Weber syndrome) [J]. American journal of medical genetics, 2000,91: 66 - 67.

[11] Chen YJ, Yang QH, Liu D, et al. Clinical and genetic characteristics of Chinese patients with hereditary haemorrhagic telangiectasia-associated pulmonary hypertension [J]. Eur J Clin Inves, 2013,43(10): 1016 - 1024.

病例 6 罕见疾病引起肺动脉高压——遗传性出血性毛细血管扩张症引起的肺高血压

关键词 · 脑脓肿；肺动静脉瘘；CTPA；遗传性出血性毛细血管扩张症；肺动脉高压

·病史摘要·

患者,女性,40 岁,因"咳嗽、胸闷 2 年余,加重 2 周"入院。

患者于 2 年前开始无明显诱因出现咳嗽,偶咳白色黏液痰,无痰中带血,无咯血,无呼吸困难,偶有活动后胸闷不适,持续约数分钟,休息时症状能缓解,与进食无明显相关,无胸痛,无心悸、心慌,无头痛、头晕,无黑矇、昏厥,无夜间呼吸困难,无双下肢水肿,无发热等不适,因症状轻微,未给予重视,未行治疗。后症状反复发作,多次至当地卫生院给予药物治疗后症状稍缓解(具体用药不详),1 个月前患者因出现头痛、发热症状后至我院神经外科,诊断为"脑脓肿"并行手术治疗,术前心脏彩超提示肺动脉高压(中度),右心房和右心室增大,三尖瓣反流(中度),未予进一步检查及治疗肺动脉高压,行脑脓肿手术后好转出院,2 周前出现咳嗽、胸闷较前明显加重,活动后明显,持续时间较前明显延长,休息后无明显缓解,至当地医院行胸部 CTA 示肺动脉高压,左下肺动静脉瘘,开始给予口服西地那非治疗,症状有所缓解。今为进一步系统治疗转至我院,门诊拟"肺动脉高压"收入住院。

既往史:既往体健。

·入院体检·

体温 36.5 ℃,脉搏 91 次/min,呼吸 20 次/min,血压 92/52 mmHg,神志清楚,皮肤黏膜稍苍白,巩膜无黄染,全身浅表淋巴结未触及肿大,两肺呼吸音稍粗,未及干、湿啰音,左下肺可闻及血管杂音,心率 91 次/min,律齐,肺动脉瓣区第二心音亢进、分裂,三尖瓣区听诊区可闻及 2/6 级收缩期杂音,余瓣膜区未闻及杂音,腹平软,无压痛及反跳痛,肠鸣音正常,双下肢轻度凹陷性水肿。

问题与思考 1

· 患者以咳嗽、胸闷起病,心脏彩超及胸部 CTA 均提示肺动脉高压,右心漂浮导管是诊断肺动脉高压的一项重要检查,也是确诊的金标准,遗憾的是,本例患者因经济原因拒绝行右心导管检查。考虑咳嗽、胸闷症状与肺动脉高压有关,肺动脉高压病因主要与肺部疾病、左心疾病、先天性心脏病、肺栓塞、风湿免疫病、甲状腺功能异常等疾病有关,所以进一步完善血常规、血生化、凝血功能、甲状腺功能、风湿全套、血气分析、心脏彩超、胸片、胸部 CTA 等相关检查。

·辅助检查 1·

▶ 血常规:RBC 3.37×10^{12}/L, Hb 75 g/L, MCV 78 fl, MCH 22.3 pg。

▶ 动脉血气:pH 7.41, PCO_2 36 mmHg, PO_2 90 mmHg, SaO_2 96%(↓), HCO_3^- 23.1 mmol/L。

▶ 血生化:TP 53.9 g/L, Alb 33.7 g/L,肝肾功能、电解质、心肌酶谱正常。

▶ BNP:720 pg/ml(↑)。

▶ 凝血功能:正常。

▶ 甲状腺功能:正常。

▶ 风湿四项、抗核抗体、ANA 谱:正常。

▶ 胸片:心影增大,肺动脉段突出,考虑肺动脉高压(图 6-1)。

▶ 心电图:窦性心律,部分导联 ST-T 段改变(图 6-2)。

▶ CTPA:左下肺动静脉瘘(图 6-3)。

▶ 心脏彩超:①肺动脉高压(中重度);②右心房和右心室增大;③三尖瓣反流(中量),右心室内径 26 mm,右心房大小约 38 mm×55 mm,三尖瓣反流速度约 4.0 m/s,估测肺动脉收缩压约 70 mmHg。

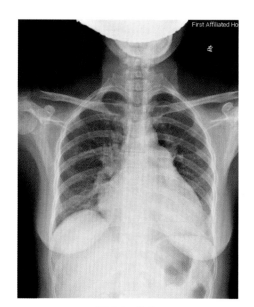

图 6-1 胸片

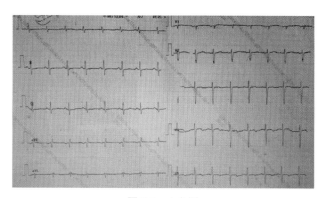

图 6-2 心电图

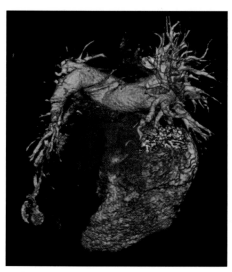

图 6-3 CTPA

问题与思考2

· 根据以上实验室及影像学检查结果,彩超示中重度肺动脉高压,右心增大,胸部CTA未见明显充盈缺损,排除左心疾病、先心病、肺栓塞等继发性肺动脉高压。风湿全套、甲状腺功能均正常,同时排除此类原因继发的肺动脉高压。留有另一个疑问:患者血常规示小细胞性贫血,此时需明确贫血原因,完善大便常规、消化系彩超及胃镜等检查以进一步明确。

· 辅助检查2 ·

▷ 大便潜血:3+。
▷ 消化系彩超:肝动脉硬化,呈蚯蚓状改变。
▷ 胃镜:十二指肠球部毛细血管扩张,非萎缩性胃炎(图6-4)。

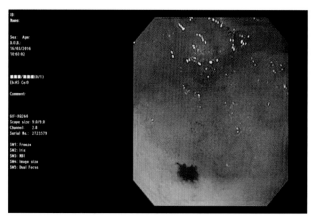

图 6-4 胃镜示十二指肠球部毛细血管扩张

问题与思考3

· 患者大便潜血3+,考虑贫血由消化道出血导致,进一步行胃镜检查示十二指肠球部毛细血管扩张,消化系彩超示肝动脉呈蚯蚓状改变。患者多部位内脏毛细血管扩张,肺动脉CTA示左下肺动静脉瘘,结合1个月前确诊脑脓肿,进一步追问患者病史,患者诉有反复鼻出血病史,且直系亲属中有人在外院确诊为遗传性出血性毛细血管扩张症（HHT）。根据最新的遗传性出血性毛细血管扩症诊断标准可以明确诊断，排除其他继发性肺动脉高压因素后，此时考虑到肺动脉高压与遗传性出血性毛细血管扩张症有关。

·最终诊断·

（1）遗传性出血性毛细血管扩张症相关性肺动脉高压（WHO 分类 I 类）。

（2）肺动静脉瘘。

（3）非萎缩性胃炎。

（4）中度贫血。

（5）脑脓肿术后。

·治疗方案·

入院后继续给予西地那非、法舒地尔治疗，氢氯噻嗪、安体舒通减轻容量负荷，右旋糖酐铁分散片补铁，纠正贫血等对症支持治疗 12 天后症状好转出院。

·讨论·

患者，中年女性，因"咳嗽、胸闷 2 年余，加重 2 周"入住我院心内科，入院诊断为"肺动脉高压"，患者出现反复咳嗽、胸闷、气促 2 年余，1 个月前因发现脑脓肿在我院神经外科行手术治疗，术前心脏彩超评估有肺动脉高压，当时未行进一步检查，术后 2 周因咳嗽、胸闷、气喘明显加重在当地医院行胸部 CTA 示肺动静脉瘘，后在我院行心脏彩超仍提示肺动脉高压，腹部彩超提示肝动脉扩张，呈蚯蚓状改变；胃镜示十二指肠球部毛细血管扩张，追问病史患者本人及直系亲属有反复发作的自发性鼻出血病史，而且有直系亲属在外院确诊为 HHT，从而考虑肺动脉高压是由遗传性出血性毛细血管扩张症引起。查阅相关文献，HHT 本身就是一种发病率比较低的疾病，诊断率也比较低，往往是出现一些相关并发症后才被发现，患者有肺动静脉瘘，而且 1 个月前出现脑脓肿，都可以用 HHT 来解释。

结合本病例，患者彩超提示有肝动脉扩张，胃镜示十二指肠球部毛细血管扩张，胸部 CTA 示肺动静

脉瘘，反复发作的自发性鼻出血，而且直系亲属中有 HHT 患者，有阳性家族史，按照 2000 年 Shovlin 提出的 HHT 的诊断标准：①反复发作的自发性鼻出血；②多个部位出现毛细血管扩张；③内脏受累；④阳性家族史，符合 3 条或 3 条以上可以确诊为 HHT，多次心脏彩超均提示肺动脉高压，结合患者反复发作的咳嗽、胸闷、气促等表现和体格检查，排除肺部疾病、心脏瓣膜病、先天性心脏病、肺栓塞等其他引起肺动脉高压的因素，考虑肺动脉高压与 HHT 相关。

HHT 又称 Osler-Rendu-Weber 症，是一种常染色体显性遗传病。HHT 的临床特点主要是多部位的毛细血管扩张，累及皮肤、黏膜、呼吸道、消化道、泌尿道等，主要症状是引起受累血管的自发性出血或者轻微损伤就引起出血，以鼻出血最为常见，有些病变部位在血流的冲击下血管可以出现瘤样扩张或者结节样改变，多见于肺、脑、肝、脾和视网膜血管等，因此会出现有肺动静脉畸形、脑动静脉畸形、肝脏动静脉畸形、胃肠道毛细血管扩张和眼底血管扩张等多部位的毛细血管扩张，从而导致咯血、脑出血、黑便、眼底出血等一系列临床症状。

HHT 同时与肺动脉高压存在主要有两种情况：①当 HHT 患者同时合并肺动静脉畸形时，会导致右向左的分流，使机体回心血量和心排出量明显增多，引起高血流动力学，而左心房或者左心室的充盈压升高会使肺静脉压升高，通过肺毛细血管传递而引起 PAH，同样 HHT 存在肝动静脉畸形时也会引起回心血量增多，心排出量增加导致 PAH。②有一部分 HHT 合并 PAH 的患者，是由于肺血管阻力逐渐增高伴随着肺动脉压力增高，而肺毛细血管楔压和心排出量正常，属于原发于肺血管床的 PAH 病理学过程。

关于 HHT 的发病主要与第 12 号染色体的激动素受体样激酶 1（activin receptor-like kinase 1，ALK1）基因，第 9 号染色体的内皮糖蛋白（endoglin，ENG）和 SMDA4（TGF-β 超家族细胞内信号转导效应分子）基因突变有关，大约 75% 的肺动脉高压患者与 *BMPR2* 基因突变有关，HHT 合并肺动脉高压的发病是因为 TGF-β 信号转导系统相关的基因突变引

起肺血管发育异常,而 ALK1、ENG 和 BMPR2 都属于 TGF-β 信号转导系统内的膜结合受体,它们都参与了血管平滑肌细胞和内皮细胞的特异性分化、增殖、凋亡等过程,而 HHT 中以肺血管动静脉扩张为特征和 PAH 中以肺血管重构和闭塞为特征两者合并存在提示两种疾病很有可能有相同的分子发病机制。ALK1、ENG 和 BMPR2 基因突变使 TGF-β 信号转导系统的通路异常,进而使内皮细胞达到激动相导致扩张的动脉和静脉之间形成畸形,进行导致 HHT 的发生,也可使血管壁发生增殖,或者内皮细胞出现凋亡,导致肺小动脉重构或闭塞引起 PAH 的发生。

因为限制于当前的条件尚未能够对患者进行基因检测,无法从基因水平行进一步明确诊断,而且患者考虑到经济等相关因素在我院未行右心导管检查,未针对肺动静脉瘘行进一步的栓塞治疗。

针对 HHT 合并肺动脉高压目前尚无特效的治疗方法,主要是对症和支持治疗,除了针对 HHT 的病因治疗外,主要是 PAH 疾病的治疗,包括一般治疗、肺血管扩张剂药物治疗、房间隔造口术、肺移植以及基因治疗等。

· 病例启示 ·

(1)肺动脉高压的病因诊断,需要关注一些罕见病,临床医生需要提高对 HHT 疾病的认识,并且 HHT 患者可能会发生肺动脉高压。

(2)临床上应仔细询问患者相关的病史和家族史,系统评估,争取能够早期发现病变,及时做出诊断并采取积极有效的治疗措施。

邹晓荣　王云开　郑泽琪
南昌大学第一附属医院

病例 7　从左心增大到右心增大合并肺动脉高压的析因——先心病动脉导管未闭的延迟诊断

关键词 · 差异性发绀；左心增大；先天性心脏病相关肺动脉高压；动脉导管未闭

·病史摘要·

患者，男性，14 岁，因"活动后气短 14 年，加重 2 年"入院。

患者于出生 9 个月时出现气短，活动后明显。1999 年 6 月外院胸片示肺血管纹理增多，肺动脉段平直，心胸比 0.6。超声心动图示左心房 25 mm，左心室舒张期末前后径 35 mm，右心室前后径 12 mm，左心室 EF 45%，瓣膜结构、形态无异常，左心房室增大，心内膜弹性纤维增生症可能。当地医院诊为"心内膜弹性纤维增生症"，给予地高辛和泼尼松治疗，症状无明显改善，2001 年停用上述药物。2001 年 5 月复查胸片示肺血管纹理增多，肺动脉段突，右心房室大，心胸比 0.53，超声心动图示左心房 24 mm，左心室舒张期末前后径 35 mm，右心室 12 mm，左心室 EF 63%，收缩期二尖瓣、三尖瓣探及少量反流，左心房室轻度增大，请结合临床除外心肌受累疾病。2005 年查心电图电轴右偏，右心大。患者活动量较同龄差，慢跑和剧烈活动后出现胸闷、气短。2011 年 8 月外院超声心动图示左心房 29 mm，左心室舒张期末前后径 43 mm，右心室前后径 22 mm，左心室 EF 58%，右心室壁增厚，估测肺动脉收缩压 70 mmHg，未予特殊治疗。自觉活动后胸闷气短逐渐加重，上三层楼感胸闷、心悸。无咳嗽、咯血、晕厥和不能平卧，无肢体水肿。2013 年 4 月外院复查超声心动图示左心房 34 mm，左心室舒张期末前后径 42 mm，右心室前后径 22 mm，左心室 EF 60%，右心室壁增厚为 9 mm，估测肺动脉收缩压 132 mmHg。当地医院诊为"特发性肺动脉高压"，为进一步诊治收住我院。

既往无手术外伤和静脉曲张病史。

·体格检查 1·

体温 36.5 ℃，血压 120/80 mmHg，脉搏 94 次/min，呼吸 18 次/min，口唇无发绀，颈静脉无怒张，颈部无血管杂音，双肺呼吸音清晰，心音正常，A2<P2，胸骨左缘 2 肋间可闻 2/6 级收缩期杂音，腹部软，肝、脾未触及，双下肢无水肿。

问题与思考 1

· 患者自幼出现气短症状，入院前 1 年余超声心动图发现肺动脉高压，且活动耐量逐渐下降。年轻肺动脉高压患者的病因以先天性心脏病、结缔组织病和特发性肺动脉高压常见，本患者多次查超声心动图均未见先天性心脏病的心脏缺损改变。其婴幼儿期查超声心动图左心增大，当地医院曾诊断为"心内膜弹性纤维增生症"。心内膜弹性纤维增生症是婴幼儿时期常见的一种心病肌，表现为左心扩大和心力衰竭，尽管有些患者治疗后可能痊愈，有些患者左心衰竭迁延不愈导致肺动脉高压，总体预后差，病死率高。本患者由婴幼儿期左心增大逐渐演变为右心增大伴肺动脉高压，LVEF 未见下降，此演变过程无法以心内膜弹性纤维增生症导致肺高血压自然病程解释。当地医院亦曾诊断为"特发性肺动脉高压"，但特发性肺动脉高压需除外其他原因所致的肺动脉高压。肺动脉高压的诊断流程是逐步排除性的过程，因此，该患者需完善有关鉴别肺动脉高压病因的相关辅助检查。

·辅助检查 1·

▶ 血常规：RBC 6.91×10^{12}/L($\uparrow$)，Hb 210 g/L($\uparrow$)，WBC 8.38×10^9/L，NE 50.5%，PLT 150×10^9/L。

▶ 肝肾功能：GPT 21 U/L，GOT 14 U/L，TB 25.8 μmol/L，DB 3.6 μmol/L，BUN 5.84 mmol/L，

Cr 77. 38 µmol/L。

▶ 乙肝、丙肝抗原和 HIV：均阴性。

▶ D-二聚体：0. 23 µg/ml。

▶ NT-proBNP：637. 9 pmol/L。

▶ 甲状腺功能：正常。

▶ 血沉：1 mm/h。

▶ 风湿全套：抗心磷脂抗体、抗 B2 糖蛋白抗体、狼疮抗凝物、抗核抗体抗 Sm 抗体、抗双链 DNA、抗体抗 RNP、抗 Scl-70、抗 JO-1、抗 SSA、抗 SSB 抗体、ANCA 均阴性。

▶ 动脉血气分析（桡动脉）：pH 7.38，PCO_2 40. 80 mmHg，PO_2 77. 00 mmHg，SO_2 95. 40%。

▶ 心电图（图 7-1）：窦性心律，心室率 84 次/min，P 波高尖，电轴右偏，右心室肥厚。

▶ 胸片（图 7-2）：两肺中外带纹理偏细，肺动脉段突，右心房室增大，心胸比 0.49。

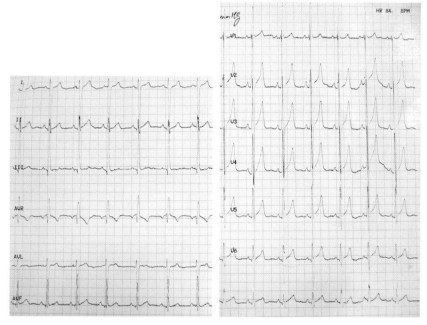

图 7-1 窦性心律，P 波高尖，电轴右偏，右心室肥厚

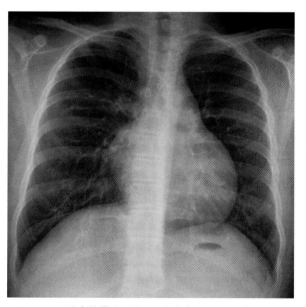

图 7-2 两肺中外带纹理偏细，肺动脉段突，右心房室增大

▶ 超声心动图：左心房 26 mm，左心室舒张期末前后径 43 mm，右心房增大，右心室前后径 24 mm，左心室 EF 58%，右心室壁增厚，室间隔左移，左心室呈"D"形，三尖瓣少中量高速反流，估测肺动脉收缩压 132 mmHg。

▶ 腹部超声：肝、胆、胰、脾、肾结构和血流未探及异常。

▶ 下肢静脉超声：双下肢静脉未见明显异常。

问题与思考2

· 根据以上的辅助检查排除甲状腺疾病、结缔组织病、肝脏疾病、肺部疾病和左心疾病相关的肺动脉高压。患者的血常规显示红细胞计数和血红蛋白明显增高,应查找相应的原因,是否可能存在慢性缺氧或血液系统疾病,并追溯是否与肺动脉高压的病因有关联。

·辅助检查 2·

再次仔细体格检查:上肢指端红润,下肢趾端发绀(图 7-3)。

动脉血气分析(股动脉):pH 7.37,PCO_2 52.80 mmHg,PO_2 44.60 mmHg,SO_2 80.80%。

呼吸功能:轻度混合性通气功能障碍,肺弥散功能未见异常。

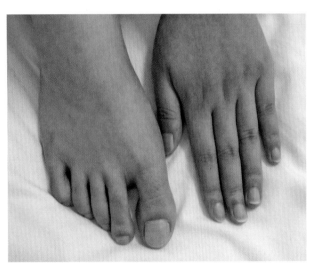

图 7-3 上肢指端红润,下肢趾端发绀

问题与思考3

· 患者体格检查发现手指无发绀,脚趾发绀,考虑可能有下肢缺氧,故做股动脉血气分析:PO_2 44.60 mmHg,SO_2 80.80%,而桡动脉血气分析:PO_2 77.00 mmHg,SO_2 95.40%。该患者的体格检查和动脉血气分析显示患者存在"差异性发绀",提示可能存在先天性心脏病(动脉导管未闭)合并肺动脉高压,并导致红细胞计数和血红蛋白明显增高。然而其多次超声心动图均未见先天性心脏病的心脏缺损改变。拟进行 CT 或MRI 等影像学检查明确诊断。

·辅助检查 3·

肺动脉增强 CT(图 7-4):肺动脉未见充盈缺损影。主肺动脉扩张,横径 33 mm(同水平升主动脉横径 25 mm),主肺动脉峡部较粗大动脉导管,内径 15 mm,右心房室增大,诊断先天性心脏病:动脉导管未闭,肺动脉高压。

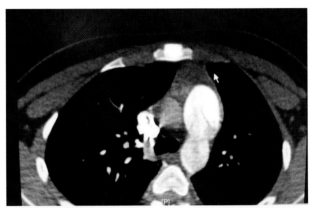

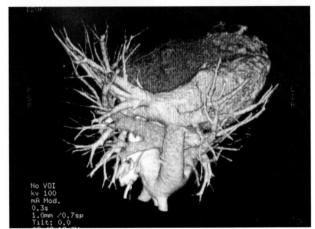

图 7-4 肺动脉增强 CT:主肺动脉峡部较粗大动脉导管,动脉导管未闭

问题与思考4

· 本患者的病史、查体和辅助检查有如下特点:①病史长,出生 9 个月就出现活动后胸闷气短,到我院就诊时已持续 14 年;②查体发现下肢趾端发绀,股动脉血气分析示低氧血症,而桡动脉血气分析血氧分压明显高于股动脉,提示存在差异性发绀;③血常规的红细胞计数和血红蛋白明显增高,考虑继发于慢性缺氧,而呼吸功能检查仅仅是轻度混合性通气功能障碍,故缺氧与肺部

疾病无明显关系；④随病程进展，胸片的肺血由增多变减少，同时超声心动图示左心增大转变为右心增大合并肺动脉高压。超声心动图未见心脏缺损，进一步行肺动脉增强 CT 显示动脉导管未闭。动脉导管未闭导致艾森曼格综合征可解释该患者的全部表现：疾病早期，动脉导管未闭以左向右分流为主，并左心扩大，随病情进展，出现肺动脉高压和右心扩大并双向分流，左心相应减小。由于动脉导管解剖位置受声窗范围限制和操作人员技术经验不足，可能导致该患者在疾病早期被漏诊；其发生肺动脉高压后，主动脉和肺动脉压力相近，相应先天缺损的杂音消失，并且超声心动图未能发现动脉导管水平分流信号，而致疾病早期漏诊，后期才确诊。

·最终诊断·

（1）先天性心脏病，动脉导管未闭。

（2）肺动脉高压（WHO 分类 I 类），艾森曼格综合征，WHO 心功能 II 级。

·治疗方案·

该患者到我院就诊时已出现艾森曼格综合征，从而失去手术机会，未做右心导管检查。给予常规治疗（利尿、强心、吸氧、抗凝）和肺动脉高压靶向药物内皮素受体拮抗剂波生坦 125 mg，每日 2 次，胸闷、气短症状好转，活动量增加，可上五层楼。

·讨论·

先天性心脏病相关性肺动脉高压主要由心内分流引起。我国先心病发病率在新生儿中为 0.7%～0.8%，目前有患者 200 万人之多，并且以每年超过 10 万例的速度增加。据国外报道，先心病患病率的范围为 0.13%～1.38%，平均为 0.8%，其中室间隔缺损占 30.4%～59.7%，房间隔缺损占 18.4%～39.8%，动脉导管未闭占 5.0%～14.9%。先天性心脏病早期发现，及时矫正心内缺损，大多数患者可以治愈，但若错过手术时机，则会发展为艾森曼格综合

征。尽管先天性心脏病相关性肺动脉高压的自然病史和预后要好于其他动脉型肺动脉高压，其 3 年的生存率也只有 77%。

先天性心脏病症状和体征典型者诊断不困难，但表现不典型或伴有其他疾病时可发生误诊和漏诊。国内资料显示，194 例先心病手术中和术后病理确诊患者，其中 31 例发生漏诊和误诊。误诊和漏诊的原因：①儿童期无任何症状，因而不就诊；②就诊时无心脏杂音；③医生思路的局限性；④受辅助检查的影响。根据相关病史、临床表现，结合心电图、胸片、经胸心脏超声检查，大部分先天性心脏病可做出明确诊断，少数心脏畸形需经食管心脏超声、CT、MRI 和血管造影检查。本患者被误诊 14 年之久，其自出生 9 个月就有临床症状，其后 14 年反复在多家医院就诊，一直被漏诊和误诊，即便本次来我院前外院还疑诊"特发性肺动脉高压"，而该患者在我院查体可见差异性发绀，应考虑有先天性心脏病的可能。由于任何辅助检查报告都有一定的局限性或解释的错误，而体格检查所见是疾病的客观反映，因此临床医师要全面了解病史，认真准确地进行体格检查，以免避免赘误诊断和治疗。如果本患者能够早期确诊，及时纠正先天性缺损，患者预后则完全不同。

对于先天性心脏病相关性肺动脉高压的根本治疗在于原发病的治疗，早期手术或介入治疗先天性心脏病是治疗的基本原则。靶向药物治疗先天性心脏病相关的肺动脉高压有效，能够改善预后。

·病例启示·

（1）常规经胸超声心动图对少数先天性心脏病合并肺动脉高压患者的诊断有局限性，需完善经食管心脏超声、CT、MRI 和血管造影检查以协助确诊。

（2）临床医师要全面了解病史，认真准确地进行体格检查，有助于精确诊断。

（3）从早期左心增大到晚期右心增大，除了左心病变肺高血压以外，还需考虑先天性室水平分流和大血管水平分流及其他一些可能。

黄 丽 顾 晴

中国医学科学院阜外医院

病例8 似是而非，蛛丝马迹探真相——医源性肺动脉高压的诊治经过

关键词 · 胸闷气短；心脏增大；血管杂音；肺动脉高压；血管增强 CT；动静脉瘘

· 病史摘要 ·

患者女性，35 岁，因"活动后胸闷、气短 4 年"入院。

患者于 2008 年 3 月无明显诱因出现胸闷，夜间胸闷加重，伴有恶心、呕吐。并渐出现双下肢水肿，活动后气短，活动耐力下降，平卧时喘息，渐不能平卧入睡，腹部膨隆，双下肢重度水肿。就诊当地医院，心脏超声示右心室增大，三尖瓣中重度关闭不全，心包积液。考虑心脏病，给予腹腔穿刺，抽出腹水 1 000 ml。予培哚普利(雅施达)、呋塞米、氯化钾和螺内酯治疗好转。口服药物半年后自觉症状好转自行停药，再次出现腹胀、恶心、呕吐、气短加重。给予卡托普利、地高辛治疗未完全缓解。2009 年 7 月曾就诊于我院，当时超声心动图提示双心房、右心室扩大，肺动脉压力轻度升高(估测收缩压为 45 mmHg)，考虑限制性心肌病可能性大，给予地高辛、利尿剂和螺内酯治疗。患者近 3 年坚持服药，但活动后仍有气短症状，伴有双下肢水肿、腹胀、夜间阵发性呼吸困难。水肿反复出现，利尿治疗有所减轻。为进一步诊治收入我病房。

患者既往 2007 年曾行腰椎间盘突出手术治疗。无高血压病史。

· 入院体检 ·

体温 36.3 ℃，呼吸 20 次/min，脉搏 80 次/min，血压 150/30 mmHg，体重 54 kg，身高 158 cm。神志清，精神可。右肺呼吸音低，无干、湿啰音。胸骨左缘 3～4 肋间闻及粗糙连续性杂音，且头部、颈部、后背部及腰部均可闻及连续性杂音。肝肋下 7 cm，脾肋下可触及，腹部膨隆，双下肢轻度水肿。

问题与思考1

· 患者以活动后胸闷、气短 4 年入院，病情反复，病史较长，无特殊家族史，超声心动图提示右心扩大，三尖瓣反流，肺动脉高压。临床上以右心增大、肺动脉高压为线索进行病因筛查，由于患者存在双心房扩大，亦不支持特发性肺动脉高压的诊断。

· 临床上以右心增大、肺动脉高压为线索进行病因筛查，需要进行实验室检查、心脏超声和 X 线胸片等常规检查，了解目前患者心脏结构和功能。患者 3 年前曾经就诊于我院，进行过相关肺动脉高压病因筛查，包括肺动脉 CT、肺灌注及免疫系统、呼吸功能等检查。经过全面检查并未发现引起肺动脉高压的常见病因如先心病、结缔组织病、慢性低氧性疾病、肺栓塞、肺血管炎等，但 3 年前未做心脏磁共振检查，故此次需要行心脏磁共振检查，了解是否存在心肌病。

· 辅助检查 1 ·

▶ 血常规：WBC 5.87×10^9/L，Hb 124 g/L，PLT 135×10^9/L。

▶ 肝肾功能：GPT 16 U/L，GOT 24 U/L，TB 65 μmol/L，DB 16 μmol/L，Cr 63.95 μmol/L，BUN 4.96 mmol/L。

▶ 甲状腺功能：FT_3 2.26 pg/ml，FT_4 1.70 ng/ml，T_3 0.79 ng/ml，T_4 10.30 μg/ml，TSH 1.74 μU/ml。

▶ 动脉血气分析：pH 7.46(↑)，PO_2 91.9 mmHg，PCO_2 30.3 mmHg(↓)。

▶ 胸部 X 线片：两肺淤血重，未见实变；主动脉结偏宽；肺动脉段平直；左心房室增大；心胸比 0.66。提示：左心受累疾病伴左心功能不全(图 8-1)。

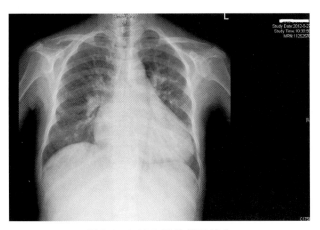

图 8-1 2012-8-27 胸部 X 线片

▶ 超声心动图：左心房及右心房室扩大，左心房内径 53 mm，左心室舒张期末内径 60 mm，EF 72%，右心室舒张期末内径 35 mm，右心室游离壁收缩幅度偏低。室间隔运动低平。左心室壁收缩幅度正常。三尖瓣瓣环扩大，约 45 mm，瓣叶附着位置正常，瓣叶无明显增厚，未见明确腱索断裂，对合不良。余瓣膜形态、结构、启闭运动未见明显异常。大动脉关系正常。主肺动脉及左右肺动脉增宽。心包腔未见异常。下腔静脉扩张内径约 38 mm，吸气塌陷率明显减低。多普勒检查：二尖瓣微少量反流，肺动脉瓣少量反流，三尖瓣大量反流，估测肺动脉收缩压约 62 mmHg。房水平未探及明确分流。超声印象：心脏各腔室内径增大，肺动脉高压(中度)，三尖瓣中大量反流。

▶ 心脏磁共振成像：左、右心室腔内径扩大，以右心室扩大更著(左心室横径 60 mm，右心室近段横径 50 mm)；各段室壁厚度大致正常，右心室流出道较明显增宽。左心室整体收缩功能正常(心率 85 次/min，LVEF 75.3%)。右心室整体收缩功能属正常

低限。右心房径扩大(前后径 70 mm)，上下腔静脉近心段增宽。左心房径不大(前后径 35 mm)；三尖瓣中度反流，二尖瓣少许反流。心包腔内无积液。主肺动脉横径 31 mm，同水平升主动脉横径 28 mm。心肌灌注首过及延迟扫描无明显异常。

▶ 心脏 MRI 示以右心受累为主，提示肺动脉高压改变，性质待定。

问题与思考 2

▶ 是否要考虑左心疾病所致的肺动脉高压，如心肌病、瓣膜病等，患者左心室稍大，左心室射血分数正常，二尖瓣、主动脉瓣结构未见异常，因此可以除外扩张性心肌病、左心瓣膜病所致，此时考虑限制性心肌病可能性增大，但患者心脏磁共振显示未见心脏左右心室收缩异常，且患者体动脉舒张压明显降低，脉压差明显增大，心脏听诊为连续性杂音，这些亦不支持限制性心肌病的诊断。我们再围绕心脏连续性杂音和脉压增大进行分析，一般只有在动、静脉血管出现异常交通时才会出现连续性杂音，如动脉导管未闭等，出现脉压增大常见病因是主动脉瓣关闭不全，但超声心动图检查并未发现。患者连续性杂音传导广泛，杂音明显，推测应该是较粗大的动静脉之间存在异常交通所致。我们接着进行全身大动脉 CT 造影检查。

· 辅助检查 2 ·

▶ 大动脉增强 CT 显示(图 8-2)：①主动脉全程显

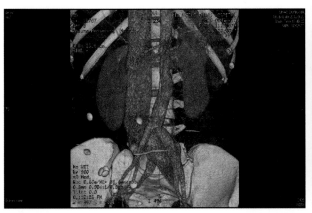
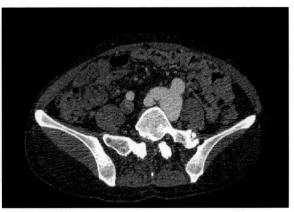

图 8-2 左髂静脉与左髂总动脉(远端分叉前)间可见交通，径约 14.5 mm

影清晰,未见内膜片影;管径正常,管壁光滑。②三支头臂血管开口部显影好。腹腔干、肠系膜上动脉及双侧肾动脉(左侧为双肾动脉)近中远段显影好,管腔未见狭窄或扩张性改变。双肾灌注好。③下腔静脉全程增宽;左髂静脉与左髂总动脉(远端分叉前)间可见交通,径约14.5 mm,左髂总静脉扩张;右髂总动脉及双侧髂内、外动脉显影好,未见明确狭窄或扩张。④右心房室增大,左心室亦增大。纵隔内未见占位病变。⑤主肺动脉增宽,径约32 mm,同水平升主动脉径约29 mm。肺动脉主干、左右肺动脉及其分支内未见充盈缺损等病变。两肺未见渗出实变影。CT诊断左髂动静脉瘘、肺动脉高压(继发性)。

问题与思考3

· 发现左髂动静脉瘘。患者为何发生左髂动静脉瘘?是先天性?还是获得性?再次追问病史,患者2007年曾行腰椎间盘突出手术治疗,术后1年出现症状,因此推测患者左髂动静脉瘘获得性可能性大。患者发生较大(异常交通约14.5 mm)的动静脉瘘,其病理生理学改变类似左向右分流先天性心脏病,可以导致左心、右心扩大,肺动脉高压,脉压增大,肺血增多等一系列表现,也就可以解释该患者的全部临床表现和检查结果。

· **最终诊断** ·
(1)髂动静脉瘘。
(2)心脏扩大。
(3)肺动脉高压。
(4)心功能Ⅲ级。

· **治疗及随访** ·
该患者于2012年10月15日经过外科植入血管带膜支架后(图8-3),恢复良好。术后血压120/70 mmHg,心率80次/min。术后超声心动图检查见表8-1。

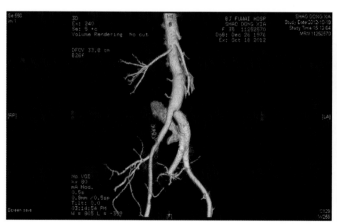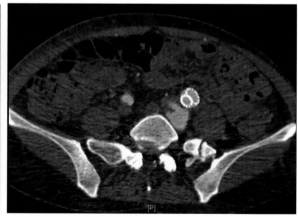

图8-3 左侧髂总动脉-髂内外动脉内可见支架,形态较好,支架以远显影较好

表8-1 患者心脏超声检查结果

	LA(mm)	LV(mm)	LVEF(%)	RV(mm)	TRV(m/s)	PASP(mmHg)
2009-7-29	48	52	61	31	2.7	40
2012-8-29	47	54	69	40	4.4	68
2012-9-12	53	60	72	35	3.6	62
2012-10-19(术后)	38	53	67	28	3	46

注:LA,左心房内径;LV,左心室舒张末内径;LVEF,左心室射血分数;RV,右心室舒张期末内径;TRV,三尖瓣反流速度;PASP,肺动脉收缩压

·讨论·

肺动脉高压是一种综合征,由于通过肺动脉循环的血流受阻,导致肺血管阻力增加,并最终引起右心衰竭。肺动脉高压分类是根据发病原因和相关疾病累及肺毛细血管前或肺毛细血管后所致肺动脉高压分类。但是不能忽视医源性所致的肺循环血流增加所致的肺动脉高压,同样会引起右心衰竭,甚至全心衰竭。既往文献亦有个案报道,多由外科手术导致的动静脉瘘所致。腰部外科手术的血管并发症较少见,通常撕裂伤在术后早期因为出现症状即被发现。有报道 11 年前外科手术后动静脉瘘。随着高动脉压力导致动静脉瘘分流逐渐增加,这样初始小的动静脉瘘逐年增大,发展成有意义的血流动力学改变。腰椎手术、血液透析的动静脉瘘管和心导管介入可导致动静脉瘘,高心输出量和肺动脉高压是动静脉瘘的结果。

·病例启示·

医源性动静脉瘘导致高动力性心力衰竭和肺动脉高压是比较少见的。仔细的病史追述和严谨的体格检查才能发现这一类少见原因所致的肺动脉高压。

赵智慧　柳志红
中国医学科学院阜外医院

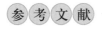

[1] Galiè N, Hoeper MM, Humbert M, et al. Guidelines for the diagnosis and treatment of pulmonary hypertension: the Task Force for the Diagnosis and Treatment of Pulmonary Hypertension of the European Society of Cardiology (ESC) and the European Respiratory Society (ERS), endorsed by the International Society of Heart and Lung Transplantation (ISHLT)[J]. Eur Heart J, 2009,30(20): 2493 - 2537.

[2] David R. Curran, Terence K, et al. Pulmonary Hypertension After Surgical Laminectomy: An Easily Missed Cause of a High-Output State [J]. The American Journal of Medicine, 2008,121: e3 - e4.

病例9 水肿的罪魁祸首——动静脉瘘引起的肺动脉高压

关键词 · 水肿；顽固性右心衰竭；肢体缺血；动静脉瘘；下肢血管造影；腔内血管成形术

·病史摘要·

患者,男性,55岁。因双下肢肿胀9月余、腹胀7月余、胸闷1月余入院。

现病史：9个月前无明显诱因渐出现右下肢凹陷性肿胀,由小腿发展至大腿,不伴局部红、肿、热、痛,感右下肢无力伴双手麻木,7个月前于当地医院诊断为颈椎病和腰椎病,行颈椎前路及腰椎后路手术,术后当日出现左下肢肿胀,伴疼痛,渐出现腹胀。左下肢彩色超声检查示静脉血栓形成,予局部热敷、利尿等治疗无效,于当地医院行溶栓、抗凝,并植入下腔静脉滤器,治疗无效,双下肢肿胀加重,腹胀加重,腹围增大,并出现进行性加重的呼吸困难,当地医院复查下肢血管彩色超声及造影检查未见血栓形成,腹部CT示腹腔积液。反复利尿治疗效果不佳,双下肢呈象皮肿样,并出现胸腹水,呼吸困难进行性加重,考虑双下肢静脉血栓形成、淋巴水肿,为进一步诊治收入我院淋巴外科。入院后,淋巴外科考虑淋巴水肿与右心功能不全有关,转入我科后考虑肺心病、肺微血栓可能性大,给予抗凝、利尿及安立生坦等治疗,症状减轻出院。1个月前上述症状再次加重入院。

既往史：颈椎前路及腰椎后路手术、下腔静脉滤器植入术。否认高血压、糖尿病、冠心病。

·入院体检·

血压130/80 mmHg(1 mmHg=0.133 kPa)；全身水肿；颈静脉怒张；左肺第9肋下叩诊浊音,右肺第8肋下叩诊浊音,双上肺呼吸音清,双下肺呼吸音消失；心界不大,心率75次/min,律齐；腹膨隆,全腹柔软无压痛,肝、脾肋下未及,下腹部可闻及收缩期及舒张期连续性血管杂音,移动性浊音阳性,肠鸣音弱；双下肢凹陷性水肿,左下肢明显,左小腿皮肤淡紫红色,皮温不高；双下肢肌力Ⅲ级,无活动障碍。

问题与思考1

· 患者以下肢水肿起病,水肿的原因可能是心源性的、肾源性的、肝源性的,或者低蛋白血症,或者下肢血管血栓形成。患者需要进一步完善相关检查,如proBNP、心脏彩超、肝肾功能、腹部B超、下肢血管彩色超声等。患者腹胀加重,腹围增大,移动性浊音阳性考虑腹水形成,可做腹水常规、生化检查、淋巴核素显像明确腹水性质和形成原因。

·辅助检查1·

▷ 腹水常规和生化检查：橘红色混浊液体,李凡他反应阳性,蛋白30 g/L(↑),单核细胞87%(↑),培养无细菌生长,未见抗酸杆菌,未见肿瘤细胞。

▷ proBNP：5 413 pg/ml(↑)。

▷ 留置中心静脉导管测中心静脉压34 cmH$_2$O(↑)(1 cmH$_2$O=0.098 kPa)。

▷ 淋巴核素显像：①腹腔显像剂填充,符合乳糜腹水；②胸导管畸形,双侧静脉角引流不畅,双锁骨下淋巴反流。

▷ 心脏超声：左心室射血分数(LVEF)61%,全心增大,以右心为著,二尖瓣少量反流,三尖瓣中量反流,中度肺动脉高压,估测肺动脉压65 mmHg(↑),心包少量积液。

▷ 腹部B超：大量腹水,肝脏、门静脉未见异常,下腔静脉内径3.1 cm(↑)。

▷ 下肢血管彩色超声：双股隐静脉瓣重度功能不全,左股浅静脉反流,髂静脉未见血栓形成,下腔静脉滤器植入术后。

▷ 肾功能：Cr 119 μmol/L(↑),BUN 9.34 mmoL/L(↑)。

增大,双侧胸腔大量积液并双下肺膨胀不全。

问题与思考 2

· 根据以上实验室及影像学检查结果,患者心脏超声提示肺动脉高压、右心肥大,我们考虑患者为心源性水肿,是由于肺动脉高压及右心功能不全引起的。腹水为淋巴回流受阻形成的乳糜液。对于引起肺动脉高压的原因做分析,根据 2013 年尼斯世界肺动脉高压大会,肺动脉高压分为五大类:动脉性肺动脉高压、左心疾病相关肺高血压、肺部疾病/缺氧性肺高血压、慢性血栓栓塞性肺高血压、多种不明机制的肺高血压。可做免疫相关检查、肺功能(患者老年男性,吸烟史)、血气分析、心脏彩超、通气/灌注(V/Q)显像、CT 肺血管造影等对肺动脉高压病因做鉴别诊断。

· 辅助检查 2 ·

▷ 抗核抗体(ANA)、抗可提取性核抗原(ENA)抗体谱、抗中性粒细胞胞浆抗体(ANCA)、类风湿因子(RF):均阴性。

▷ 免疫球蛋白:IgG 12.9 g/L, IgA 4.57 g/L(↑),IgM 0.39 g/L。

▷ 补体 C3:0.80 g/L。

▷ 补体 C4:0.17 g/L(↓)。

▷ 肺功能:限制性通气功能障碍。

▷ 血气分析:pH 7.47(↑), PaO_2 73 mmHg(↓),$PaCO_2$ 34 mmHg(↓),HCO_3^- 24.7 mmol/L,碱剩余(BE)1.0 mmol/L,提示过度通气,氧合良好。

▷ D-二聚体:552 ng/ml(↑)。

▷ 心脏彩色超声:双心房、右心室增大,右心室壁厚 2~3 mm,右心室流出道扩张,右心室流出道内径 35 mm(↑),下腔静脉增宽,塌陷率减低,三尖瓣中量反流,少量心包积液,估测肺动脉收缩压 65 mmHg(↑)。

▷ CT 造影评价心室功能:LVEF 63%,右心室射血分数(RVEF)45%(↓),右心功能明显受损,右心室心肌病不能除外。

▷ 通气/灌注(V/Q)显像:左髂外静脉阻塞,并侧支循环形成,双肺显像未见明显肺栓塞征象。

▷ CT 肺血管造影:肺动脉未见栓塞征象,右心室

问题与思考 3

· 老年男性肺动脉高压的常见病因主要考虑慢性血栓栓塞性肺动脉高压、肺部疾病/缺氧性肺动脉高压、左心疾病相关肺动脉高压。根据以上实验室及影像学检查,肺功能和血气分析可排除肺疾病或缺氧相关肺动脉高压。CT 肺血管造影、通气/灌注(V/Q)显像肺动脉未见栓塞征象,可排除慢性肺血栓栓塞相关原因。心脏超声除左心房增大外,未提示左心明显病变,基本可排除左心相关肺动脉高压。患者 ANA、ENA 抗体谱、抗 ANCA、RF 阴性,免疫球蛋白、补体 C3、补体 C4 正常,除外结缔组织病相关肺高血压。患者经过一段时间治疗后腹水增长较快,反复出现呼吸困难,引流大量腹水后复查下肢血管超声提示右髂总动脉-左髂总静脉间动静脉瘘,病因治疗后病情明显好转,明确病因为动静脉瘘引起的肺动脉高压。

· 辅助检查 3 ·

▷ 下肢血管造影:右髂总动脉-左髂总静脉间动静脉瘘,髂血管动静脉瘘位于腰 4~5 椎间隙,上方下腔静脉内可见腔静脉滤器(图 9-1,图 9-2)。

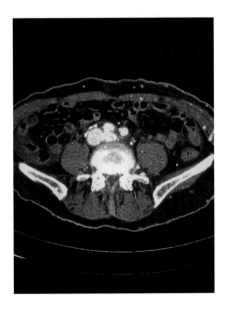

图 9-1　下肢血管造影:右髂总动脉-左髂总静脉间动静脉瘘,范围 8 mm,下腔静脉管腔内径 30 mm

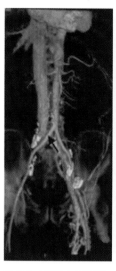
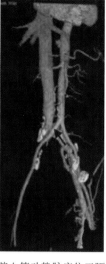

图9-2 下肢血管造影:髂血管动静脉瘘位于腰4~5椎间隙,上方下腔静脉内可见腔静脉滤器

·最终诊断·

(1) 右髂总动脉-左髂总静脉间动静脉瘘。

(2) 肺动脉高压(WHO分类Ⅰ类),右心功能不全。

(3) 多浆膜腔积液。

(4) 下腔静脉滤器植入术后。

·治疗方案·

入院后给予对症治疗:经过综合评估,考虑右心功能不全,静脉泵入呋塞米100~200 mg/d降低容量负荷,持续静脉泵入多巴胺1~5 μg/(kg·min)改善心功能,法舒地尔30 mg(3次/d)降低肺动脉压。右下肢水肿基本消退,左下肢水肿减轻,腹胀减轻,胸闷、气短减轻,proBNP由5 413 pg/ml降至2 590 pg/ml,总胆红素由53.7 μmol/L降至37.4 μmol/L,直接胆红素由29.4 μmol/L降至22.2 μmol/L,血肌酐降至95 μmol/L。结合前期病史,不能完全除外微小动脉栓塞予华法林(3~4.5 mg/d)抗凝,内皮素受体拮抗剂可改善肺动脉高压患者的临床症状和血流动力学指标,提高运动耐量,改善生活质量和生存率,常用非选择性的内皮素受体拮抗剂治疗,考虑患者病史试验性予以安立生坦(5 mg/d)降低肺动脉压、托伐普坦(15 mg/d)降低容量负荷、左卡尼汀(1.0 g/d)改善右心功能,1周后患者病情加重,心脏彩色超声示肺动脉收缩压升至72 mmHg,三尖瓣环收缩期位移(TAPSE)16.7 mm,心肌综合指数(Tei指数)

0.64。复查下肢血管彩色超声示右髂总动脉-左髂总静脉间动静脉瘘,范围8 mm,下腔静脉管腔内径30 mm。考虑患者症状为动静脉瘘,左向右分流所致,有手术指征。血管外科局麻下予以右髂动脉-左髂静脉瘘腔内修复术,术中见髂静脉扩张,测下腔静脉压23 cmH_2O,左髂静脉压42 cmH_2O,于右髂动脉瘘口处植入一12 mm×6 cm的Fluency覆膜支架(图9-3)。术后测左髂静脉压力23 cmH_2O,动静脉瘘封堵完全,患者呼吸困难症状缓解。术后2日复查心脏彩色超声:各心腔较前均有缩小,主、肺动脉内径正常,右心室壁厚4.2 mm,TAPSE恢复至29 mm,Tei指数恢复至0.32,估测肺动脉收缩压下降至32 mmHg,三尖瓣少量反流,少量心包积液。下肢CT血管成像(CTA)示右髂动脉-左髂静脉血管瘘封堵完全(图9-4)。3个月后随访,患者

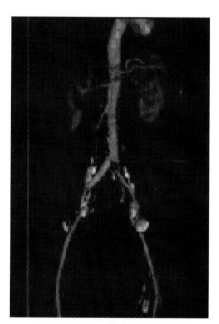

图9-3 下肢血管成像:右髂动脉瘘口处植入覆膜支架

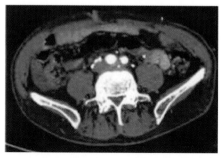

图9-4 下肢CT血管成像:右髂动脉-左髂静脉血管瘘封堵完全

症状全部消失,多浆膜腔积液消失,下肢水肿消退,患者恢复正常工作和生活,复查心脏彩色超声:各心腔内径恢复正常,估测肺动脉收缩压 25 mmHg。

· 讨论 ·

(1)本例为少见的以严重全身水肿、肺动脉高压、乳糜腹水及进行性加重的右心衰竭为主要表现的髂血管动静脉瘘。诊断依赖血管超声及 CT 血管造影,应用覆膜支架对瘘管进行封堵后,症状完全消失,肺动脉压恢复正常,右心衰竭及淋巴水肿消失,腹水消失。继发于髂血管动静脉瘘,大量左、右分流导致腔静脉压力升高,胸导管回流受阻,出现多浆膜腔积液、乳糜腹水,晚期出现肺动脉高压、右心衰竭表现。

(2)本例患者入院时双下肢高度水肿,左下肢皮肤发绀,存在肢体缺血表现,既然可排除左下肢静脉血栓,左下肢明显的肿胀和发绀就需引起重视,有文献报道,长期动静脉瘘可导致肢体缺血性坏死。患者入院时存在腹部血管杂音,通过仔细追问病史和严格体检可能发现这类少见原因所致肺动脉高压。患者先后行 3 次下肢血管彩色超声,最后一次才发现动静脉瘘,提示下肢高度水肿时,超声不易发现动静脉瘘,水肿减轻后复查则易发现。

(3)体循环动静脉瘘引起肺动脉高压罕见,检索 Pubmed 目前仅有 11 例获得性动静脉瘘导致肺动脉高压的报道。大量动脉血进入静脉系统,分流量的大小取决于瘘口大小及分流血管的阻力。动静脉瘘导致肺动脉高压、右心功能不全为高心输出量性心力衰竭,脉压差增大。本例患者因右心室壁厚度仅为 2~3 mm,右心导管检查风险较大,故未行漂浮导管检查。对瘘管进行封堵后,肺动脉压恢复正常。动静脉瘘导致乳糜腹水可能系此患者胸导管先天发育欠佳、淋巴通道受阻、淋巴管破裂淋巴液外漏所致。

(4)动静脉瘘可以发生在任何部位。文献报道,髂血管动静脉瘘的原因有自发性(动脉粥样硬化髂动脉瘤破裂)、先天畸形、贯通伤、椎间盘手术、心脏导管检查、血液透析的动静脉瘘管、安全带钝性损伤。髂血管动静脉瘘死亡病例中,80%是因血管破裂,10%血管未破裂。髂血管动静脉瘘有时为椎间盘手术的并发症,因为解剖学部位相近,这一手术还可能导致尿路受损。

(5)本例患者行腰 4~5 椎间盘手术,文献报道该部位易并发髂血管动静脉瘘。本例患者曾接受过下腔静脉滤器植入术,但症状出现在滤器植入前,且血管造影明确显示了动静脉瘘部位紧邻腰 4~5 椎间隙,腰椎手术导致血管损伤的可能性大。

(6)腰椎手术多位于腰 4~5 椎体及椎间盘,如造成动静脉瘘,术后早期即可出现破口症状,最晚的动静脉瘘症状也可以出现在手术 11 年之后。手术时易造成髂血管损伤,引起髂动静脉瘘,一般贯通伤外口很小,因邻近的肌肉和软组织阻止了大量出血,在局部软组织内形成血肿,血肿机化后形成动静脉瘘的囊壁,表现为术后下肢水肿逐渐进展为全身水肿,进行性加重的呼吸困难但无明显低氧血症,血管瘘部位及其传导方向上连续性血管杂音。由于动脉压力高,瘘管可进行性扩大,导致分流逐渐增加,最初的小破口多年后可导致明显血流动力学异常,出现肺动脉高压和高心输出量性心力衰竭。心脏彩色超声表现为全心扩大,早期左心扩大,晚期肺动脉高压明显时右心增大,右心功能不全,下腔静脉扩张。血管彩色超声及 CT 血管造影可明确动静脉瘘部位。外伤引起的髂血管动静脉瘘与此表现相似。利尿、降低容量负荷、降低肺动脉压等可缓解症状,但无法完全控制疾病进展,血管腔内成形术、封堵瘘管及瘘管切除术可从根本上治愈。

· 病例启示 ·

(1)该例患者给我们的启示在于诊断肺高血压时,应考虑特殊部位分流存在可能,尽早应用超声心动图右心室声学造影可协助筛查诊断。

(2)下肢高度水肿时,血管超声有一定局限性,必要时可以行下肢血管造影明确诊断。

(3)对于有腰椎手术史的患者要特别注意有无动静脉瘘,以免漏诊误诊。

王 勇 江 宏 潘 磊
首都医科大学附属北京世纪坛医院

［1］ Chaudff M，Flinn WR，Kim K，et al. Traumatic arteriovenous fistula 52 years alter injury ［J］. J Vasc Surg，2010，51：1265 - 1267.

［2］ Bhatia S，Morrison JF，Bower TC，et al. Pulmonary hypertension in the setting of acquired systemic arteriovenous fistulas ［J］. MayoClin Proc，2003，78：908 - 912.

［3］ Machado-Atias I，Fornes O，Gonzalez-Bello R，et al. Iliac arteriovenous fistula due to spinal disk surgery. Causes severe hemodynamic repercussion with pulmonary hypertension ［J］. Tex Heart Inst J，1993，20：60 - 64.

［4］ O'Brien JD，Reiss CK. Pulmonary hypertension in a 45-year-old woman with recurrent deep venous thromboses ［J］. Chest，1999，116：560 - 563.

［5］ Clarkson MR，Giblin L，Brown A，et al. Reversal of pulmonary hypertension after ligation of a brachiocephalic arteriovenous fistula ［J］. Am J Kidney Dis，2002，40：E8.

［6］ Stockx L，Raat H，Caens B，et al. Transcatheter mobilization of hepatic arteriovenous fistulas in Rendu-Osler-Weber disease：a case report and review of the literature ［J］. Eur Radiol，1999，9：1434 - 1437

［7］ Brohee D，Franken P，Fievez M，et al. High-output right ventricular failure secondary to hepatic arteriovenous microfistulae. Selective arterial embolization treatment ［J］. Arch Intem Med，1984，144：1282 - 1284.

［8］ Nielsen-Kudsk JE，Joanesarson J，Bottcher M. Pulmonary hypertension due to a large acquired systemic arteriovenous fistula ［J］. Heart，2012，98：518.

［9］ Kolilekas L，Gallis P，Liasis N，et al. Unusual case of pulmonary hypertension ［J］. Respiration，2006，73：117 - 119.

［10］ Koch B，Ewert R，Puls R，et al. Pulmonary arterial hypertension and fight heart failure — a late-onset complication after cardiac catheterization ［J］. Catheter Cardiovasc Interv，2009，73：979 - 981.

［11］ Curran DR，Trnw TK，Muhs B，et al. Pulmonary hypertension after surgical laminectomy：an easily missed cause of a high-output state ［J］. Am J Med，2008，121：e3 - 4.

［12］ Canaud L，Hireche K，Joyeux F，et al. Endovascular repair of aorto-iliac artery injuries after lumbar-spine surgery ［J］. Eur J Vasc Endovasc Surg. 2011. 42：167 - 171.

［13］ Morgan LG，Jakes D，Isbell DC. A diagnostic long shot：dyspnea and cardiomegaly in a 32-year-old male with unilateral leg swelling ［J］. Circ Heart Fail，2012，5：e71 - 72.

病例 10　肺动脉高压抗凝治疗，过犹不及

关键词 · 气促；晕厥；缺铁性贫血；先天性心脏病；肺动脉高压；艾森曼格综合征；右心导管；抗凝治疗；靶向治疗

· 病史摘要 ·

患者，女性，39 岁，因"活动后气促 6 年，加重 1 年"入院。

患者 6 年前（2010 年）在无明显诱因下出现活动后气短，伴胸闷，登楼梯后胸闷明显。于当地医院就诊，查超声心动图提示先天性心脏病，房间隔缺损，肺动脉高压（具体不详）。患者后至北京某 A 医院就诊，超声心动图示先天性心脏病，Ⅱ孔型房间隔缺损（中央型），左向右分流，大小为 15～17 mm，右心房室扩大，中度肺动脉高压，估测肺动脉收缩压 85 mmHg，因当时考虑肺动脉高压病情与房间隔缺损直径不匹配，未行介入治疗，血气分析：PaO_2 72 mmHg，SaO_2 94.3%，给予西地那非 20 mg（每日 3 次，口服）及华法林 3 mg（每日 1 次，口服）治疗，患者开始规律监测血凝全套，根据 INR 调整华法林用量，后患者自行停止监测，一直口服华法林 3 mg（每日 1 次）抗凝治疗。2011 年 3 月患者再次于北京某 B 医院复查，超声心动图提示重度肺动脉高压，估测肺动脉收缩压 106 mmHg，治疗未调整。2013 年 3 月 2 日患者至上海某 C 医院就诊，肺功能提示肺通气功能中度减退（阻塞性），残气及残总比正常，弥散功能正常，气道阻力增高。心超提示先天性心脏病，房间隔缺损（继发孔，双向分流），重度肺动脉高压，估测肺动脉收缩压 99 mmHg。2013 年 3 月 15 日右心导管检查提示 RAP 20/0/9 mmHg，PAP 112/12/65 mmHg，PVR 13.95 WU；PCWP 31/−3/10 mmHg，Qp 3.94 L/min，Qs 5.10 L/min，Qp/Qs 0.77；鼻导管 10 L/min 吸氧 10 min：RAP 19/0/7 mmHg，PAP 103/25/58 mmHg，PVR 8.65 WU；PCWP 33/−2/10 mmHg，Qp 5.55 L/min，Qs 5.09 L/min，Qp/Qs 1.09。血气分析：PO_2 58 mmHg，SaO_2 89.5%。因患者进展至艾森曼格综合征，2013 年 3 月 18 日起加用安立生坦 2.5 mg，每日 1 次，口服，西地那非治疗不变。2013 年（具体时间不详）患者曾出现晕厥，伴有意识丧失，持续时间数分钟，后自行缓解，但患者活动后仍有气促，近一年胸闷、气促较前加重，伴乏力、头晕，平地行走 50 m 即症状明显。至北京某 A 医院复诊，评估后考虑肺动脉高压病情加重（具体不详），2015 年 12 月调整治疗方案为他达拉非 5 mg（每日 1 次）联合安立生坦 5 mg（每日 1 次）靶向治疗，继续华法林 3 mg（每日 1 次）抗凝治疗。2016 年 1 月份患者将他达拉非自行调整为 20 mg（每日 1 次）继续治疗。患者症状未见好转，逐渐加重，现为进一步治疗收住我科。

否认其他疾病史。已婚已育，2002 年顺产一男婴；月经 16 岁，7～8/30 天。否认减肥药服用史，否认有毒有害物质接触史，否认家族性遗传疾病史。

· 入院体检 ·

血压 101/64 mmHg，神志清楚，呼吸平稳，贫血貌，皮肤巩膜无黄染，口唇发绀，四肢末端可见杵状指，颈静脉未见充盈，双肺呼吸音稍粗，未闻及干、湿啰音。心浊音界增大，心率 82 次/min，律齐，P2 亢进，肺动脉瓣区及三尖瓣区可及 3/6 级收缩期杂音。腹软，无压痛，肝、脾肋下未及，双下肢无水肿。

问题与思考 1

如何评估肺动脉高压病情？

· 肺动脉高压患者需要定期评估病情变化，采用以目标为导向的治疗策略。该患者诊断明确，近一年来临床症状明显加重，逐渐进展，强化靶向

治疗未改善,是否是肺动脉高压病情进展,右心衰竭加重?是否需要进一步增加靶向治疗,或者给予静脉或者皮下输注靶向药物?要回答以上问题,就必须对病情有准确的判断。需要从患者症状、右心衰竭体征、影像学检查、活动耐力、生化指标、血流动力学指标来综合分析,故入院后常规检查血气分析、肝肾功能、血常规、NT-proBNP、肺功能、6 min 步行距离试验、甲状腺功能等检查。同时建议患者复查右心导管检查(RHC)。

· 辅助检查 ·

➤ 肝肾功能:LDH 240 U/L,GPT <5 U/L,GOT 同工酶 8 U/L,TB 5.2 μmol/L,DB 2.9 μmol/L,Cr 53 μmol/L,GOT 11 U/L,BUN 3.40 mmol/L。

➤ 血脂:TG 0.73 mmol/L,LDL-C 1.76 mmol/L,TC 3.17 mmol/L,HDL-C 1.17 mmol/L。

➤ NT-proBNP:1 279 ng/L(↑)。

➤ 血常规:WBC 3.21×10^9/L(↓),PLT 175×10^9/L,MCH 16.1 pg,NE 54.8%,RDW 21.10%,RBC 3.22×10^{12}/L(↓),MCHC 245.0 g/L(↓),Hb 52.0 g/L(↓),LY 1.10×10^9/L,HCT 21.2%。

➤ 血气分析:标准碳酸氢根 22.90,pH 7.42,PO_2 56.4 mmHg(↓),碳酸氢根 21.40 mmol/L,PCO_2 33.1 mmHg,SO_2 89.00%(↓)。

➤ 凝血功能:D-二聚体 0.300 mg/L,INR 1.12,APTT 32.5 s,PT 13.1 s。

➤ 粪隐血:(一)。

➤ 胸部正位:①两肺纹理增多;②右肺门增大、增浓,肺动脉段膨隆,心影增大。

➤ 腹部超声:肝内局限性低回声,考虑血管瘤可能性大,胆囊息肉样病变。

➤ 下肢血管超声:下肢动静脉未见明显异常。

➤ 心脏超声:先天性心脏病,房间隔缺损(继发孔型,双向分流),缺损最大直径约为 16 mm,重度肺动脉高压,估测肺动脉收缩压(PASP)128 mmHg,中大量三尖瓣反流,左心室收缩功能正常 LVEF 69%,TAPSE 约 26 mm。

➤ 6 min 步行试验:335 m;步行前,血氧饱和度 85%,心率 103 次/min;步行后,血氧饱和度 81%,心率 107 次/min。

➤ 肺功能:中度阻塞性通气功能障碍,弥散功能降低,残/总百分比增高,每分钟最大通气量换算值大于 50%,DLCO SB 4.30 mmol/(min·kPa)。

➤ RHC:患者拒绝复查 RHC。

问题与思考 2

患者真的是肺动脉高压病情进展吗?

· 该患者虽然拒绝了复查 RHC,但我们综合入院检查结果发现,患者心超提示虽然 PASP 较前升高,但 TAPSE 26 mm,NT-proBNP 升高程度和症状严重程度不成比例,腹部超声及肝功能未见肝淤血表现,D-二聚体正常,血氧饱和度较 2013 年降低不明显,6 min 步行试验 335 m,以上指标均提示患者病情未见明显恶化。唯一明显变化的指标是 Hb 52.0 g/L,出现重度的贫血,为小细胞低色素性贫血。

· 艾森曼格综合征患者有独特的病理生理机制,因存在右向左分流,临床会产生严重低氧血症,长期低氧血症会刺激红细胞代偿性增生,所以艾森曼格综合征患者临床症状常与右心功能不全、低氧血症及高黏滞血症有关,这点有别于其他类型肺动脉高压患者。

· 该患者长期使用华法林抗凝治疗,并未规律随访 INR。追问病史,患者近 1 年来月经量较以往明显增加,月经期间并未停药,长期造成失血性贫血,致使临床症状恶化,并非是肺动脉高压病情恶化。所以即使再增加靶向治疗,患者症状也不会缓解。

· 最终诊断 ·

(1)先天性心脏病,房间隔缺损,先天性心脏病相关性肺动脉高压(WHO 分类 Ⅰ 类,功能分级 Ⅲ 级),艾森曼格综合征。

(2)重度缺铁性贫血。

· 治疗方案 ·

立即停用华法林，住院期间给予蔗糖铁输注，出院后继续给予琥珀酸亚铁、维生素 C 纠正贫血治疗。不再增加靶向治疗。3 个月后患者血红蛋白恢复至 130 g/L；症状完全消失，心功能恢复至 Ⅱ 级，患者自行停用他达那非，安立生坦 5 mg（每日 1 次）治疗，临床症状维持稳定，随访心超、生化指标未见明显变化，NT-proBNP 恢复正常。

· 讨论 ·

肺动脉高压发病机制包括原位血栓形成、凝血和纤溶活性失衡、血小板功能异常均存在重要作用，早期小规模临床研究证实对于原发性肺动脉高压（现为特发性肺动脉高压）患者，华法林治疗组预后优于对照组，这也是早期肺动脉高压患者需要抗凝治疗的证据来源。因缺少大规模临床研究证实疗效，到底第一大类 PAH 患者需不需要抗凝？哪些患者需要抗凝？一直存在争议。

2014 年发表的 COMPERA 前瞻性注册研究连续纳入了 1 283 例新诊断为 PAH 的患者，评估了抗凝治疗对患者长期生存率的影响。在特发性肺动脉高压（IPAH）亚组中，抗凝治疗可改善患者的 3 年生存率，这一改善具有统计学显著差异。但在其他相关因素肺动脉（APAH）患者（结缔组织病、先天性心脏病和门脉高压）中，未发现抗凝治疗具有生存获益。另一项研究分析 REVEAL 注册研究中新启动华法林治疗患者（$n=187$）和匹配对照患者（从未接受过华法林治疗）的生存差异，涉及 IPAH 和系统性硬化症相关的 PAH。结果显示，IPAH 患者接受华法林治疗无生存获益，系统性硬化症相关 PAH 患者接受华法林治疗后死亡率反而增加。不同之处在于，COMPERA 研究包括研究开始时已经接受华法林治疗的患者，而 REVEAL 研究分析中患者为新启动华法林治疗。

艾森曼格综合征抗凝有获益吗？一项回顾性队列分析发现，92 例艾森曼格综合征患者，48 例患者接受抗凝治疗，44 例患者未接受抗凝治疗，两组基线特征相似，随访 10 年。两组生存率无显著差异，且抗凝治疗明显增加出血风险，严重出血可致死亡。基于目前的证据，2015 年《ESC/ERS 肺高血压诊断与治疗指南》中对于 IPAH、遗传性 PAH、药物相关性 PAH 抗凝推荐由 2008 年指南的证据级别 Ⅱa 和证据水平 C 降至证据级别 Ⅱb 及证据水平 C。APAH 抗凝推荐仍为证据级别 Ⅱb、证据水平 C。

研究也发现，抗凝治疗明显增加出血风险，Cox 比例风险分析提示出血和性别、年龄、INR 目标值、右心房压无明显关系，出血风险来自于抗凝治疗本身。对于 APAH 的抗凝需要谨慎权衡利弊，个体化判断，该患者就是因为抗凝导致失血性贫血，致症状恶化，非但对治疗无益，反而加重病情。

诸多研究发现，PAH 中铁缺乏发生率较高，铁缺乏可加重 PAH，补充铁剂能改善 PAH 患者的运动耐量和生活质量，减轻病情进展，但其相关机制仍在研究当中。2015 年《ESC/ERS 肺高血压诊断与治疗指南》中先天性心脏病相关肺动脉高压管理推荐，对于血浆铁蛋白水平低的患者，可考虑补铁治疗（Ⅱb，C）。该患者补充铁剂治疗后贫血改善，症状也明显改善。

· 病例启示 ·

（1）PAH 抗凝需谨慎，个体化原则，权衡利弊。

（2）PAH 患者病情评估需全面，症状恶化并非一定就是病情恶化。

（3）警惕抗凝治疗的副作用。

（4）合并症处理的重要性。

王 亮 陈发东
上海市东方医院

[1] Galiè N, Humbert M, Vachiery JL, et al. 2015 ESC/ERS Guidelines for the diagnosis and treatment of pulmonary hypertension: The Joint Task Force for the Diagnosis and Treatment of Pulmonary Hypertension of the European Society of Cardiology (ESC) and the European Respiratory Society (ERS): Endorsed by: Association for European Paediatric and Congenital Cardiology (AEPC), International Society for

Heart and Lung Transplantation (ISHLT)[J]. Eur Heart J, 2016,37(1): 67-119.

[2] Kaemmerer H, Mebus S, Schulze-Neick I, et al. The Adult Patient with Eisenmenger Syndrome: A Medical Update After Dana Point [J]. Current Cardiology Reviews, 2010,6,343-355.

[3] Fuster V, Steele PM, Edwards WD, et al. Primary pulmonary hypertension: natural history and the importance of thrombosis [J]. Circulation, 1984,70(4): 580-587.

[4] Rich S, Kaufmann E, Levy PS. The effect of high doses of calcium-channel blockers on survival in primary pulmonary hypertension [J]. N Engl J Med, 1992,327(2): 76-81.

[5] Johnson SR, Mehta S, Granton JT, et al. Anticoagulation in pulmonary arterial hypertension: a qualitative systematic review [J]. Eur Respir J, 2006,28(5): 999-1004.

[6] Olsson KM, Delcroix M, Ghofrani HA, et al. Anticoagulation and Survival in Pulmonary Arterial Hypertension: Results From the Comparative, Prospective Registry of Newly Initiated Therapies for Pulmonary Hypertension (COMPERA) [J]. Circulation, 2014,129: 57-65.

[7] Preston IR, Roberts KE, Miller DP, et al. Effect of warfarin treatment on survival of patients with pulmonary arterial hypertension (PAH) in the registry to evaluate early and long-term PAH disease management (REVEAL)[J]. Circulation, 2015,132: 2403-2411.

[8] Sandoval J, Santos LE, Córdova J, et al. Does anticoagulation in Eisenmenger syndrome impact long-term survival? [J]. Congenit Heart Dis, 2012,7(3): 268-276.

[9] Henkens IR, Hazenoo T, Boonstra A, et al. Major bleeding with vitamin K antagonist anticoagulants in pulmonary hypertension [J]. Eur Respir J, 2013,41: 872-878.

病例 11 夹缝中的重生——肺动脉高压致冠状动脉左主干狭窄

关键词 · 心绞痛；先天性心脏病；肺动脉高压；肺动脉血栓形成；冠状动脉受压综合征；肺动脉减容术

· 病史摘要 ·

患者，男性，51 岁，因"活动后气促 4 年，胸痛 10 天"入院。4 年前开始活动后气促。2 年前气促较前明显并下肢水肿，心脏彩超提示"先天性心脏病，房间隔缺损（双向分流），肺动脉高压，EF 25%"，予改善心功能治疗，症状改善不明显。10 天前经常于左侧卧位时出现压榨性左胸痛，平躺可缓解。

· 体格检查 ·

体温 36.5 ℃，呼吸 23 次/min，血压 114/77 mmHg，SpO_2 95%，双肺呼吸音粗，无啰音，心界扩大，心率 115 次/min，律齐，A2＜P2，胸骨左缘第 3 肋间中度双期杂音，无水肿。

· 辅助检查 ·

▶ D-二聚体 0.72 mg/L。

▶ cTnI 0.066 ng/ml。

▶ NT-proBNP 8 515 pg/ml。

▶ TB 38 μmol/L。

▶ 心脏彩超：先天性心脏病，房间隔缺损（双向分流），重度肺动脉高压，EF 35%。

▶ 心导管＋肺血管造影＋CAG：PAP 85/37(53)mmHg，Pp/Ps 1.06，Qp/Qs 2.57，TPR 5.59 WU；肺动脉原位血栓；冠状动脉左主干重度偏心性狭窄。

▶ 冠状动脉＋肺血管 CT：冠状动脉左主干偏心狭窄大于 70%，肺动脉附壁血栓并多处点状钙化。

· 治疗经过 ·

患者先天性心脏病合并肺血栓形成及冠状动脉狭窄，行"肺动脉血栓清除＋左肺动脉内膜剥脱＋肺动脉成形＋房间隔缺损修补＋冠状动脉探查术"。术中探查冠状动脉左主干被增宽的肺动脉压迫，狭窄达 90%，探查未见冠状动脉左主干病变，可通过 2 mm 探子。肺动脉极度扩张，主动脉：肺动脉＝1:3，为了缓解肺动脉对冠状动脉的压迫，沿纵轴左右肺动脉以 29# 塞规、主肺动脉以 31# 塞规为标准，剪除多余的肺动脉壁。术后胸痛消失，复查 CT 冠状动脉左主干正常（图 11-1～图 11-2）。

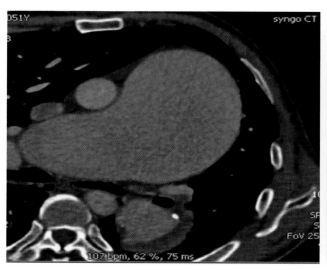
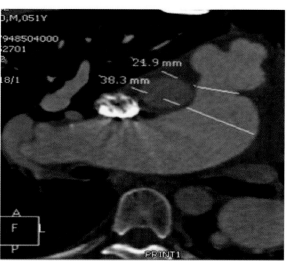

A

B

图 11-1 A. 肺动脉成形术前肺动脉内径明显增宽；B. 肺动脉成形术后肺动脉增宽较前改善

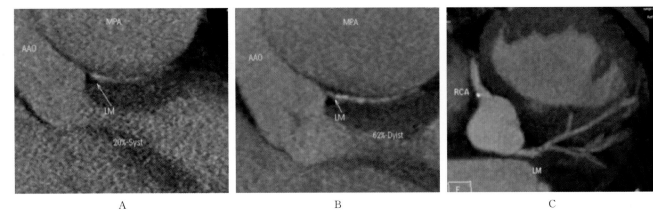

图 11-2 A. 手术前增强 CT 显示收缩期冠状动脉左主干被增宽的肺动脉压迫导致管腔内径残余 20%；B. 手术前增强 CT 显示舒张期冠状动脉左主干被增宽的肺动脉压迫导致管腔内径残余 62%；C. 手术后增强 CT 显示冠状动脉左主干管腔恢复正常

问题与思考1

• 主要在于处理原发病，狭窄不重无心肌缺血表现时可予以观察。狭窄重时，有心肌缺血表现，予肺动脉减容术，必要时行冠状动脉成形术。对于原发病无外科手术适应证者，PCI 是首选，最终心肺移植。该患者有明显的心肌缺血症状，且原发病导致的压迫可以设法解除，故对该患者行肺动脉血栓清除＋肺动脉内膜剥脱术＋肺动脉成形术＋房间隔缺损修补的联合治疗，以降低肺动脉容积，减少对冠状动脉主干的压迫。

• 诊断 •

（1）先天性心脏病，房间隔缺损，肺动脉高压。

（2）肺动脉血栓形成。

（3）冠状动脉左主干受压综合征。

问题与思考2

• 患者主诉左胸痛，左肺动脉血栓，冠状动脉左主干几乎闭塞，故考虑胸痛原因为肺栓塞及冠状动脉左主干狭窄。但需鉴别冠状动脉左主干狭窄病因，大多数为冠状动脉粥样硬化所致，但此患者先天性心脏病合并肺血栓，肺动脉压力高，主肺动脉明显增宽，且该患者的胸痛与体位改变相关，提示可能与压迫有关，故需考虑狭窄是由

增宽的肺动脉压迫冠状动脉左主干所致。术中探查证实冠状动脉左主干无粥样硬化，经治疗肺高压原发病并行肺动脉减容后，胸痛缓解、冠状动脉左主干恢复正常。

• 肺高血压患者如出现心绞痛、左心衰竭、左心室收缩力降低、室性心律失常、左胸导联 ST-T 改变、猝死时应考虑冠状动脉左主干受压可能。需与冠状动脉粥样硬化性心脏病、冠状动脉畸形或冠状动脉瘘等鉴别。

• 冠状动脉造影检查只能显示管腔狭窄，不能鉴别狭窄的原因是血管内粥样硬化还是血管外部受压。有文献报道血管内超声可用于间接推断冠状动脉左主干受外源性压迫，表现为：冠状动脉左主干管壁向腔内突出，管腔呈缝隙样改变，不对称，管壁可伴或不伴有斑块。

• 鉴别诊断 •

（1）冠状动脉粥样硬化性心脏病：是由于冠状动脉血管腔内粥样斑块形成导致管腔狭窄，临床表现也以心绞痛为主，但冠状动脉左主干受压综合征是由于扩张的主肺动脉外压冠状动脉左主干导致的，血管内超声可鉴别。

（2）冠状动脉左主干痉挛：多与心导管操作刺激血管所致，如痉挛部位位于导管尖端 1 mm 内需考虑是导管诱发的冠状动脉左主干痉挛，如距离左主

干开口大于 5 mm,则考虑非导管诱发的冠状动脉左主干痉挛。

·病例启示·

(1)肺高血压患者胸痛应考虑冠状动脉左主干受压可能。任何原因导致的肺动脉扩张都有可能导致冠状动脉左主干受压梗阻。

(2)高危患者,如心绞痛或左心衰竭、房间隔缺损肺高血压、身材瘦小、肺动脉过宽、肺高血压起病年龄小病史时间长者,有筛查冠状动脉造影或冠脉CT 的必要性。

(3)无外科手术指征的患者行 OCT 或 IVUS 检查以鉴别冠状动脉粥样硬化。

李珊珊　张刚成　周红梅
武汉亚洲心脏病医院

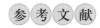

[1] Lee MS, Oyama J, Bhatia R, et al. Left main coronary artery compression from pulmonary artery enlargement due to pulmonary hypertension: a contemporary review and argument for percutaneous revascularization [J]. Catheterization and Cardiovascular Interventions,2010,76(4):543-550.

[2] Vaseghi M, Lee MS, Currier J, et al. Percutaneous intervention of left main coronary artery compression by pulmonary artery aneurysm [J]. Catheterization and Cardiovascular Interventions,2010,76(3):352-356.

[3] Galiè N, Humbert M, Vachiery JL, et al. 2015 ESC/ERS Guidelines for the diagnosis and treatment of pulmonary hypertension [J]. European heart journal, 2015:317.

[4] Lindsey JB, Brilakis ES, Banerjee S. Acute coronary syndrome due to extrinsic compression of the left main coronary artery in a patient with severe pulmonary hypertension: successful treatment with percutaneous coronary intervention [J]. Cardiovascular Revascularization Medicine,2008,9(1):47-51.

病例 12 产妇历险记——先心病修补术后继发肺动脉高压

关键词 · 先天性心脏病修补术后；肺动脉高压；心脏超声；右心导管；肺动脉造影

· 病史摘要 ·

患者，女性，26 岁，因"活动后气短 1 个月"入院。

患者 1 个月前（孕 32 周）于活动后出现气短，原地休息数分钟后可逐渐缓解，伴颜面部及双下肢水肿，无胸闷、胸痛、咯血，无头晕、黑蒙、晕厥等，未重视。此后上述症状持续存在，短距离平地行走即出现，就诊于外院，行心电图检查示窦性心动过速、完全性右束支传导阻滞、右心室增大，未进一步诊治。7 天前于我院妇产科因足月行剖宫产手术（36 周+5 天）住院，术前超声心动图估测肺动脉收缩压 42 mmHg、先天性心脏病术后、室水平左向右残余分流、动脉水平未见明显分流、右心增大伴三尖瓣中量反流、心电监护示：SpO₂ 91%（面罩吸氧 5 L/min），术后复查超声心动图估测肺动脉收缩压约 110 mmHg，余基本同前。为进一步诊治，遂转来我科。

患者既往 18 年前因"动脉导管未闭、室间隔缺损"于我院心外科行"修补术"，术后恢复可。17 年前车祸外伤后行手术治疗，术中有输血史。

· 入院体检 ·

血压 115/56 mmHg。神志清，精神可。颜面部及唇部明显发绀，颈静脉充盈。胸部正中可见一长约 20 cm 陈旧性瘢痕。双肺呼吸音清，未闻及干、湿啰音。心界向左下扩大，心率 84 次/min，律齐，P2 亢进，胸骨左缘第 3、4 肋间可闻及 2/6 收缩期吹风样杂音，各瓣膜听诊区未闻及其他病理性杂音。肝、脾肋下未触及。下腹部正中纱布敷料覆盖。双下肢无水肿，无杵状指（趾）。

问题与思考 1

· 患者以气短起病，病程中反复出现活动后气短

症状，此次因行剖宫产手术入院，多次查超声心动图提示肺动脉高压，既往有 VSD、PDA 外科修补术病史，且此次有 1 次超声心动图提示存在室间隔缺损修补术后残余漏，考虑气短症状与肺动脉高压相关。①由于患者病史较明确，首先考虑肺动脉高压的原因可能与先天性疾病相关。但入我科前 1 周行剖宫产手术，存在长期卧床、血液高凝状态等危险因素，需进一步完善肺动脉 CTA 排除有无肺栓塞可能，同时能明确是否存在肺源性肺高血压可能。②患者年纪较轻，无心血管危险因素，左心相关性肺动脉高压暂不考虑。③听诊胸骨左缘第 3、4 肋间可闻及 2/6 收缩期吹风样杂音，但肺动脉高压程度及是否存在外科术后残余分流尚不十分明确，需再次复查超声心动图。④此外，需予以完善血常规、血生化、BNP、血气分析等辅助检查。

· 辅助检查 1 ·

➤ 血常规：WBC 5.81×10⁹/L，NE 77.0%（↑），Hb 108 g/L（↓），PLT 210×10⁹/L。

➤ 动脉血气：pH 7.408，PCO₂ 38 mmHg，PO₂ 60.6 mmHg（↓），SaO₂ 88.4%（↓），HCO₃⁻ 23.9 mmol/L。

➤ 肝肾功能：Alb 25.6 g/L（↓），GPT 6 U/L（↓），GOT 15 U/L，TB 7.9 U/L，Cr 46 μmol/L，UA 195 μmol/L，BUN 3.63 mmol/L。

➤ NT-proBNP：1 363 pg/ml（↑）。

➤ 凝血六项：D-二聚体 3.6 mg/L（↑），FDPs 9.8 mg/L（↑）。

➤ 心电图：窦性心律，电轴右偏，完全性右束支传导阻滞。

➤ 超声心动图：先天性心脏病，VSD、PDA 外科

术后,室间隔残余漏、PDA 术后残余漏;肺动脉高压(收缩压 102 mmHg);右心房、右心室大,右心室壁增厚;左心室收缩功能正常;彩色血流示室水平补片上方、大血管水平均可见细小左向右分流,三尖瓣反流(少至中量),二尖瓣反流(极少量)。

肺动脉 CTA:①肺动脉血管造影未见明显肺动脉栓塞,肺动脉高压。②两肺上叶及下叶渗出,右肺中叶及两肺下叶纤维条索,右心增大。

问题与思考2

根据以上实验室和影像学检查结果,再结合明确病史,我们考虑患者活动后气短症状主要与先心病修补术后晚期继发的肺动脉高压相关,而术后残余漏可能是持久的刺激因素,导致肺血管增生重构不断,而此次剖宫产手术属于应激因素,致此次病情加重。一方面,由于心脏超声提示左心收缩功能正常、患者系年轻女性、心血管危险因素少、CTPA 未发现明确肺部器质性疾病,考虑第二大类、第三大类相关性肺高血压证据不足。另一方面,先心病术后残余漏时间较长,肺高血压形成时间亦较长,剖宫产术后复查心超估测肺动脉收缩压较术前增加>50%,但复查动脉血气、BNP 等指标变化不大,生命体征相对平稳,肺高血压危象暂不考虑,但多次复查血气分析示氧分压偏低,长期先心术后残余漏是否对肺血管已构成损害致肺血管重构、肺压力及肺阻力真实情况究竟如何,此外,患者系剖宫产术后,D-二聚体阳性,除外长期卧床、血液高凝状态因素,是否存在原位肺血栓形成,仍需进一步行右心导管检查+肺动脉造影明确情况。

·辅助检查2·

右心导管检查:肺动脉主干压 78/50/33 mmHg,右肺动脉压 75/48/31 mmHg,左肺动脉压 66/45/29 mmHg,肺毛细血管楔压 8 mmHg。

肺动脉造影:双侧肺动脉外带均显影不良,右上肺及右肺中野局部血管影缺失,考虑肺动脉原位血栓形成。肺动脉造影可见主动脉显影,动脉导管残余漏

口;行右心室造影见左心室显影,室间隔缺损残余漏。同时分别行远端不同部位小血管超选择性造影,右下肺小动脉成枯树枝样改变,原位血栓形成,左下肺小动脉呈枯树枝样改变,原位血栓形成(图 12-1)。

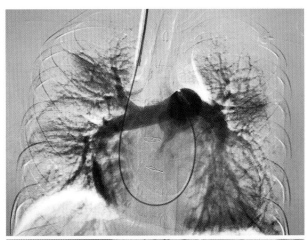
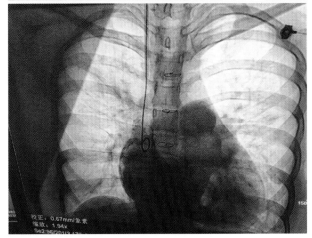

图 12-1 肺动脉造影:双侧肺动脉外带均显影不良;右心室造影见左心室显影,肺动脉造影见主动脉显影

问题与思考3

该患者 CTPA 影像科报告未发现肺栓塞征象,但肺动脉造影结果提示左、右下肺小动脉均可见小面积原位肺血栓形成,说明该患者肺动脉高压原因可能是多种因素参与所致。一是先天性心脏病相关性肺动脉高压,二是长期慢性原位肺血栓形成致血栓栓塞性肺动脉高压。而此次剖宫产手术作为应激因素加重了心肺负担,从而加重病情。住院期间经常规氧疗、抗凝、利尿、靶向降肺动脉压等治疗后,患者症状及各项化验指标均有所好转。

·最终诊断·

（1）先天性心脏病相关性肺动脉高压重度（WHO 分类 I 类），动脉导管未闭、室间隔缺损修补术后残余漏，心功能 III 级。

（2）剖宫产术后。

·治疗方案·

该患者入院后给予抗凝、利尿、靶向降肺动脉压药物等对症治疗。住院期间患者气短症状、口唇发绀等明显好转，出院后活动耐量亦较前改善，一般日常生活不受限，心功能 II 级。

·讨论·

本例患者活动后气短 1 年，入我科前一周行剖宫产手术。根据超声心动图、右心导管结果，考虑患者系多因素引起的肺动脉高压，即主要系先天性心脏病相关性肺动脉高压，属于其中的术后肺动脉高压这一类型，而同时又存在肺原位血栓形成，即合并慢性血栓栓塞性肺动脉高压。

先天性心脏病（congenital heart disease, CHD）是我国引起肺动脉高压最常见的原因之一，诸多患者因肺动脉高压而失去手术机会。PAH-CHD 指由体-肺分流型 CHD 所引起的肺动脉压升高。PAH-CHD 患病率为 $(1.6\sim12.5)/10^6$，成人 CHD 患者有 5%～10% 将出现 PAH。本例患者属于 CHD 相关性 PAH 中的术后 PAH 这一类型，即先天性心血管畸形已手术矫正，无显著残余分流，但术后即刻、数月或数年再次出现 PAH。由于该患者术后未定期规律复查超声心动图，究竟何时开始出现残余漏及

PAH，我们已无从考证。至少从目前各项检查结果来看，长期 PAH 已致肺血管重塑，引起肺原位血栓形成，说明残余漏及肺高血压时间较长。故 CHD 术后至少定期复查超声心动图是必要的，以便及早发现是否出现术后 PAH 情况，若能及时治疗，可能疗效及预后会相差较大。

无论是先天性心脏病相关性 PAH 或是血栓栓塞性 PAH，内科药物治疗是其综合治疗中的关键所在，包括抗凝治疗、改善右心功能以及靶向药物治疗。不同的肺血管靶向药物作用机制不同，多项研究表明，靶向药物联合治疗较单药治疗对改善 PAH 患者的肺动脉压力、运动耐量、临床恶化事件及生存质量都有明显疗效，且患者的耐受性较好。针对本例患者，在抗凝、利尿、改善心功能等用药基础上，给予波生坦＋西地那非双联靶向降肺动脉压治疗，患者心功能、运动耐量等均有不同程度改善。

·病例启示·

（1）认识到右心导管检查＋肺动脉造影对 PAH 诊断、预后、疗效评估的重要性。

（2）临床上遇到先心病术后的患者，一定要定期随访，复查心电图、超声心动图、BNP 等检查，要特别注意是否出现 PAH，若出现 PAH 需及时药物干预治疗，以免影响预后及疗效。

（3）临床上遇到产妇合并 PAH 的患者，剖宫产术前一定要全面评估患者心功能、麻醉及手术风险，掌握适合终止妊娠的时机，全面复查各项指标，以跟进治疗。

范粉灵　邵　珲

西安交通大学第一附属医院

参 考 文 献

[1] 高伟,顾红,胡大一,等.2015 年先天性心脏病相关性肺动脉高压诊治中国专家共识[J].中国介入心脏病学杂志,2015,2：61-69.

[2] Baumgartner H, Bonhoeffer P, De Groot NM, et al. ESC Guidelines for the management of grown-up congenital heart disease (new version 2010)[J]. Eur Heart J, 2010,31(23)：2915-2957.

[3] Skoro-Sajer N, Bonderman D, Wiesbauer F, et al. Treprostinil for severe inoperable chronic thromboembolic pulmonary hypertension [J]. J Thromb Haemost, 2007,5(3)：483-489.

[4] Konstantinides SV. 2014 ESC Guidelines on the diagnosis and management of acute pulmonary embolism [J]. Eur Heart J, 2014,35(45)：3145-3146.

[5] Duffels MG, Engelfriet PM, Berger RM, et al. Pulmonary arterial hypertension in congenital heart disease：an epidemiologic perspective from a Dutch registry [J]. Int J Cardiol, 2007,120(2)：198-204.

[6] Chin KM, Rubin LJ. Pulmonary arterial hypertension [J]. J Am Coll Cardiol, 2008,51(16)：1527-1538.

[7] 郭晓曦,张慧敏.慢性血栓栓塞性肺动脉高压[J].心血管病学进展,2016,03：323-328.

[8] 王生浩,刘双.肺动脉高压药物联合治疗的进展[J].心肺血管病杂志,2012,01：92-94.

病例 13 "Treat to Close" 的完美诠释——房间隔缺损相关肺动脉高压的综合治疗

关键词 · 先天性房间隔缺损；先天性心脏病相关肺动脉高压；靶向药物治疗；介入治疗

· 病史摘要 ·

患者，女性，62 岁，因"反复活动后气急 3 年，加重 1 个月"入院。

患者于 3 年前反复出现体力活动后气急、胸闷，无胸痛、晕厥、咯血、咳嗽、发热等，休息可缓解。未重视，未进行诊治。近 1 个月来，上述症状加重，休息不能立刻缓解，遂至我院门诊就诊，心电图提示"窦性心律，右心室肥大伴 ST-T 改变"，D-二聚体 0.23 mg/L，肌钙蛋白和心肌酶谱均在正常范围，胸部平片示"心影稍饱满，肺动脉段凸出"，超声心动图检查提示"房间隔缺损(继发孔型，直径 22 mm)，双向分流(以左向右为主)，重度肺动脉高压(79 mmHg)伴三尖瓣中度反流，左心房增大伴轻中度二尖瓣反流，EF 64%，少量心包积液"。

患者既往体健，无吸烟史，无高血压、糖尿病及其他传染性疾病，配偶及子女均体健。

· 入院体检 ·

神清，精神好，步入病房。心率 80 次/min，体温 36.5 ℃，呼吸 18 次/min。全身皮肤、巩膜无黄染，口唇无发绀。双肺呼吸音清，未闻及干、湿啰音。心律齐，胸骨左缘第二肋间可闻及 3/6 级收缩期杂音伴第二心音固定分裂，P2 亢进，无心包摩擦音。腹软，无压痛，双下肢无水肿。无杵状指。

问题与思考 1

· 患者老年女性，以活动后气急起病，虽然其动脉粥样硬化性心脏病的相关危险因素较少，但仍需进一步检查排除冠心病，如行运动平板试验或颈动脉超声，必要时还可行冠状动脉 CTA 或者冠状动脉造影明确。但目前经超声心动图证实，患者为房间隔缺损合并肺动脉高压(重度)，该疾病常可导致患者胸闷、气急，故应首先考虑其目前症状可能因肺动脉高压引起。2015 年《ESC/ERS 肺高血压诊断与治疗指南》中将先天性心脏病相关肺动脉高压分为四个亚型，①艾森曼格综合征，即患者有先天性心脏病基础，同时因肺血管阻力升高引起双向或右向左分流。②体肺分流相关的肺动脉高压，患者心脏存在中到大的缺损，但这类缺损仍可手术矫正或无法完全矫正。③肺动脉高压患者合并小的缺损，如室间隔缺损直径<1 cm，房间隔缺损直径<2 cm，对于此类先天性心脏病常不建议封闭缺损。④先天性心脏病经手术矫正后其肺动脉压仍持续升高。本例患者的房间隔缺损为 22 mm，且超声心动图证实为双向分流，故临床初判为先天性心脏病相关肺动脉高压中的第一亚型。为全面评估病情，入院后再次完善了相关检查，特别是根据目前肺高血压治疗指南，右心导管检查为评估病情的必选项目。

· 辅助检查 ·

▶ 心电图：见图 13-1。

▶ 术前超声心动图：见图 13-2。

▶ 右心导管检查：患者在局麻下行右心导管检查，术中测量肺动脉压 76/17(38)mmHg，右心室压 64/−9(2)mmHg，右心房压 5/−5(1)mmHg，左心房压 3/−4(0)mmHg，计算其 Qp/Qs 为 2.02，PVR 8.2 WU。

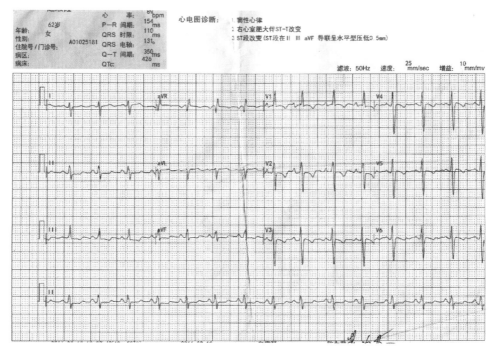

图 13-1　心电图检查

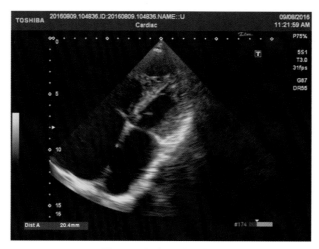

图 13-2　超声心动图检查

问题与思考2

· 患者房间隔缺损诊断明确,心电图已出现明显右心负荷加重表现,初步的右心导管检查提示患者肺血管阻力高。根据 2015 年《ESC/ERS 肺高血压诊断与治疗指南》,当肺血管阻力为 2.3 WU 以下时,可以行手术或介入封闭缺损,当阻力处于 2.3～4.6 WU 时,需行肺血管反应试验或在有经验的中心个体化评估后再定治疗策略。但当肺血管阻力超过 4.6 WU 时,不建议进行手术矫正。故根据此标准,该患者无手术指征,介入封堵或外科修补均应放弃。目前只能口服以靶向治疗药物为主的药物。因此,我们为这位患者开具了如下处方(表 13-1)。

表 13-1 治疗药物

药名	剂量	频率
波生坦	125 mg	每日 2 次
他达拉菲	5 mg	每日 1 次
贝前列素钠	20 μg	每日 1 次
呋塞米	20 mg	每日 1 次
螺内酯	20 mg	每日 1 次
地高辛	0.125 mg	每日 1 次

目前先天性心脏病相关肺动脉高压的治疗指南中，药物首选仍为靶向治疗药物，为了尽快控制病情，并降低压力，我们选择了内皮素受体拮抗剂与 5 型磷酸二酯酶抑制剂联合应用。我们期望能够通过靶向药物的联合治疗可让患者肺动脉压力有所下降，甚至可以达到手术标准。同时嘱咐患者于半年后来院复查右心导管。

· **治疗方案** ·

半年后患者再次来我院行右心导管检查术，术中测量肺动脉压 68/27(44)mmHg，PVR 4.4 WU，收缩压较半年前有所下降，但更为显著的是患者的 PVR 明显下降，故我们进行了试封堵试验，术中选择了 28 mm 的房间隔缺损封堵器进行植入。植入封堵器后，我们再次测量肺动脉压为 52/22(32)mmHg，较术前明显下降，且患者无不适，氧饱和度始终为 100%。故释放了封堵器，完成了其治疗。但药物治疗方案仍同术前。封堵器植入后一年，患者来院随访，超声心动图估测患者肺动脉收缩压下降至 35 mmHg，封堵器位置好，无残余分流(图 13-3~图 13-5)。

· **讨论** ·

该病例是一个典型的先天性心脏病房间隔缺损相关的肺动脉高压，目前在诊断方面首选超声心动图，不仅明确心内结构畸形，而且可以初步评估肺动脉压力，但其局限性在于无法准确测量肺血管压力和阻力，且可由于分流消失而漏诊，尤其是动脉导管未闭。确诊后一般建议患者再行右心导管检查明确

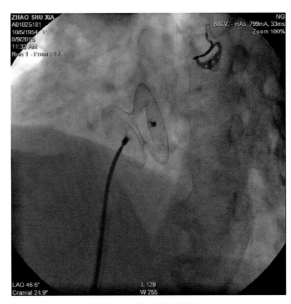

图 13-3 术中封堵器植入

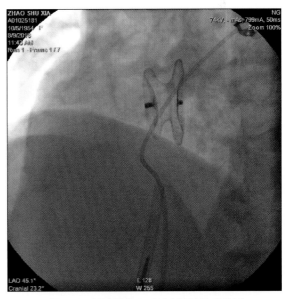

图 13-4 封堵器植入后再次测量肺动脉压

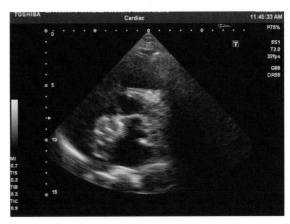

图 13-5 术后一年超声心动图随访

肺血管病变程度。对于这类患者的治疗,目前国际上并无完全统一的标准。根据 ESC 制订的肺高血压指南,如果先天性心脏病患者已经并发艾森曼格综合征,则失去了手术矫正的机会,只能接受药物治疗。在指南中,并不推荐"treat to close"这种治疗,即先口服降低肺动脉压力的药物,待其肺动脉压力下降后再行手术治疗。指南之所以不推荐这种策略的原因在于缺乏这方面的循证医学证据,这可能与国外先天性心脏病发病率低、治疗时间早、并发艾森曼格综合征患者人数较少有关。《2015 年先天性心脏病相关性肺动脉高压诊治中国专家共识》发布,在该共识中建议对具体患者具体对待,采用个体化治疗策略。该患者虽然肺动脉压力较高,但 $Qp/Qs>2$,属于高压力低阻力型房间隔缺损,对此类病例,共识建议可以在口服靶向药物治疗一段时间后,选择介入或手术治疗,也就是"treat to close"。而且,术中还可以行试封堵试验,即利用封堵器临时关闭缺损,观察血流动力学变化,从而判断其预后。此法多用于孤立性动脉导管未闭和房间隔缺损患者。当术中完全关闭房间隔缺损后,若 PAP 下降 25% 以上,而主动脉压力无显著下降,动脉血氧饱和度升高至 94% 以上,三尖瓣反流减轻,可考虑永久关闭房间隔缺损。相比欧美指南,中国专家共识对先天性心脏病合并肺动脉高压的治疗建议更为具体,临床可操作性强。随着我国先天性心脏病介入治疗经验的积累,"treat to close"可能会得到更多应用,为未来指南制订提供依据。

白　元
中国人民解放军海军军医大学附属长海医院

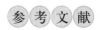

[1] Roth TS, Aboulhosn JA. Pulmonary Hypertension and Congenital Heart Disease [J]. Cardiol Clin, 2016,34(3):391-400.

[2] Chen IC, Dai ZK. Insight into Pulmonary Arterial Hypertension Associated with Congenital Heart Disease (PAH-CHD):Classification and Pharmacological Management from a Pediatric Cardiological Point of View [J]. Acta Cardiol Sin, 2015,31(6):507-515.

[3] Krieger EV, Leary PJ, Opotowsky AR. Pulmonary Hypertension in Congenital Heart Disease:Beyond Eisenmenger Syndrome [J]. Cardiol Clin, 2015,33(4):599-609.

[4] Galiè N, Humbert M, Vachiery JL, et al. 2015 ESC/ERS Guidelines for the diagnosis and treatment of pulmonary hypertension:The Joint Task Force for the Diagnosis and Treatment of Pulmonary Hypertension of the European Society of Cardiology (ESC) and the European Respiratory Society (ERS):Endorsed by:Association for European Paediatric and Congenital Cardiology (AEPC), International Society for Heart and Lung Transplantation (ISHLT) [J]. Eur Respir J, 2015,46:903-975.

[5] 高伟,顾红,胡大一,等.2015 年先天性心脏病相关性肺动脉高压诊治中国专家共识[J].中国介入心脏病学杂志,2015,23(2):61-69.

病例 14 二胎惹的祸——二胎引产围手术期结缔组织相关性肺动脉高压的诊治经过

关键词 · 二胎；结缔组织病；肺动脉高压；右心导管；曲前列尼尔；雌激素

· 病史摘要 ·

患者，女性，30 岁，因"反复胸闷、气短 5 月余，引产后 6 天"入院。

患者 5 个月前（孕 21 周）在无明显诱因下出现胸闷、气短，伴有咳嗽，脸部水肿，手指时有发冷发白症状，但无恶心、呕吐，无头痛、头晕及黑矇，无尿多，无发热、溃疡等。随即于 2016 年 8 月 16 日至盐城市第三人民医院心内科住院，检查心电图：窦性心动过速，T 波异常；心超：右心扩大，中到大量心包积液，重度肺动脉高压。当地医院血常规示血红蛋白降低至 99 g/L，抗核抗体、抗 nRNP/Sm 抗体、抗 SS-A 抗体均强阳性，血沉增高 46.0 mm/h。予以心包穿刺引流、抗生素等治疗，未予以激素治疗。治疗后复查心超（2016 年 8 月 26 日）：中度肺动脉高压，左心功能正常。下肢血管彩超、腹部彩超正常。肺动脉 CTA 示肺动脉主干稍增宽，心影增大，心包少量积液，两下肺炎症，双侧胸腔少量积液，肝脏体积增大。患者孕 22 周，2016 年 8 月 26 日在其医院妇产科引产，剖宫取胎，术后腹部伤口继发感染给予开放伤口。2016 年 9 月 1 日复查心彩超提示肺动脉压力为 74 mmHg。为进一步诊治，急诊求治于我院，以"引产术后，肺动脉高压"收住我科。

患者既往体健，无明确慢性病史，第一胎为足月顺产，育有一子 6 岁，此次妊娠为二胎。

· 入院体检 ·

体温 36.6 ℃，脉搏 98 次/min，呼吸 35 次/min，血压 106/63 mmHg。神清，气尚平，精神萎。浅表淋巴结未及肿大，颈软，气管居中，颈静脉无明显充盈，双肺呼吸音粗，两肺未及干、湿啰音。心律齐，P2 亢进，胸骨左缘 3～4 肋间 3 级收缩期杂音，腹软，下腹部见剖宫产伤口自网膜层外敞开，见化脓创口，压痛（＋），无反跳痛，肝、脾肋下未及，双下肢无水肿，NS（－）。

问题与思考 1

· 患者以往无慢性病史，此次妊娠为二胎，孕 5 个多月时胸闷气促明显加重，至当地医院检查发现重度肺动脉高压，同时合并自身免疫性抗体强阳性，当时外院虽已经及时终止妊娠，但由于围产期孕产妇的激素水平和血容量、血液成分都有所改变，对血流动力学及心功能产生影响，同时结缔组织病的病因不确切，加剧了对疾病的诊治难度。引产术后第五天转至我院，首要措施是开展心内科、风湿免疫科和妇产科的多学科会诊，在紧急处理腹部伤口同时，给予肺动脉高压、右心衰竭的抢救治疗，并在疾病稳定的前提下进一步完善检查明确肺动脉高压的病因。

· 辅助检查 1 ·

► 2016-9-2：WBC 5.85×10^9/L，NE 45.3%（↓），LY 44.3%（↑），RBC 3.13×10^{12}/L（↓），Hb 91 g/L（↓），PLT 8×10^9/L（↓）。

► 2016-9-2：CRP 56.55 mg/L（↑）。

► 2016-9-2：TT 18.2 s，APTT 34.1 s，PT 15.5 s（↑），INR 1.31（↑），Fg 2.04 g/L，D-二聚体 24.77 mg/L（↑）。

► 2016-9-2：cTnI 0.09 ng/ml（↑）。BNP 854.0 pg/ml（↑）。

► 2016-9-2：急诊生化：GPT 72 U/L（↑），GOT 86 U/L（↑），TB 23 μmol/L（↑），BUN 5.3 mmol/L，Cr 57 μmol/L，UA 289 μmol/L，LDH 1761 U/L（↑），GT 11 U/L（↓），ALP 34 U/L（↓）。

► 2016-9-5：IgG 20.3 g/L（↑），IgA 2.14 g/L，IgM

0.968 g/L,补体 C3 0.952 g/L,补体 C4 0.175 g/L,总补体活性 CH50 38.8 U/ml。

> 2016-9-8:抗双链 DNA 抗体(一)1 U/ml,抗 Chrom 抗体(+)7.3AI,抗核糖体 P 蛋白抗体(一)<0.2AI,抗 SSA 抗体(+)>8.0AI,抗 SS-A52 抗体(一)<0.2AI,抗 SS-A60 抗体(+)>8.0AI,抗 SSB 抗体(一)<0.2AI,抗着丝点 B 抗体(一)<0.2AI,抗 Sm 抗体(一)0.4AI,抗 SmRNP 抗体(+)>8.0AI,抗 RNP 抗体(+)>8.0AI,抗 RNP-68 抗体(+)1.4AI,抗 RNP A 抗体(+)>8.0AI,抗 Scl-70 抗体(一)<0.2AI,抗 Jo-1 抗体(一)<0.2AI,抗核抗体测定(+),抗髓过氧化物酶抗体(一)<0.2AI,抗蛋白酶 3 抗体 IgG(一)<0.2AI,抗肾小球基底膜抗体(一)<0.2AI。

> 2016-9-3:胸部增强 CT:两肺多发渗出,两侧胸腔积液,建议随访。心影饱满,肺动脉增宽,请结合临床。双侧腋窝及纵隔多发小淋巴结影。胸壁皮下水肿。

> 2016-9-13:心脏彩超:右心房 45 mm×54 mm,右心室 37 mm×53 mm,三尖瓣环位移(TAPSE)19 mm,肺动脉增宽 31 mm,中度三尖瓣反流,估测肺动脉收缩压 68 mmHg,少至中等量心包积液(下侧壁无回声区 1.0 cm,心尖部无回声区 0.7 cm,前侧壁无回声 0.6 cm)。

> 右心声学造影未见明显分流。

问题与思考 2

· 根据以上检查,初步判断混合性结缔组织病,给予激素+免疫抑制剂治疗。同时,因心脏超声提示典型的肺动脉高压(依据 2015 年 ESC 指南),而 CT 和心超初步排除左心病变肺高血压、先天性心脏病分流肺高血压、肺部疾病相关肺高血压;虽然心超 TAPSE 在正常范围,但右心房增大,中等量心包积液,TNI 及 BNP 增高,仍提示右心功能减退,为迅速稳定血流动力学,防止围产期右心功能进一步恶化,先给予肺血管靶向药物治疗,等病情稳定后再行右心导管检查。但

治疗上存在多个矛盾,该患者来院时已行引产手术,下腹部剖宫产手术伤口未关合合并感染,现在又加用激素抗感染治疗,激素抗感染与继发感染是一对治疗矛盾。同时患者肺动脉高压合并右心衰竭,肝淤血,血小板减少,患者暂不具备行右心导管手术的条件,但根据以往抢救肺动脉高压产妇的经验,为了尽快缓解右心衰竭,平稳渡过围产期,在这种情况下需要加用曲前列尼尔,同时严密监测患者生命体征、右心负荷、血小板数量,但是曲前列尼尔皮下注射维持剂量与血小板减少又是一对治疗矛盾;在这个患者身上,多器官多系统疾病合并是难点,治疗充满矛盾又是难点。

·治疗方案 1·

该患者入院后予卧床、吸氧、心电监护、半流质饮食,地高辛强心,呋塞米、螺内酯利尿,多巴胺升压,多烯磷脂酰胆碱保肝,甲泼尼龙抗感染,由于入院时患者血小板只有 $8×10^9$/L,则只加用西地那非 25 mg,每日 3 次,口服,并输单采血小板支持治疗,在患者血小板回升至 $200×10^9$/L 时,加用曲前列尼尔皮下输注维持,从 1.25 ng/(kg·min)开始,每天递增 1.25~2.5 ng/(kg·min),患者最高剂量用至 17.5 ng/(kg·min),以进一步降肺血管阻力。

·辅助检查 2·

> 2016-9-30:WBC $7.44×10^9$/L,NE 71.2%(↑),LY 17.9%(↓),MO 10.2%(↑),RBC $3.93×10^{12}$/L,Hb 118 g/L,PLT $168×10^9$/L。

> 2016-9-27:TP 73.5 g/L,Alb 38.8 g/L,GPT 34 U/L,GOT 34 U/L,DB 2.5 μmol/L,TB 8.5 μmol/L,Ur 6.59 mmol/L,Cr 59 μmol/L,UA 391 μmol/L(↑)。

> 2016-9-20:胸部增强 CT:两下肺渗出伴条索灶,对比前片(2016-9-3)两肺渗出及两侧胸腔积液较前明显吸收,建议随访。心包积液较前减少;心影饱满,肺动脉增宽,请结合临床。双侧腋窝及纵隔多发小淋巴结影。胸壁皮下水肿,较前改善。

▶ 2016-10-9：心脏彩超：右心房室不大，轻度三尖瓣反流，估测肺动脉收缩压 35 mmHg，少量心包积液（左心室后壁无回声区 1.0 cm）。右心声学造影未见明显分流。

▶ 2016-9-21：右心导管：各腔室压力：上腔 19/14(15) mmHg，右心房 18/10(12) mmHg，右心室 60/7(29) mmHg，右肺动脉 60/28(39) mmHg，左肺动脉 63/25(39) mmHg，肺小动脉楔压 13 mmHg；各腔室氧饱和度：上腔 75%，右心房 70%，右心室 68%，肺动脉 65%；行左右肺动脉造影，显示肺动脉主干增粗，左右肺动脉及小肺动脉均匀变细，未见明显充盈缺损，少部分外周小肺动脉有不规则狭窄。结论：排除左心病变性，先天性心脏病分流性和血栓栓塞性，考虑结缔组织相关性肺动脉高压。

· 最终诊断 ·

（1）结缔组织病相关性肺动脉高压（WHO 分类 I 类）。

（2）混合性结缔组织病。

（3）围产期。

· 治疗方案 2 ·

患者前期给予积极抢救治疗，下腹部伤口每日外科换药渐愈合，右心衰竭控制，最后出院带药为：地高辛、呋塞米、螺内酯、多烯磷脂酰胆碱、泼尼松；肺动脉靶向药物为：西地那非 25 mg，每日 3 次，口服、曲前列尼尔皮下输注维持（12.5 ng · kg^{-1} · min^{-1}）。

· 随访 ·

患者 2016-10-10 出院，定期门诊随访复查如下：胸闷气短症状好转，胃纳转好，水肿消退，血常规中血小板数量维持在（200～330）× 10^9/L，肝肾功能正常，CRP、ESR 正常，至 2016-11-24 逐渐减量至停用曲前列尼尔，复查心脏彩超肺动脉收缩压维持在 42～65 mmHg，右心房室均维持在正常范围内。目前长期随访合并用药为：地高辛（隔天半粒）、呋塞米、螺内酯、西地那非、泼尼松。

问题与思考3

患者为二胎诱发混合性结缔组织病，并以重度肺动脉高压起病，妊娠合并肺动脉高压目前尚缺乏指南，但据统计 60% 患者孕前伴有肺动脉高压，30% 患者孕期发现肺动脉高压，而现代医疗水平妊娠合并肺动脉高压患者病死率依然高达 30%～50%。所以针对育龄期女性本身伴有肺动脉高压的患者建议避孕，而孕期发现合并肺动脉高压的患者建议及时终止妊娠，这也需要心内科、产科、ICU、麻醉科多学科会诊来共同保驾护航。

· 讨论 ·

肺动脉高压常发生于女性，其中大部分是育龄期妇女。但是妊娠合并肺动脉高压病死率仍高达 30%～50%，新生儿病死率在 7%～14%。因此肺动脉高压患者建议避孕，而孕期发现合并肺动脉高压建议及时终止妊娠。随着我国二胎政策的开放，原本一胎顺产的产妇在二胎时出现了很多临床问题，这不得不探究是何原因？

首先可能的因素是妊娠时孕妇的血容量增加，血细胞数量上升，血液黏滞度升高，与此同时，孕妇的心率和每搏输出量增加，至孕 20～32 周达到顶峰，并维持至妊娠结束。正常妊娠期间，为适应增加的血容量和心输出量，肺循环血管扩张，阻力下降，中心静脉压及毛细血管楔压得以保持不变，而患有肺动脉高压者由于肺血管重构、阻力增大，加之血容量增加，右心后负荷明显增加，极易引起右心衰竭和体循环衰竭，导致死亡。本例患者正是在孕 5 月时胸闷气促症状明显加重，继而很快出现右心衰竭的症状和体征，在抢救中及时终止妊娠是首要措施，其次围产期降肺血管阻力和抗心力衰竭维持血压是两大关键，该患者就是成功转归的例子。

但是本例患者一胎顺产，无任何并发症，为什么二胎会出现这么严重的肺动脉高压需要抢救了呢？

该患者围产期同时发现自身免疫性抗体强阳性，而这些自身免疫性疾病尚与雌激素水平相关。肺动脉高压亦是育龄期女性多见，两者皆与雌激素水平密不可分。在心血管细胞，如内皮细胞、血管平滑肌细胞、心成纤维细胞和心肌细胞中存在一些雌激素生成的关键酶，其中雌二醇（E_2）的原位合成可能在心血管系统疾病中起着重要作用。在动物试验中，有些结果认为 E_2 及其代谢产物在野百合碱或慢性低氧所致的肺高血压模型试验中具有保护作用。E_2 的代谢产物可以削弱这些诱导模型中 PAH 的程度。而其他学者研究发现当暴露于慢性低氧环境时，雌性动物所患 PAH 较雄性动物低；具有完整卵巢结构的雌性大鼠所患 PAH 程度亦较卵巢切除后的雌性大鼠低。另一方面，在雌激素与肺动脉高压的临床研究中，雌激素对 PAH 的发病机制或疾病易感性有一定的影响。各种不同病因的肺动脉高压尤其是第一大类的肺动脉高压女性与男性的发病率呈显著差异（除了 HIV 相关性 PAH）。针对 *BMPR2* 发生突变并诊断为家族性 PAH 的女性，CYP1B1 水平下降所引发的雌激素代谢异常可能是导致 *BMPR2* 突变基因携带者最终发展为 PAH 的因素之一。而针对肝脏疾病相关性肺动脉高压，芳香化酶是体内雄激素转化为雌激素的限速酶，突变后会导致血浆中雌激素水平上升。肝脏疾病中芳香化酶的多态性表达与雌激素水平升高有关，而门脉高压性肺动脉高压女性约为男性的 3 倍。结缔组织相关性肺动脉高压也是女性多发，这些自身免疫性疾病的炎症部位，雄烯二酮和睾酮转化为 E_2 和雌酮显著增加，在 E_2 促炎、促血管增殖、促有丝分裂代谢产物增加的作用下，从而使 PAH 恶化。本例患者在二胎时并发自身免疫性疾病且合并肺动脉高压，可能也与雌激素的代谢作用有关。

综上，雌激素在肺动脉高压中扮演亦敌亦友的作用，时而可以削弱肺高血压的程度，时而又加重其恶化，是否在二胎患者身上，雌激素的代谢出现了一定水平的紊乱，有些还继发了其他雌激素水平异常的相关性疾病，总之二胎肺高血压是一个值得研究的命题。

庄琦　沈节艳
上海交通大学医学院附属仁济医院

病例 15   拨云见日，终见真相——以心肌酶持续升高为特征的肺动脉高压

关键词 · 心肌损伤；肺动脉高压；淋巴瘤；右心导管；多发性肌炎；原发性干燥综合征；POEMS综合征

· 病史摘要 ·

患者，女性，57岁。因"乏力1年半，加重半年"入院。

患者1年半前（2016年1月）患带状疱疹后逐渐出现乏力不适，活动耐量减低，表现为步行或上楼困难，上2~3层楼即感乏力，偶伴头晕，休息数分钟后可缓解。今年初（2017年1月）开始上述症状明显加重，伴有反复痰中带血、乏力、消瘦，2017年6月至安徽某A院就诊，行PET-CT检查后提示左颈部、右侧锁骨上、纵隔、双肺门、双侧腋窝及胸壁、腹腔、腹膜后、双侧髂血管区及双侧腹股沟多发大小不等淋巴结影，FDP代谢不同程度增高，考虑淋巴瘤。进一步行纵隔淋巴结活检，病理诊断提示小B细胞淋巴瘤，免疫组化提示套细胞淋巴瘤，血轻链提示血清游离轻链κ、λ均增高。住院期间心肌酶谱明显升高（表15-1），考虑心肌炎，予以营养心肌等治疗。2017年7月2日拟行第一次化疗，但因患者心肌酶持续升高，心脏超声提示重度肺动脉高压，估测肺动脉收缩压（PASP）84 mmHg，考虑到心脏可能无法耐受化疗药物，暂缓化疗。2017年7月7日至我院门诊就诊，查心脏超声提示右心房饱满（右心房52 mm×40 mm），右心室内径正常，三尖瓣少中量反流，估测PASP 77 mmHg，三尖瓣环收缩期位移（TAPSE）19 mm，左心室收缩功能（LVEF）69%，微量心包积液。现为进一步明确诊治，门诊收住入院。

表 15-1 心肌酶检测结果

日期	CK-MB (U/L)	cTnI (ng/ml)	MYO (ng/ml)	CK (U/L)	LDH (U/L)
2017-6-13	121	0.060	851	1 387	1 833
2017-6-17	147	0.070	655	1 600	1 643
2017-6-20	129	0.050	503	1 562	1 716
2017-7-3	145	0.060	403	1 600	1 640

注：CK-MB，肌酸激酶同工酶；cTnI，肌钙蛋白I；MYO，肌红蛋白；CK，肌酸激酶；LDH，乳酸脱氢酶

患者2016年初发现血压升高，未服用降压药物。2016年元旦后患带状疱疹，目前服用普瑞巴林胶囊，疼痛严重时口服曲马多。5年前患者因左肾结石行手术治疗。1个月前行淋巴结活检术。无无有毒有害物质接触史，无家族同类疾病史。

· 入院体检 ·

血压124/78 mmHg，神志清楚，呼吸平稳，皮肤、巩膜无黄染，口唇未及明显发绀，无杵状指，左上肢陈旧性皮癣。颈静脉轻度充盈，两肺听诊呼吸音粗。心浊音界增大，心率88次/min，律齐，P2亢进，各瓣膜区未闻及病理性杂音，未闻及心包摩擦音。腹软，左侧腰腹部见约10 cm陈旧性手术瘢痕，移动性浊音阴性，肝脏肋下未及，周围血管征（−）。双下肢无水肿。

问题与思考1

· 肺动脉高压是一类异质性疾病，病因众多。患者为老年女性，此次以乏力、活动后气促等心功能不全为主要症状就诊，心超提示肺动脉高压，首先需明确肺动脉高压病因。①患者有高血压病史，心肌酶升高，提示急性冠脉综合征（ACS）、心肌炎等左心疾病导致肺动脉高压可能；②患者有明确淋巴瘤病史，淋巴瘤是否和肺动脉高压相关？③患者同时合并肺动脉高压、心肌酶升高、淋巴瘤，这三者之间是互相独立还是互相关联？遵循以上思路，进一步完善血常规、血生化、心肌酶谱、甲状腺功能、血气分析、肺功能、胸部CT等辅助检查。

· 辅助检查1 ·

▶ 血脂：TG 1.65 mmol/L，TC 4.25 mmol/L，

LDL-C 2.86 mmol/L，Glu 4.42 mmol/L，HDL-C 0.91 mmol/L。

▷ 甲状腺功能：正常。

▷ NT-proBNP：396 ng/L。

▷ 心肌酶学：CK-MB 147.80 ng/ml(↑)，高敏肌钙蛋白(hs-cTnT) 0.717 ng/ml(↑)，MYO 661.90 ng/ml(↑)，LDH 1 460 U/L(↑)，CK 1 646 U/L(↑)。

▷ 肝肾功能：TB 11.6 μmol/L，IB 4.3 μmol/L，BUN 5.22 mmol/L，GPT 74 U/L(↑)，Cr 61 μmol/L，UA 382 μmol/L，Alb 34 g/L。

▷ 血常规：WBC 3.40×10^9/L(↓)，PLT 103×10^9/L，$NE^{\#}$ 1.99×10^9/L，Hb 97.0 g/L(↓)，RBC 3.10×10^{12}/L。

▷ D-二聚体：5.180 mg/L(↑)。

▷ 红细胞沉降率(ESR)：120 mm/H(↑)。

▷ CRP<5 mg/L。

▷ 胸部CT(图15-1)：①纵隔及颈部、锁骨下多发肿大淋巴结，建议增强CT。②右肺上中叶及左肺下叶结节影，建议随访复查。③两肺散在少许慢性炎症，左肺上叶及右肺中叶钙化灶。④少量心包积液，肺动脉高压。⑤脾脏肿大，左侧肾上腺区占位，建议上腹部CT/MR增强检查。

▷ 心电图：正常。

▷ 桡动脉血气分析：pH 7.448，PCO_2 38.7 mmHg，PO_2 83.7 mmHg(↓)，SO_2 96%。

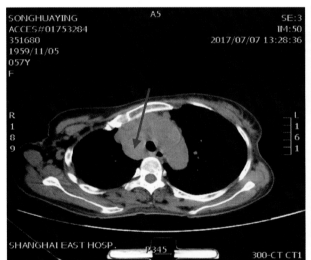
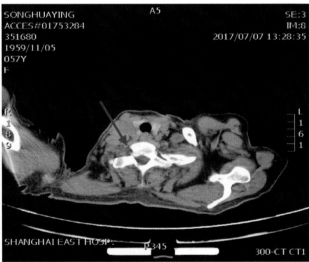
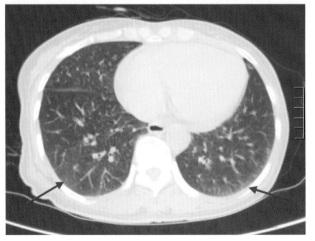

图15-1　胸部CT示纵隔及颈部多发肿大淋巴结，两肺磨玻璃样改变

问题与思考2

· 根据以上辅助检查结果,NT-proBNP 轻度升高,心超提示左心室收缩功能正常,双侧心室未增大,轻度贫血,心肌酶仍持续升高,对于心肌酶升高的原因及鉴别诊断考虑:① ACS:患者无明显胸痛、胸闷症状,而以气促及活动耐量下降等心功能不全症状为主,且心肌酶谱以肌红蛋白及 CK-MB、CK、LDH 增高为主,心电图无动态变化,与 ACS 症状及心肌酶、心电图动态表现不同,故进一步完善冠状动脉造影术排除诊断。②心肌炎:患者虽有心肌酶持续升高,但患者为老年女性,心电图、血常规、CRP 正常,心超未见心肌间质水肿及收缩功能减弱征象,心室结构正常,临床无心律失常表现,且 NT-proBNP 轻度升高,心肌酶学持续升高而无动态变化过程,诊断依据不足。③肺栓塞:患者以乏力、气促为主要症状,D-二聚体明显增高,血气分析提示低氧血症,肺栓塞不能除外,进一步完善右心导管检查术＋肺动脉造影术检查。④肿瘤:患者有明确淋巴瘤病史,是否为肿瘤合并心肌损伤? 无论是原发性心脏淋巴瘤或淋巴瘤累及心脏,主要表现为心脏占位、充血性心力衰竭、心包积液为主,该患者 PET-CT 检查也未见心脏异常占位表现,基本可排除。另外,心肌属于全身横纹肌范畴,是否存在风湿免疫疾病可能? 患者血沉明显增高,故进一步完善抗核抗体、抗双链 DNA、抗 SSA 抗体、抗 SSB 抗体等免疫指标检查。

· **辅助检查 2** ·

风湿免疫指标:类风湿因子(RF) 109.00 U/ml(↑);补体 C3 0.80 g/L(↓),补体 C4 0.09 g/L(↓),IgG 25 g/L(↑),IgM 4.48 g/L(↑);抗 CCP 抗体阴性;双链 DNA(定性)阴性,双链 DNA(定量)<10 U/ml;抗核抗体阳性(颗粒型)、ENA-SSA、ENA-SSB 阳性;ENA-nRNP、ENA-Sm、核小体抗体、组蛋白抗体阴性。

右心导管检查术:RAP 6/1/3 mmHg,RVP 47/－2/19 mmHg,PAP 55/21/33 mmHg,PCWP 10/4/7 mmHg,CI 3.73 L/(min · m²),CO 5.6 L/min,PVR 4.64 WU。肺动脉造影见主肺动脉稍增宽,血管壁光滑,未见充盈缺损,外周血管未见明显异常。

冠状动脉造影术:冠状动脉右优势型;左主干未见明显狭窄;左前降支管腔未见明显狭窄,血流 TIMI 3 级;左回旋支未见明显狭窄,血流 TIMI 3 级;右冠状动脉细小,管腔无明显狭窄,血流 TIMI 3 级。

肺功能:轻度混合性通气功能障碍,弥散功能降低,每分钟最大通气量换算值大于 50%,FEV1 63.5%,FEV1/FVC 78.18%。DLCO SB 5.10 mmol/(min · kPa)。

肌电图:EMG:所检肌未见明显自发电活动,轻收缩部分肌多相电位增多,募集反应稍减弱;右侧正中神经 MNCV(运动神经传导速度)在正常范围,CMAP(混合肌肉动作电位)波幅明显下降,双侧腓总神经 MNCV 在正常范围,双侧 CMAP 波幅明显下降,双侧腓浅神经 SNCV(腓肠神经传导速度)在正常范围,双侧 SNAP(感觉神经动作电位)波幅下降。

问题与思考3

· 基于冠状动脉造影术、右心导管检查术及肺动脉造影结果,左心相关性肺动脉高压、慢性血栓栓塞性肺动脉高压均可排除。右心导管术检查提示肺动脉高压病情相对较轻,心超提示双心室功能基本正常,右心导管排除舒张功能不全,且患者 NT-proBNP 轻度升高,活动后气促、乏力的原因究竟何在? 为什么乏力会逐渐加重? 风湿免疫指标检查结果及肌电图结果均高度提示存在肌炎和干燥综合征,入院时临床病史及体检为什么均无提示?

针对以上疑问,进一步对患者进行详尽的问诊及查体后发现:患者运动受限表现为晾衣、上举困难,下蹲后难以站立,吞咽干硬食物困难,步行上楼困难,上 2～3 层楼感乏力,合并明显口干、眼干,牙齿完全脱落,安装义齿。并无明显胸闷、气促,主要表现为乏力。查体双手指腊肠样改变,四肢指端皮肤明显增厚,皮肤弹性减退,甲床损毁,指甲脱落(图15-2)。患者表述肌力变化时和活动后乏力、胸闷气促混淆,首次问诊及查体不仔细产生误导。

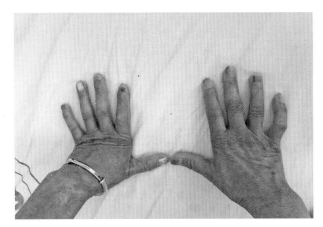

图 15-2　患者双手指呈腊肠样改变

·最终诊断·

(1)多发性肌炎,原发性干燥综合征。

(2)结缔组织病相关性肺动脉高压(WHO分类Ⅰ类),心功能分级Ⅱ级。

(3)间质性肺病。

(4)非霍奇金淋巴瘤(Ⅲ期,B组)。

·治疗方案·

以抗淋巴瘤化疗方案为主,目前肺动脉高压病情及心肌酶表现无化疗禁忌证,但建议化疗方案避免使用心肌损伤相关阿霉素类药物,首选CHOP方案,同时加用具有抗感染作用的美罗华药物,化疗间期加用中等剂量激素维持。目前肺动脉高压为初期表现,无明显胸闷气促以及右心功能不全症状,激素和免疫抑制剂治疗后可能会缓解,且患者经济能力有限,故暂不给予靶向治疗。

·讨论·

该患者最终结合症状、查体、辅助检查、胸部CT(图15-1)等进行综合分析,最终诊断根本病因为多发性肌炎(DM)合并原发性干燥综合征(pSS)。

对于合并有周围神经病变的免疫系统疾病,需

和POEMS综合征相鉴别。POEMS综合征,又称Crow-Fukase综合征,是一种与浆细胞异常增生密切相关并累及多系统病变的副肿瘤综合征。2003年Dispenzieri等提出诊断标准,需符合以下2条主要标准及至少1条次要标准方可确诊。主要标准:①多发性周围神经病变;②单克隆浆细胞增殖性异常。次要标准:①骨骼损害;②巨大淋巴结增生症;③器官肿大(脾、肝或淋巴结);④内分泌病;⑤水肿;⑥皮肤改变;⑦视乳头水肿。该患者有周围神经病变、淋巴结增生及皮肤改变,极易与POEMS综合征混淆,但血轻链检测提示血清游离轻链 κ、λ 均增高,不符合单克隆浆细胞增殖性异常,故排除。

该患者心肌酶升高的原因考虑DM并发心肌损害。国外文献报道相关心脏损害包括:非特异性ST-T改变和传导异常、房性或室性心律失常、病态窦房结综合征、瓣膜病变、充血性心力衰竭、扩张型心肌病、心包炎、肺动脉高压和主动脉瘤等。CK、CK-MB、cTnI、cTnT均是评价心肌损伤的特异性指标。因此,对表现为心脏损害的患者,且常见心血管疾病无法解释时,要考虑到风湿免疫性疾病可能,及早诊断、正确治疗,同时重视心脏的保护治疗。

几乎所有的结缔组织病(CTD)均可引起肺动脉高压(PAH),CTD是肺动脉高压常见的病因之一。东西方CTD-PAH患者的构成不同,西方最常见的是系统性硬化症(SSc),而我国CTD-PAH患者中以系统性红斑狼疮(SLE)为主,占49%,其他依次为pSS、大动脉炎等。由此可见,肺动脉高压病因筛查从临床症状、体格检查到实验室检查均非常重要。CTD均可并发PAH,可单独存在,也可伴发肺间质疾病,以女性多见。CTD合并PAH患者中血沉和C反应蛋白均可明显升高,提示炎症活动,可促进CTD-PAH的发生和发展。本例患者存在肺间质病变,肺间质性病变会诱发、加重低氧血症,产生低氧相关性肺高血压。但本例患者影像学肺间质性病变较轻,且血氧饱和度减低程度较轻,不支持低氧相关性肺高血压诊断。另外CTD疾病血栓形成风险明显增加,但该患者影像学检查未见血栓表现,也基本排除相关诊断。

DM及pSS极易并发血液系统恶性肿瘤。近年

来研究表明,B淋巴细胞失衡增殖在 pSS 中的发病地位不容忽视。一旦 B淋巴细胞由多克隆增生转变为单克隆增生,则可能演变为恶性淋巴瘤。因此,在淋巴瘤患者中,若有提示免疫系统疾病的线索,应追本溯源,寻求自身免疫性疾病和恶性肿瘤之间的因果关系。

　　总结该病例特点,DM 合并 pSS 是肺动脉高压、心肌损害及淋巴瘤的罪魁祸首,恰好符合诊断思维中的"一元论"法则。

· 病例启示 ·

（1）对于肺动脉高压的病因诊断、临床问诊及查体需仔细,不能放过任何蛛丝马迹。

（2）对于患者临床表现为似乎"不相干"的疾病,需要思考潜在的联系。

（3）注意多种辅助检查的综合分析,不可片面、孤立地分析处理。

徐　婧　陈发东

上海市东方医院

[1] Galiè N, Humbert M, Vachiery JL, et al. 2015 ESC/ERS Guidelines for the diagnosis and treatment of pulmonary hypertension: The Joint Task Force for the Diagnosis and Treatment of Pulmonary Hypertension of the European Society of Cardiology (ESC) and the European Respiratory Society (ERS): Endorsed by: Association for European Paediatric and Congenital Cardiology (AEPC), International Society for Heart and Lung Transplantation (ISHLT)[J]. Eur Heart J, 2016,37(1): 67 - 119.

[2] Dispenzieri A, Gertz MA. Treatment options for POEMS syndrome [J]. Expert Opin Pharmacother, 2005,6(6): 945 - 953.

[3] Dispenzieri A, Kyle KA, Lacy MQ, et al. POEMS syndrome: definition and long-term outcome. Blood, 2003,101(7): 2496 - 2506.

[4] Hastillo A, Willis HS, Hess ML, et al. The heart as a target organ of immune injury [J]. Curr Probl Cardiol, 1991,6: 406.

[5] Hoshino H, Takagi M, Inafuku T, et al. A case of polymyositis with ventricular tachycardia [J]. Rinsho Shinkeigaku, 1994,34: 730.

[6] Kuru S, Inukai A, Sobue G, et al. A patient of polymyositis with severe myocardial damage and conduction block [J]. Rinsho Shinkeigaku, 1999,39: 356.

[7] Mukerjee D, St George D, Coleiro B, et al. Prevalence and outcome in systemic sclerosis associated pulmonary arterial hypertension: application of a registry approach [J]. Ann Rheum Dis, 2003,62(11): 1088 - 1093.

[8] Hao YJ, Jiang X, Zhou W, et al. Connective tissue disease-associated pulmonary arterial hypertension in Chinese patients [J]. Eur Respir J, 2014,44(4): 963 - 972.

[9] Marie I, Hachulla E, Cherin P, et al. Interstitial lung disease in polymyositis and dermatomyositis [J]. Arthritis Rheumatism, 2002,47: 614.

[10] Varga J. pulmonary hypertension in systemic sclerosis [J]. Curr Opin Rheumatol, 2002,14: 666.

[11] Yazici Y, Kagen L. The association of malignancy with myositis [J]. Curr Opin Rheumatol, 2000,12: 498 - 500.

[12] Airio A, Kautiainen H, Hakala M. Prognosis and mortality of polymyositis and dermatomyositis patients [J]. Clin Rheumatol, 2006,25(2): 234 - 239.

病例16　活动后气短伴声嘶——先天性门静脉缺如并发肺动脉高压

关键词·气短；腹痛；门静脉缺如；门体分流相关性肺动脉高压；门静脉 CT 造影

·病史摘要·

患者，女性，14 岁，主因发现肺动脉高压 9 年，活动后气短、头晕伴声嘶于 2014 年 7 月 11 日入院。

患者于 2005 年因反复肺炎、支气管炎行超声心动图检查，结果提示左心房内径（LAD）28 mm，左心室舒张期末内径（LVDD）42 mm，右心室舒张期末内径（RVDD）16 mm，估测肺动脉收缩压 58 mmHg，左心房和右心室增大，肺动脉高压。为进一步检查肺动脉高压病因和进行相应的治疗，2010 年再次查超声心动图，结果为：LAD 35 mm，LVDD 48 mm，RVDD 23 mm，左心室射血分数（LVEF）58%，估测肺动脉收缩压 87 mmHg，左心房和右心室增大，肺动脉压力进行性增高，但患者并无明显劳力性气短，体力活动不受限制。2011 年曾因活动后腹痛，腹部超声发现肠系膜多发淋巴结粘连，最大 26 mm×7 mm，经抗感染治疗后腹痛缓解。2012 年因肺动脉高压就诊当地医院，经过检查（具体不详）诊断为特发性肺动脉高压，当时超声心动图示 LAD 37 mm，LVDD 45 mm，RVDD 39 mm，LVEF 60%，估测肺动脉收缩压 84 mmHg。给予西地那非 25 mg，每日 2 次，口服，后因出现头晕、气短、乏力而自行停药。此次入我院前半年，患者出现活动后胸闷、气短、头晕，伴声嘶，轻度活动后腹痛，为绞痛，不伴腹泻、发热、恶心、呕吐等症状。患者自发病以来，大小便正常，体重无明显改变，无咯血和呕血史，否认家族史及遗传病史，否认药物和食物过敏史。

·入院体检·

血压 110/70 mmHg，脉搏 77 次/min，神志清，无慢性病容，无颈静脉充盈，心尖搏动位于左锁骨中线外 2 cm，心律齐，P_2 亢进，肺动脉瓣区闻及舒张期杂音，三尖瓣区闻及 3/6 级收缩期杂音，腹部无压痛反跳痛，肝、脾未触及，胸部及腹壁未见静脉充盈，双下肢不肿。

问题与思考1

·患者既往多次超声心动图检查均提示肺动脉高压、右心室增大，因此考虑活动后气短声嘶与肺动脉高压有关，需进一步明确肺动脉高压病因。患者虽然在外院诊断过特发性肺动脉高压，但患者发现肺动脉高压病史长达 9 年，一般情况良好，运动耐量尚可，病情进展不符合一般特发性肺动脉高压的特点，而且并没有看到外院的检查结果，因此入院后进一步详细筛查肺动脉高压病因。患者为年轻女性，需要排除先天性心脏病、风湿病、慢性血栓栓塞、呼吸系统疾病、血液病、左心疾病等相关性疾病导致的肺动脉高压，故予以完善血尿便常规、生化全项、风湿系列、甲状腺功能、超声心动图、肺动脉增强 CT、肺通气灌注显像等检查。

·辅助检查1·

▸ 血常规：WBC $6.04×10^9$/L，RBC $5.41×10^{12}$/L，Hb 151 g/L，PLT $174×10^9$/L。

▸ 生化检查：GPT 32 U/L，GOT 30 U/L，TB 16.05 μmol/L，Glu 3.44 mmol/L，Cr 62.46 μmol/L，BUN 2.40 mmol/L。

▸ NT-proBNP：39.3 fmol/L。

▸ 甲状腺功能：TT_3 1.08 ng/ml，TT_4 9.20 μg/ml，TSH 3.04 μU/ml。

▸ CRP<1.00 mg/L，血沉 5 mm/H。

▸ 血气分析：pH 7.47，PCO_2 29.3 mmHg，PO_2 77.7 mmHg，SO_2 96.5%。

▸ 凝血功能：PT 13.8 s，APTT 39.0 s，INR

1.06,D-二聚体 0.14 μg/ml。

▶ 风湿系列：均在正常范围内。

▶ 心电图：窦性心律，电轴右偏。

▶ 超声心动图：LAD 35 mm，LVDD 39 mm，RVDD 31 mm，EF 68.5%，右心房、右心室扩大，左心室内径减小，估测肺动脉收缩压 91 mmHg，肺动脉平均压 60 mmHg。

▶ X线胸片：双侧肺门动脉扩张，外周肺纹理相对纤细，肺动脉段明显凸出，右心房室增大，心胸比 0.54（图 16-1）。

▶ 肺动脉增强 CT：房室连接关系正常，大动脉起源正常，主动脉升、弓、降部未见狭窄及扩张，未见动脉导管未闭，主肺动脉及左右肺动脉主干显著扩张，左右各叶段肺动脉分支显影好，未见充盈缺损及缺支改变（图 16-2）。

▶ 核素肺灌注扫描：未见灌注缺损。

双下肢深静脉超声未见明显异常。

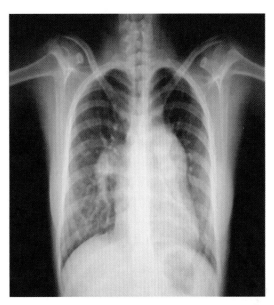

图 16-1　胸部正位 X 线平片：右心增大，肺动脉段凸出，中心肺动脉扩张，外周纤细

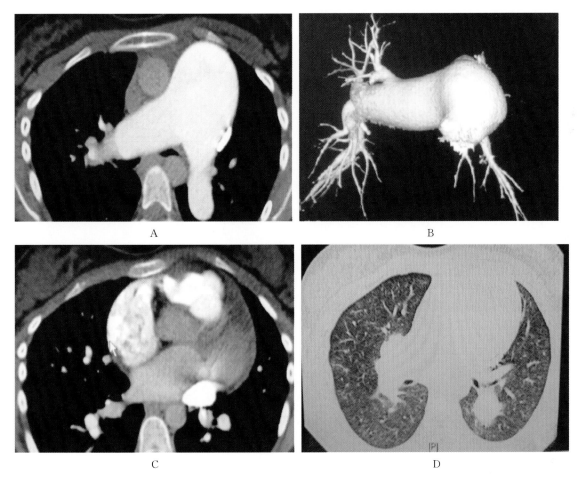

图 16-2　肺动脉 CT 血管造影。A. 主肺动脉及左右肺动脉扩张；B. 肺动脉外围分支稀疏、细小；C. 右心房室增大，右心室壁增厚；D. 双肺未见明显间质改变及支气管扩张

右心导管检查：心导管路径未见异常，肺动脉收缩压 104 mmHg，舒张压 42 mmHg，平均压 61 mmHg；肺小动脉楔压 10/9/9 mmHg；肺血管阻力 709.13 dyn·s·cm^{-5}(8.7 WU)；心排量 6.88 L/min，心指数 4.53 L/(min·m^2)，急性肺血管扩张试验阴性。

问题与思考 2

本例患者为女性，无家族史，无药物及毒物应用史，既往无发热、皮疹、关节疼痛等结缔组织病等相关症状，自身抗体检查为阴性，人类免疫缺陷病毒(HIV)检查为阴性，故可排除第一大类肺动脉高压中的可遗传性肺动脉高压和结缔组织病、HIV 感染相关性肺动脉高压；超声心动图检查未发现明确的先天性心脏病和瓣膜病等结构性心脏病，肺部 CT 及胸部 X 线片未发现慢性肺部疾病，故考虑先天性心脏病相关性肺动脉高压和第二、三大类肺高血压亦可排除；核素通气灌注显像未发现多发肺段灌注缺损，慢性血栓栓塞性肺动脉高压的诊断亦不成立。排除以上病因最后似乎应该诊断为特发性肺动脉高压。但该患者发现肺动脉高压长达 9 年，目前尽管肺动脉压力明显升高，但一般情况良好，运动耐力尚可；其次是患者心排血量(6.88 L/min)较高，这些均不符合一般特发性肺动脉高压病情特点。由此使得医生需要想到是否存在其他罕见的病因。考虑到患者入院前曾出现活动后腹痛，进一步进行腹部超声检查。

·辅助检查 2·

腹部超声：肝脏大小形态正常，肝门区及左右肝内未见门静脉结构，门静脉主干沿左肝后方直接汇入右心房，肝、胆、胰、脾大小正常。

门静脉 CT 造影：肠系膜上静脉及其分支、脾静脉显影良好，血管略迂曲，未见明显狭窄及充盈缺损；门静脉主干未进入肝脏，直接汇入右心房，肝脏内未见门静脉及其分支显影。

问题与思考 3

先天性门静脉缺如为罕见畸形，并发肺动脉高压更为罕见。其临床表现可以归纳为以下三个方面：①门静脉灌注肝脏不足引起肝功能异常，肝脏多发结节；②肝外门体分流的相关表现，如肺动脉高压、肝性脑病、肝肺综合征等；③门脉系统的血液可能直接通过交通支注入下腔静脉，如经髂内静脉、腹膜后静脉分支，患者可表现为便血等。本患者缺乏呕血、便血、肝功能异常、肝脏结构改变等本病常见症状和体征，因此使本病诊断更为困难。患者曾表现出轻度的活动后腹痛，根据临床表现和目前的辅助检查可排除肠结核、淋巴结炎、肠系膜上静脉栓塞等疾病，推测腹痛症状可能与胃肠道静脉血经分支回流入上腔静脉导致胃肠道淤血和胃肠道功能紊乱有关，遗憾的是没有经过胃肠镜检查进一步明确。该患者以肺动脉高压为主要表现，与特发性肺动脉高压不同的是右心导管检查提示高心输出量，这可能为本病的特征之一，也为本病诊断提供了重要的线索。由此可见肺动脉高压病因复杂，病理生理学改变多样，应仔细分析患者临床和血流动力学特点，结合病史进行全面细致的病因筛查。

·最终诊断·

(1) 先天性门静脉缺如。

(2) 门体分流相关性肺动脉高压(WHO 分类 I 类)，心脏扩大，心功能 II 级。

·治疗方案·

给予口服靶向药物西地那非 20 mg(每日 3 次)，地高辛、螺内酯、托拉塞米、枸橼酸钾颗粒改善右心功能，华法林抗凝，患者经治疗后胸闷和气短缓解出院。

·讨论·

先天性门静脉缺如(CAPV)是一种罕见畸形，最早由 John Abernethy 报道，故又名 Abernethy 畸形。

Morgan 和 Kohda 将 Abernethy 畸形分为 2 个类型，Ⅰ型：门静脉血完全向腔静脉分流而不回流到肝脏，如先天性门静脉缺如；Ⅱ型：门静脉血部分回流到肝脏。Ⅰ型又分为 2 个亚型，a 型：肠系膜上静脉和脾静脉没有连接汇合，各自直接接入体静脉；b 型：肠系膜上静脉和脾静脉汇合后接入体静脉。本例患者畸形门静脉直接流向右心房，肠系膜上静脉和脾静脉汇合，属于Ⅰb 型。CAPV 可合并多种临床表现，包括心脏畸形（右位心、室或房间隔缺损、卵圆孔或动脉导管未闭、主动脉缩窄）、肝脏灶性结节增生、肝癌、胆道闭锁、脑脓肿和肝性脑病等。其中最常见的是心血管系统异常。可能是由于在胚胎发育时期，门静脉所起源的卵黄静脉和心脏关系密切的原因。而本例患者除了有活动后腹痛的表现外，肝功能、肝脏大小形态均为正常，故更易漏诊。

目前国外报道的本病共 80 余例，多见于儿童，在我国亦有相关报道。CAPV 伴发的肺动脉高压患者更为罕见。在 2007 年，Witters 等回顾分析了 6 例先天性门体静脉分流患者资料，其中 1 例伴发肺动脉高压，患者为 17 岁女性，属 Abernethy 畸形Ⅱ型，以呼吸困难、乏力为首发表现，同时合并肝功能异常。此后共有 11 例 Abernethy 畸形合并肺动脉高压病例被陆续报道。2014 年 Spruijt 等最新报道的 3 个病例均为男性，年龄分别为 30、23、27 岁，就诊时心功能均为 NYHA Ⅰ级，心肺运动试验基本正常，值得强调的是他们有一共同特点，即肺动脉高压合并高心输出量，因此作者认为高心输出量是此类患者与其他病因肺动脉高压鉴别的临床特征之一。

既往研究结果显示，成人特发性肺动脉高压的预后差，病死率高，不经治疗的特发性肺动脉高压患儿自然病程比成年患者更差，平均生存时间只有 10 个月。本例患者住院期间经过临床检查并未发现肺动脉高压的病因，考虑诊断为特发性肺动脉高压，但其临床特征与特发性肺动脉高压病情发展不符。本例患者临床特点：①病史长达 9 年，既往未进行系统治疗；②一般状态良好，运动耐量较好，无明显呼吸困难和右心衰竭表现，就诊时 WHO 心功能分级Ⅰ级；③一般来说，特发性肺动脉高压患者心功能较差，心排血量较低，但该患者血流动力学检查显示肺动脉压力和肺血管阻力明显升高，而心排血量较高。正是因为该患者上述临床特征促使我们进一步筛查肺动脉高压的罕见病因，明确了诊断。

先天性门静脉缺如引起肺动脉高压的机制尚不清楚。既往研究发现当门静脉压力增高、门静脉和体静脉侧支循环建立时，一些本来由肝脏灭活的血管活性物质未经肝脏代谢直接进入肺循环引起肺血管重塑、血管狭窄，这是门静脉高压相关性肺动脉高压发生的机制之一。Witters 等认为门静脉畸形可能也通过此途径引起肺动脉高压，某些内脏器官产生的血管活性物质通过先天性肝外门腔分流直接进入体循环，进而收缩肺小动脉引起肺动脉高压。Spruijt 等认为循环内增加的血管活性物质同时会对体循环小动脉产生舒张作用，因循环阻力降低，从而引起心输出量代偿性的增加，因此体循环处于高动力状态，导致肺血容量增多，进而加重肺动脉高压。此外，肠系膜动脉内形成的微血栓未能及时在肝内清除，经循环进入肺内引起肺小动脉重构也可能是肺动脉高压形成的机制之一。Abernethy 畸形多采用保守治疗，如有巨脾、便血或呕血，可采用脾脏切除和结扎乙状结肠周围血管手术。但对其并发的肺动脉高压现在还无明确的证据表明靶向药物治疗有效，临床上需进一步积累经验。

总之，先天性门静脉缺如是引起肺动脉高压的罕见病因，通过腹部超声及静脉血管造影证实患者门静脉畸形可明确诊断，临床上极易漏诊，提高对本病的认识是避免漏诊、误诊的关键。

程晓玲　熊长明
中国医学科学院阜外医院

主编点评

本病例和病例 17，分别为完全性门体分流和部分性门体分流导致的肺动脉高压，共同特点：病史长，症状相对不严重；右心导管显示毛细血管前肺动脉高压，心排量偏高。推测机制：①血管活性物质通过门体分流直接进入体循环,进而收缩肺小动脉引起肺动脉高压。②血管活性物质同时会对体循环小动脉产生舒张作用,因循环阻力降低,从而引起心输出量代偿性的增加,因此体循环处于高动力状态,导致肺血容量增多,进而加重肺动脉高压。③肠系膜动脉内形成的微血栓未能及时在肝内清除,经循环进入肺内引起肺小动脉重构。

参 考 文 献

［1］ Alonso-Gamarra E，Parron M，Perez A，et al. Clinical and radiologic manifestations of congenital extra hepatic portosystemic shunts：a comprehensive review［J］. Radiographics，2011，31：707－722.

［2］ Morgan G，Superina R. Congenital absence of the portal vein：two cases and a proposed classification system for portasystemic vascular anomalies［J］. Pediatr Surg，1994，29：1239－1241.

［3］ Kohda E，Saeki M，Nakano M，et al. Congenital absence of the portal vein in a boy［J］. Pediatr Radiol，1999，29：235－237.

［4］ 王亚妹，周艳茹，陶于洪. 儿童 Abernethy 畸形［J］. 华西医学，2013，28：756－760.

［5］ Witters P，Maleux G，George C，et al. Congenital veno-venous malformations of the liver：Widely variable clinical presentations［J］. Gastroenterol Hepatol，2008，23：390－394.

［6］ Spruijt OA，Bogaard HJ，Vonk-Noordegraaf A. Pulmonary arterial hypertension combined with a high Cardiac output state：Three remarkable cases［J］. Pulmonary circulation，2013，3：440－443.

［7］ Hoeper MM，Krowka MJ，Strassburg CP. Portopulmonary hypertension and hepatopulmonary syndrome［J］. Lancet，2004；363：1461－1468.

病例 17 先天性肝外门-体静脉分流合并肺高血压

关键词 · 晕厥；肺动脉高压；先天性肝外门-体静脉分流；腹部血管超声；腹部 CT 增强

· 病史摘要 ·

患者，男性，18 岁。因"间断心悸 10 余年，晕厥 2 次"入院。

患者于 10 余年前开始出现较大体力活动后心悸不适，休息后可缓解，未诊治。1 个月前在部队站岗时出现心悸、乏力，继而晕厥倒地，无四肢抽搐、四肢强直、口吐白沫等，服用"救心丸"后约 20 min 缓解。随后上述症状于同一天再次出现一次，2～3 min 自行好转。在当地医院住院治疗后，病情稳定出院，出院后一直规律服药治疗（复方丹参滴丸、美托洛尔、硝苯地平、曲美他嗪），至今仍频繁心悸不适，未再出现晕厥。

问题与思考 1

· 患者病程中有晕厥，晕厥的原因需考虑低血压性晕厥、心源性晕厥、脑源性晕厥和其他原因引起的晕厥。该患者同时合并心悸不适，需首先排查心源性晕厥。故需进行相关检查如动态心电图、心脏超声等。

· 体格检查 ·

体温 36.9 ℃，脉搏 64 次/min，呼吸 18 次/min。单肢血压[MMHG]：左上肢 108/63 mmHg。四肢 SpO_2：左上肢 98%；左下肢 98%；右上肢 98%；右下肢 99%。神志清楚。颈软，颈静脉无充盈，口唇及肢端无发绀，无杵状指（趾）。咽无充血，双侧扁桃体无肿大。双肺呼吸音清晰，未闻及干、湿啰音。胸骨旁未触及震颤。心界不大，心率 64 次/min，律齐，A2＜P2，P2 稍亢进，未闻及杂音。腹软，肝、脾肋下未及，双侧足背动脉搏动良好、对称，周围血管征阴性，双下肢无水肿。神经系统检查无异常。

问题与思考 2

· 患者体检除 P2 稍亢进外，无其他明显阳性体征，听诊无心动过缓、心动过速、心律不齐及期前收缩。P2 稍亢进提示有肺高血压可能。此时需进一步借助既往史和辅助检查如心脏超声、动态心电图明确病因。

· 辅助检查 1 ·

▸ 实验室检查：肝功能：Alb 38.6 g/L（↓），TB 21.9 μmol/L（↑），DB 6.9 μmol/L（↑）。余生化检查如风湿抗体检测、传染病筛选、甲状腺功能未见异常。

▸ 动态心电图：窦性心律不齐，心房异位节律，偶发房性期前收缩（仅 1 次），全天心率 70 189 次，平均心率 64 次/min，心率范围 43～135 次/min。

▸ 胸片：考虑肺动脉高压表现（图 17-1）。

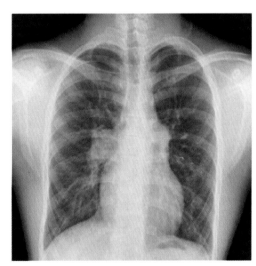

图 17-1 肺动脉段凸出，右下肺动脉干瘤样扩张，右心增大

▸ 心脏彩超：左心房和（或）左心室正常大小，室间隔、左心室壁运动幅度正常，左心室 EF 56%；二尖

瓣回声正常,收缩期可见轻微反流信号;肺动脉瓣、三尖瓣轻微反流,肺动脉及其分支增宽,肺动脉高压（轻至中度）,超声估测肺动脉收缩压：47 mmHg,平均压 38 mmHg（图 17-2、图 17-3）。

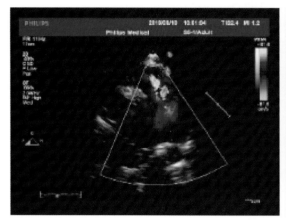
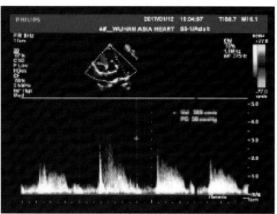

图 17-2　肺动脉瓣舒张期瓣口见轻微反流信号,速度 3.1 m/s,压差 38 mmHg

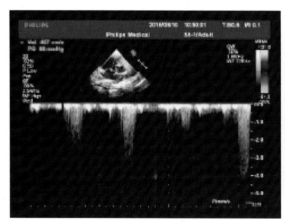
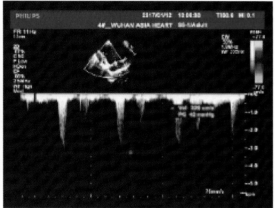

图 17-3　三尖瓣收缩期见轻微反流信号,速度 3.3 m/s,压差 42 mmHg,估测肺动脉收缩压差 47 mmHg

问题与思考3

• 患者有晕厥病史,听诊 P2 亢进,胸片、心脏超声提示肺动脉高压,需行右心导管确诊是否有肺动脉高压。

• 辅助检查 2 •

▷ 右心导管：肺动脉压力 70/25/47 mmHg,全肺阻力 6.6 WU,肺循环阻力指数 8.89 WU,肺小动脉楔压（PCWP）10 mmHg,心输出量 6.9 L/min,心指数 4.01 L/(min·m²),血压 110/65/80 mmHg。

▷ 肺血管扩张试验（服用万他维后）：肺动脉压力 62/28/39 mmHg,全肺阻力 5.6 WU,肺循环阻力指数 7.1 WU;心输出量 6.01 L/min,心指数 3.51 L/(min·m²),血压 120/67/85 mmHg。

问题与思考4

• 患者右心导管确诊肺动脉高压,需行肺动脉高压病因排查,结合目前相关检查已排除先心病、结缔组织相关性肺动脉高压、左心疾病相关性肺高血压、HIV 感染等。需进一步排除肺部疾病及其他病因引起的肺动脉高压,行肺部 CT 增强扫描、腹部超声等相关检查。

• 辅助检查 3 •

▷ 肺部 CT 增强扫描：中央肺动脉增宽,主肺动脉干管径约 36.9 mm,左、右肺动脉管径分别为 23.8 mm 和 31.4 mm。未见肺栓塞及其他肺部疾病(图 17-4)。

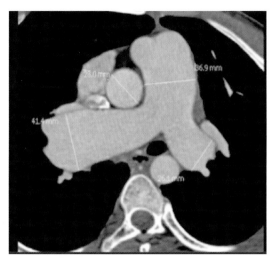

图 17-4 肺动脉及其分支明显增宽

▶ 腹部超声:先天性肝外门-体静脉分流(图 17-5~图 17-7)。

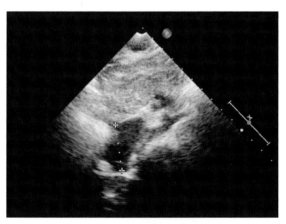

图 17-5 下腔静脉明显增宽

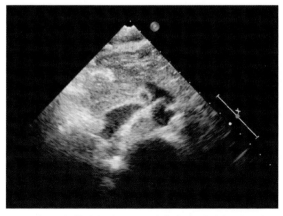

图 17-6 门静脉部分汇入下腔静脉,部分走行至肝脏

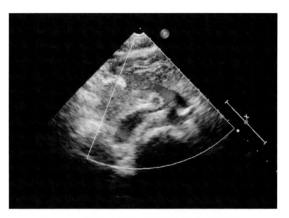

图 17-7 彩色多普勒显示门静脉血部分汇入下腔静脉,部分走行至肝脏,入肝血流逆行

· 辅助检查 4 ·

▶ 腹部 CT 增强扫描:先天性肝外门-体静脉分流,Ⅱ型(图 17-8~图 17-10)。

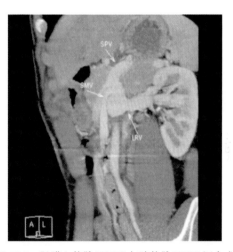

图 17-8 肠膜上静脉(SMV)与脾静脉(SPV)汇合成门静脉(PV),门静脉大部分汇入下腔静脉

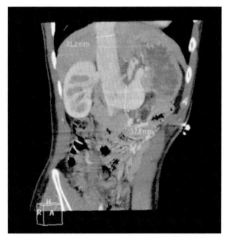

图 17-9 汇入处直径约 37.8 mm。下腔静脉明显增宽

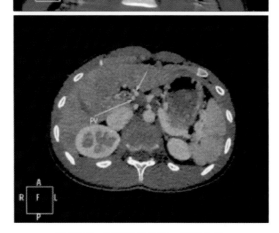

图 17-10　门静脉另分出一纤细分支，
走行至肝脏。门静脉明显纤细

问题与思考5

· 患者肺部 CT 进一步排除肺栓塞，但腹部超声及腹部 CT 增强扫描提示先天性肝外门-体静脉分流，接下来需进一步考虑先天性肝外门-体静脉分流与肺动脉高压的相关性。先天性肝外门-体静脉分流即门静脉畸形和肝外门腔静脉分流，其引起肺动脉高压的机制目前尚未完全阐明。据目前文献报道，其原因可能是由于门脉系统血液经肝旁路分流，血管活性物质未经肝脏的灭活而进入肺循环，导致肺内扩血管物质与缩血管物质比例失衡，从而引起肺内小血管收缩或肺血管病变，最终导致肺动脉高压。

· 最终诊断·

（1）肺动脉高压，门-体静脉分流相关性（WHO

分类Ⅰ类）。

（2）先天性肝外门-体静脉分流。

问题与思考6

· 对于先天性肝外门-体静脉分流患者，首选手术治疗（分流阻断术或肝移植术）。由于该患者拒绝行门体分流试封堵术，故暂只能给予药物治疗。

· 治疗方案·

拟行门-体静脉分流试封堵术，但患者拒绝，给予小剂量利尿、抗凝、肺动脉高压靶向药物治疗。患者目前体力较前好转，未再发晕厥。

· 讨论·

（1）诊断讨论：该患者以肺动脉高压的表现为首发症状，入院后明确了肺动脉高压的诊断，而在肺动脉高压的病因排查中，除了先天性门-体静脉分流外，未发现其他有意义的阳性结果，故考虑诊断为门-体静脉分流相关性肺动脉高压，根据目前的研究，其发生机制可能有以下两方面。

先天性肝外门-体静脉分流由于血管活性物质未经肝脏的灭活而进入肺循环，导致肺内扩血管物质与缩血管物质之间比例失衡，从而引起肺小血管收缩或肺血管病变，而近端肺血管扩张的肺动脉高压。

在先天性肝外门-体静脉分流患者的肺活检标本中发现肺小动脉内存在微血栓，提示血栓栓塞也可能是门-体静脉分流患者继发 PAH 的重要机制。

（2）分型讨论：先天性肝外门-体静脉分流根据门静脉有无血流分为Ⅰ型和Ⅱ型。Ⅰ型是指门静脉干血完全向腔静脉分流而不回流到肝脏，Ⅱ型是指门静脉干血部分回流到肝脏。该患者门静脉大部分汇入下腔静脉，另外分出一纤细分支走行至肝脏，故该患者属于Ⅱ型先天性肝外门-体静脉分流。

（3）治疗讨论：对于Ⅱ型先天性肝外门-体静脉分流，如果肝内门静脉分支发育可，可行分流阻断术，如果肝内门静脉分支发育不良，试验性阻断分流后门静脉压力明显升高,行门-体静脉分流管道的环缩术后肝内门静脉分支的发育仍差,则进行肝脏移植。由于该患者拒绝行门-体静脉分流试封堵术,故暂只能给予药物治疗。

· 病例启示 ·

先天性肝外门-体静脉分流可引起包括消化系统、神经系统、呼吸系统等多个系统的病变,肺动脉高压是较为严重且罕见的一种,目前只有少数病例报道,这主要是由于对该畸形的警惕性和认识不足。先天性肝外门-体静脉分流合并肺动脉高压的患者极易被误诊为特发性肺动脉高压,故诊断特发性肺动脉高压之前需排除有无先天性肝外门-体静脉分流;另一方面,目前已经明确先天性肝外门-体静脉分流是一个重要但非常罕见的导致肺动脉高压的原因,故先天性肝外门-体静脉分流的患者需定期行心脏超声筛查,必要时行右心导管检查明确有无肺动脉高压。因此,先天性肝外门-体静脉分流和肺动脉高压需双向筛查,以免延误治疗和误诊。

邓晓娴　张刚成　周红梅
武汉亚洲心脏病医院

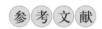

[1] Yi Jeong-Eun, Jung Hae-Ok, Youn Ho-Joong, et al. A case of pulmonary arterial hypertension associated with congenital extrahepatic portocaval shunt [J]. J Korean Med Sci, 2014,29(4): 604 - 608.

[2] Schaeffer David F, Laiq Simin, Jang Hyun-Jung, et al. Abernethy malformation type II with nephrotic syndrome and other multisystemic presentation: an illustrative case for understanding pathogenesis of extrahepatic complication of congenital portosystemic shunt [J]. Hum Pathol, 2013,44(3): 432 - 437.

[3] Ohno T, Muneuchi J, Ihara K, et al. Pulmonary hypertension in patients with congenital portosystemic venous shunt: a previously unrecognized association [J]. Pediatrics, 2008,121: e892 - 899.

[4] Knirsch Walter, Benz Dominik C, Bühr Patrick, et al. Catheter interventional treatment of congenital portosystemic venous shunts in childhood [J]. Catheter Cardiovasc Interv, 2016,87(7): 1281 - 1292.

病例 18　靶向药物致病情加重的肺动脉高压——肺静脉闭塞病

关键词 · 肺部感染；左心衰竭症状；肺动脉高压；右向左分流；右心导管；急性血管扩张试验；肺血管内超声检查；肺 HRCT；肺静脉闭塞病；靶向治疗抵抗

· 病史摘要 ·

患者，女性，45 岁。因"反复咳嗽、咳痰 4 个月，加重伴胸闷、气促 10 天"入院。

患者 4 个月前无明显诱因下出现咳嗽伴白黏痰，外院考虑为气管炎，予头孢、阿奇霉素治疗后无明显好转。1 个月后肺 CT 示两肺部分间质性炎症，右侧胸腔积液。10 天前开始出现胸闷、气促，于活动后加重，持续用力咳嗽时曾有晕厥发作。夜间无法平卧，需垫高两枕方能入睡，爬楼梯上一层即感气促加剧。遂来本院急诊，查血常规示 WBC 升高，CK 142 U/L，cTnI 0.33 ng/ml(↑)，BNP 236 pg/ml(↑)，D-二聚体 1.314 μg/ml(↑)，心电图示窦性心动过速，完全性右束支传导阻滞，T 波改变。予阿奇霉素、拜复乐、托拉塞米对症治疗。心脏彩超示左心正常，LVEF 63%，右心房、右心室内径增大；肺动脉高压(96 mmHg)，重度三尖瓣反流(跨瓣压差 81 mmHg)，肺动脉增宽(3.2 cm)(图 18-1)。患者为进一步诊治并行右心导管检查拟诊"重度肺动脉高压"收治入院。患者自起病以来，1 个月内体重下降 5 kg。

· 入院体检 ·

血压 130/70 mmHg，指脉氧 SpO₂ 90%(未吸氧)。神清，气促，口唇略发绀，颜面部及双下肢无水肿。颈静脉明显充盈。双肺呼吸音粗，未及明显干、湿啰音。心率 100 次/min，律齐，肺动脉瓣听诊区可及 Ⅱ 级收缩期杂音。腹部(一)。

问题与思考 1

· 患者以反复咳嗽、咳痰，伴有胸闷、气促起病，CT 显示肺部炎症及胸腔积液，后患者症状加重，

出现心力衰竭体征，活动耐量下降。需稳定患者生命体征，进一步完善相关检查，排查肺部炎症久治不愈且进行性加重的原因以及引起心力衰竭的病因。从患者夜间不能平卧的症状，似为左心衰竭，但患者心脏彩超提示左心正常、右心增大、肺动脉高压，初步排除左心病变可能；需进一步确定肺动脉高压的病因，如结缔组织病相关性肺动脉高压(女性，45 岁)、先天性心脏分流性肺动脉高压、肺部疾病(肺部炎症、胸腔积液，是否有基础肺部疾病)继发的肺高血压和血栓栓塞性肺高血压等。

· 辅助检查 1 ·

▷ 血常规：WBC 10.69×10⁹/L(↑)，NE 79.6%(↑)。BNP 329 pg/ml(↑)，cTnI 0.57 ng/ml(↑)，D-二聚体 1.001 μg/ml(↑)。

▷ 动脉血气(未吸氧)：pH 7.532(↑)，PCO₂ 25.7 mmHg(↓)，PO₂ 50.1 mmHg(↓)，SaO₂ 86.3%(↓)，HCO₃⁻ 21.5 mmol/L。

▷ 肝肾功能：Alb 偏低，ALT、Cr 等均正常。

▷ 电解质(一)，风湿免疫指标(一)，HIV(一)。

▷ 心脏超声和静脉声学造影：显示三尖瓣环收缩期前移(TAPSE) 1.3 cm(↓)，存在房水平分流。

▷ 经食管超声心动图(TEE)：卵圆孔未闭(宽约 0.4 cm，右向左分流)(图 18-2，视频 18-1)。

▷ 肺增强 CT：①两肺散在渗出，右侧胸腔积液；②右肺下叶背段小磨玻璃结节；③纵隔内及两侧腋下见多发淋巴结(部分肿大)(图 18-3)。

▷ 肺功能检查：轻度限制为主混合性通气功能障碍，残总比基本正常，弥散功能明显减退。

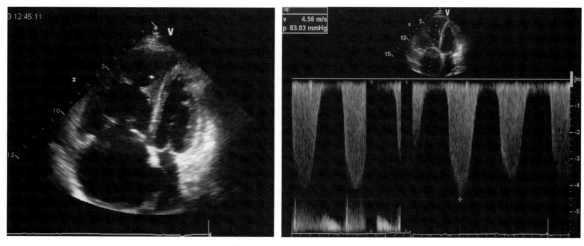

图 18-1 患者急诊心脏彩超

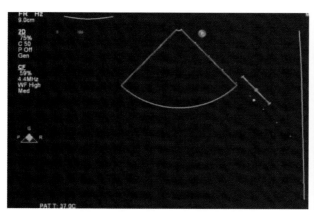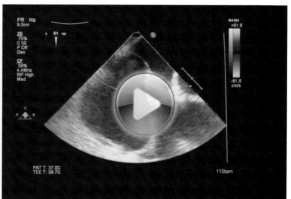

图 18-2 患者入院后,经食管超声心动图
示卵圆孔未闭(宽约 0.4 cm,右向左分流)

视频 18-1 TEE 示卵圆孔未闭

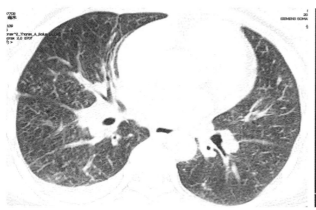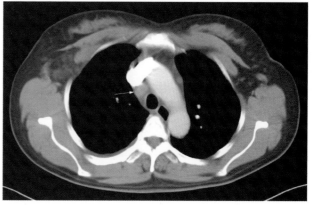

图 18-3 肺增强 CT 示两肺散在渗出,右侧胸腔积液,右肺下叶背段小磨玻璃结节,纵隔内及两侧腋下见多发淋巴结(部分肿大,箭头所示)

· 初步治疗 ·

患者入院后予吸氧,头孢地尼、左氧氟沙星控制感染,呋塞米、安体舒通利尿,华法林抗凝、地高辛强心、川威(法舒地尔)扩张肺血管等对症治疗,症状无改善,且咳嗽、气促、不能平卧的症状进行性加重,为明确诊断进一步行右心导管检查。

·辅助检查 2·

▶ 右心导管检查：肺动脉压力 72/42(54)mmHg，PCWP 11/6(8)mmHg，CO 4.5 L/min；给予吸万他维测急性血管扩张试验，吸入万他维后 30 min，测肺动脉压力 98/63(76)mmHg，CO 3.1 L/min，急性血管扩张试验(一)(表 18-1)。

表 18-1　急性血管扩张试验

吸入万他维	PAP(mmHg)	CO(L/min)	SvO₂(%)
吸药前	72/42(54)	4.5	41
吸药 10′	80/46(59)	4.3	42
吸药 20′	86/51(64)	3.9	41
吸药 30′	98/63(76)	3.1	40

▶ 肺动脉造影：肺动脉总干增宽(2.5～2.8 cm)，左右肺动脉增宽，但外周肺小动脉变细，未见明显截断或充盈缺损。

▶ 肺血管内超声检查(IVUS)检查：肺小动脉内膜增厚，中膜增厚，血管收缩欠佳，内膜增厚最明显处狭窄面积达 55%(图 18-4)。

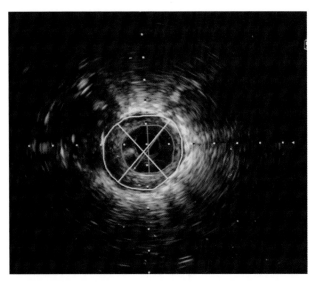

图 18-4　IVUS 显示肺小动脉内膜增厚，中膜增生，管腔狭窄达 55%，血管收缩减退

▶ 右心导管结论：①重度毛细血管前肺动脉高压[压力 72/42(54)mmHg→98/63(76)mmHg]；②急性血管扩张试验(一)；③未见明显肺栓塞，内膜/中膜明显增厚。

·靶向药物治疗·

根据右心导管结果，明确为毛细血管前肺动脉高压，且急性血管扩张试验(一)。术后给予万他维雾化吸入治疗，但患者每次吸药后 SpO₂ 反而下降，结合患者急性血管扩张试验中吸入万他维后肺动脉压力升高，而心排量下降，考虑对肺血管靶向治疗抵抗。遂停止万他维治疗。

问题与思考 2

▶ 根据以上生化检查、动脉血气、肺 CT 和肺功能，排除结缔组织病和肺部疾病相关性肺高血压；TEE 显示肺动脉高压严重导致右向左分流，而排除先心病分流所致 PAH；右心导管结果排除左心病变性肺高血压和血栓栓塞性肺高血压。右心导管和 IVUS 显示患者重度肺动脉高压，但患者对万他维的治疗表现抵抗，扩张肺动脉同时缺氧却加重，想到患者入院即有夜间不能平卧的"左心衰竭"症状，怀疑患者有肺静脉至左心回流障碍导致肺水肿。复查患者肺部 CT 显示叶间裂增宽，小叶中央型毛玻璃样改变，并见纵隔淋巴结肿大和胸腔积液，此四者为肺静脉闭塞病四联征，由此怀疑患者为肺动脉高压的特殊类型肺静脉闭塞病。此类疾病在应用扩肺血管药物后，肺小动脉扩张而肺静脉不能相应扩张，导致肺毛细血管楔压增高，肺水肿危险，可以解释患者在应用万他维扩张肺小动脉后肺动脉压不降反升且氧饱和度下降，对肺血管靶向治疗抵抗的现象。虽没有病理活检证据，但综合临床表现、CT 四联征以及靶向药物治疗后的反应，考虑该患者肺静脉闭塞病诊断成立。

·最终诊断·

肺动脉高压重度：肺静脉闭塞病(WHO 分类 I 类)，右心功能不全，右向左分流，低氧血症。

·后续治疗·

因患者在试用万他维后，SpO₂ 呈下降趋势，故停用万他维，改用小剂量伐地那非试用，并予多巴胺、托拉塞米、毛花苷丙改善右心功能,但效果不佳,吸氧流量不断提高,症状仍进行性加重,建议患者目前唯一的治疗方案是肺移植手术。后家属要求自动出院,在入院第 12 天出院,当天下午院外死亡。

·讨论·

肺静脉闭塞病(PVOD)是一种罕见的恶性心肺血管疾病。从 Hora 于 1934 年报道了首例 PVOD 患者起,至今国内已有数例报道。但对于该病的发病机制、临床特点及诊疗手段尚需进一步研究。

由于该病与特发性肺动脉高压(IPAH)在临床表现上有许多相似之处,容易被误诊,因此 PVOD 确切的发病率目前尚不清楚。有研究表明,临床上诊断为 IPAH 的患者中有 5%～10%其实为 PVOD,估计普通人群中 PVOD 的发病率为 0.1～0.2/百万人。此外,PVOD 也可出现在其他 PAH 相关性疾病,如 HIV 感染、结缔组织病、结节病等。

PVOD 的病因尚不清楚。可能的机制为多种因素导致肺小静脉内膜受损,纤维组织弥漫增生堵塞肺小静脉,伴有肺小动脉阻塞性病变。呼吸道感染可能是 PVOD 发病的重要诱因,因为 PVOD 早期常有急性呼吸道感染的症状。该例患者在发病初期也存在呼吸道感染的情况,并且在感染未得到有效控制的情况下随后出现胸闷、气促等症状,故呼吸道感染可能是患者发病的一个主要诱因。

PVOD 的病理学改变主要累及肺间质内静脉和间质前静脉,表现为闭塞性内膜纤维化、静脉肌化、毛细血管增殖、肺水肿、隐匿性肺泡出血、淋巴管扩张和淋巴结肿大及炎细胞浸润,远端肺小动脉可表现为中膜肥厚及内膜纤维化。

PVOD 的临床表现不具备特异性,主要表现为进行性加重的劳力性呼吸困难,还有慢性咳嗽、咯血、胸痛、乏力、嗜睡、晕厥等症状,少数患者可出现弥漫性肺泡内出血及猝死,晚期患者以右心功能不全表现为主,如发绀、呼吸急促、颈静脉怒张等。心脏听诊可闻及 P2 亢进,肺动脉收缩期喷射性杂音和三尖瓣反流性杂音。少数慢性患者有杵状指(趾)。胸腔积液和心包积液是 PVOD 常见的临床表现。此外,PVOD 又表现出一定程度的类"左心衰竭"症,如不能平卧、肺底湿啰音,胸片或 CT 显示肺水肿、肺间质渗出等。以上该例患者即存在呼吸道感染后发生的胸闷、活动后气促以及右心功能不全的症状及体征,同时合并类似"左心衰竭"的表现。

PVOD 的胸部影像学典型表现为以小叶中心分布为主的磨玻璃样改变,小叶间隔增厚及纵隔淋巴结肿大,另外还有肺动脉主干直径增宽和胸腔积液等。对难以获得临床病理活检的患者,可依据该特征性的影像学表现,临床诊断或怀疑 PVOD。该例患者肺部 CT 显示肺动脉增宽,同时纵隔淋巴结肿大、小叶中央型毛玻璃样改变、叶间裂增宽、胸腔积液,故临床高度怀疑 PVOD。

PVOD 患者的血流动力学改变主要表现为肺动脉压呈中至重度升高,肺血管阻力增加,左心房压力正常。所有 PVOD 患者均存在严重毛细血管前 PAH 表现,即 PCWP≤15 mmHg。该例患者肺动脉压力为 72/42(54)mmHg(吸入万他维前)→98/63(76)mmHg(吸入万他维后 30 min),PCWP＝11/6(8)mmHg,急性血管扩张试验(－),符合 PVOD 的血流动力学特点。

目前,肺组织病理学检查仍是确诊 PVOD 的金标准,但是由于 PVOD 患者存在重度肺动脉高压,外科全麻开胸或行胸腔镜取肺组织等手术风险极高且患者不易耐受。PVOD 的临床诊断标准为:①严重的肺动脉高压症状及体征;②肺部影像学显示肺充血、水肿、Kerley B 线、胸腔积液、以小叶中心分布为主的磨玻璃样改变、小叶间隔增厚及纵隔淋巴结肿大;③肺动脉楔压正常或左心房内径正常。符合上述标准即可临床诊断为 PVOD,并不一定需要组织病理学证据。该患者的临床资料符合上述标准,故可临床诊断为 PVOD。

到目前为止,PVOD 还没有令人满意的治疗方案。有统计显示 PVOD 患者在确诊后 1 年内的病死率高达 72%,而大多数患者在确诊后 2 年内死亡。肺移植是目前已证实唯一能延长 PVOD 患者生命的方法,故应当在疾病的早期即考虑行肺移植手术以改善预后。肺移植一般可以治愈 PVOD,但也有个别复发的报道。其他常规治疗包括强心、利尿、吸氧,维持 SaO$_2$＞90%;应用华法林抗凝,但应当谨慎,因为 PVOD 经常发生隐性肺泡内出血,如曾有大咯血病史,则不建议抗凝治疗。激素及免疫抑制剂目前仅建议用于并发于结节病和结缔组织病的 PVOD 患者。有关 PAH 靶向药物的治疗目前尚存在争议,故应用相关药物还需谨慎。有研究表明,PVOD 应用不同的肺血管扩张药物均可导致肺水肿,提示肺水肿发生与药物种类无关。发生肺水肿的机制可能是由于应用肺血管扩张剂后,毛细血管前肺小动脉较毛细血管和肺小静脉明显扩张,使肺血管阻力下降,血流增加,导致跨毛细血管静水压增加,液体渗入肺间质和肺泡中。但也有报道显示 PVOD 患者长期吸入伊诺前列素或口服西地那非、波生坦等治疗后,临床症状改善或至少稳定,可作为肺移植前的过渡用药。该患者在吸入万他维治疗后,胸闷、气促等症状并无明显改善,且在相同吸氧流量下,患者 SpO_2 有进行性下降趋势,考虑吸入万他维治疗效果不佳,及时停用该药,改用小剂量艾立达作为姑息治疗,仍然无效,最终死亡。

·病例启示·

(1)该例患者让我们认识到 PVOD 的临床表现缺乏特异性,易被误诊为 IPAH。肺动脉高压的表现加上肺淤血症的影像学特征性表现有助于 PVOD 的临床诊断,但肺组织活检仍然是 PVOD 诊断的金标准。

(2)目前还没有令人满意的 PVOD 治疗方法,但谨慎应用靶向药物,积极对症治疗可能对部分患者有益。肺移植是目前已证实唯一能治愈 PVOD 的方法,但手术风险极高。

张学铭　沈节艳
上海交通大学医学院附属仁济医院

病例 19　病理不够，基因来凑——肺静脉闭塞病所致肺高血压

关键词 · 低氧；肺部感染；肺动脉高压；右心导管；肺 CT；基因检测；肺静脉闭塞症

· 病史摘要 ·

患者，男性，27 岁，因"咳嗽 5 个月，胸闷、气急 2 个月，加重 1 个月"入院。

患者 5 个月前受凉后出现咳嗽，阵发性，少量白色黏痰，无发热，无呼吸困难、下肢肿胀、咯血，无胸痛、咳粉红色泡沫痰。当地医院诊断肺炎，给予对症处理，好转后出院，具体不详。2 个月前出现活动后胸闷、气急。1 个月前咳嗽及胸闷气急加重，至某省级医院住院诊治，心脏超声提示肺动脉高压（PASP 70 mmHg），胸部 CT 提示肺部弥漫性病变，考虑细支气管炎，纵隔淋巴结肿大。现为求进一步诊治，收入我院。

患者既往无其他系统急慢性疾病史，否认吸烟、饮酒史，未婚未育，家族史无殊。

· 入院体检 ·

体温（口）36.2 ℃；脉搏 120 次/min；呼吸 23 次/min；血压 102/66 mmHg；疼痛评分 0 分；神清，精神可，口唇无发绀，颈静脉无充盈怒张；两肺呼吸音清，未闻及啰音；心律齐，心界向左扩大（左锁骨中线），P2＞A2，各瓣膜听诊区未闻及明显杂音；双下肢无水肿。

问题与思考1

· 该患者为年轻男性，慢性起病，咳嗽及呼吸困难为主要症状，初步辅检提示肺高血压，影像学可见肺部细支气管炎样弥漫性病变，查体符合肺心病表现。综合以上证据，诊断上考虑肺高血压待查，需排查各类可致肺高血压的疾病，如第一类中的毒物药物接触（病史无依据）、HIV 感染、先天性心脏病、结缔组织疾病、门脉高压、血吸虫病等，

第二类左心疾病，第三类肺部疾病和（或）低氧所致肺高血压，第四类慢性肺血栓栓塞肺高血压或其他肺动脉阻塞，第五类原因不明或多机制相关肺高血压。进一步的检查则是围绕相关病因展开。

· 辅助检查 1 ·

▶ 入院前已查如下项目。

▶ 血常规：WBC 12×10^9/L，RBC 6.05×10^{12}/L，Hb 167 g/L。

▶ 动脉血气分析：pH 7.46，PCO_2 23.6 mmHg，PO_2 59.9 mmHg。

▶ 甲状腺功能、自身抗体、血管炎抗体、SACE、T-SPOT、肿瘤指标、肝胆胰脾超声无殊。

▶ 肺部 CT：肺部弥漫性病变，细支气管炎考虑，纵隔淋巴结肿大。

▶ 肺动脉 CTA：未见明显异常。

▶ 心超：肺动脉高压（PASP 70 mmHg），右心室增大伴右心室壁运动弥漫性减弱，左心室舒张功能减退。

▶ 肺灌注显像：左肺上叶尖后段，下叶背段右肺上叶前、后段及下叶背段血流灌注略降低，不能除外肺栓塞可能，请结合临床考虑。

▶ 四肢血管超声：双下肢深静脉血流通畅。

▶ 肺功能：通气功能基本正常，一氧化碳弥散功能重度降低。

▶ 右心漂浮导管：肺动脉压 66/40（50）mmHg；肺动脉楔压 13 mmHg；右心室压 69/40（26）mmHg；术后诊断：肺动脉高压。

问题与思考2

· 从初步检查结果判断，该患者归属于前文提及

的第一类及第二类肺高血压诊断无依据;第三类疾病中肺功能不支持慢性低氧性肺部疾病,而影像资料阅片后考虑肺内弥漫性病变为灌注不均匀改变;是否归属于第四类疾病尚不能明确,需进一步检查;第五类疾病据当前检查结果无明确依据。因此,入我院后主要检查围绕第四类疾病进行,并对一些基础检查进行复查,同时完善相关心肺功能评估。

· 辅助检查 2 ·

▶ 入院后补充如下检查。

▶ 动脉血气分析:FIO_2 40%, pH 7.385, PCO_2 38.6 mmHg, PO_2 87.5 mmHg, HCO_3^- 22.6 mmol/L。

▶ BNP:469 pg/ml。

▶ 心超:①轻度三尖瓣反流伴中重度肺动脉高压(PASP 68 mmHg);②右心肥大伴右心室收缩功能减低;③肺动脉增宽;④轻度肺动脉瓣反流,EF 62%。

▶ 肺灌注显像/肺通气显像:肺灌注显像示多个肺段放射性分布稀疏减低,与肺通气基本匹配,不具典型肺栓塞征象,请结合临床。

▶ 6 min 步行距离试验:300 m。

问题与思考3

· 经过入院后的补充检查,再次确认肺高血压诊断,Ⅰ型呼吸衰竭,并排除了第四类肺高血压诊断,心功能不全评定为Ⅱ级。至此,各项已知病因的肺高血压诊断均被排除,肺静脉闭塞病及肺毛细血管瘤病因患者无咯血表现,胸部CT上渗出极淡薄,且无明显小叶间隔增厚及弥漫性结节影表现,故暂不予考虑。诊断考虑为重度特发性肺动脉高压,并给予相应的抗凝、利尿、靶向药物降肺动脉压力等治疗。

· 初步诊断 ·

(1) 特发性肺动脉高压(重度)。

(2) Ⅰ型呼吸衰竭。

(3) 心功能不全(Ⅱ级)。

· 治疗经过 1 ·

入院后予低分子肝素＋华法林抗凝,螺内酯＋氢氯噻嗪利尿,止咳化痰治疗;西地那非片 25 mg,3 次/日,口服降肺动脉压力治疗;出院后继续西地那非片＋华法林治疗。

· 治疗经过 2 ·

出院 1 周因咳嗽气急加重再次入院。咳嗽较剧,少量白色黏痰,流清涕,无发热、畏寒,无咯血。当时至当地医院住院治疗,予以"头孢地嗪钠"抗感染治疗,症状无缓解。

入我院时,体温(口) 36.3 ℃;脉搏 117 次/min;呼吸 24 次/min;血压 103/63 mmHg;疼痛评分 0 分;神清,精神软,口唇发绀,两肺呼吸音粗,未闻及啰音,心律齐,P2＞A2,各瓣膜听诊区,未闻及明显杂音,双下肢无水肿。

查动脉血气分析:FIO_2 53%, pH 7.394, PCO_2 32.9 mmHg, PO_2 101.7 mmHg;BNP 2 509 pg/ml;Cr 124 μmol/L;INR 2.57;WBC 7.8×10^9/L, RBC 4.93×10^{12}/L, Hb 146 g/L。

问题与思考4

· 患者及家属诉症状加重前曾有清晨上山轻度活动病史,结合症状为咳嗽及呼吸困难,伴有流涕,肺内呼吸音粗表现,首先考虑患者受凉诱发呼吸道感染,感染诱发患者心功能不全及呼吸衰竭加重,心功能不全致肾脏灌注受损、肾功能不全,因此给予抗感染、镇咳、加强利尿及扩管改善心功能等治疗,观察疗效。

· 治疗经过 3 ·

入院后给予呋塞米利尿、地高辛强心、复方甲氧那明＋氨酚双氢可待因镇咳,继续华法林治疗。4 日后,咳嗽仍存,总体有所减轻,胸闷、气促明显,仍需持续面罩吸氧,增加前列地尔针降肺动脉压力,当夜患者咳嗽剧烈,出现咳嗽性晕厥,持续数秒,自行恢复。复查胸部CT示心影增大、肺动脉增粗,两肺弥漫性淤血、渗出表现,纵隔内可见肿大淋巴结显示(图 19-1)。

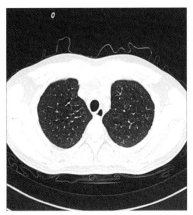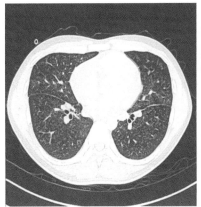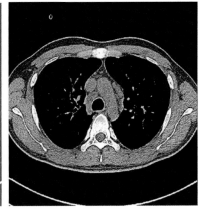

图 19-1 胸部 CT 示心影增大、肺动脉增粗,两肺弥漫性淤血、渗出表现,纵隔内可见肿大淋巴结显示

问题与**思考**5

· 经抗感染、改善心功能及对症支持治疗后患者症状无改善,复查胸部 CT 可见明显肺内弥漫磨玻璃渗出、小叶间隔增厚、肺水肿表现、纵隔淋巴结肿大,结合治疗过程中降肺动脉压力药物西地那非治疗无效,加用前列地尔症状加重,肺内小叶中心性渗出及纵隔淋巴结肿大加重等表现,笔者认为不符合特发性肺动脉高压表现,考虑肺静脉闭塞病可能,建议其至有资质医院行肺移植治疗,同时行 *EIF2AK4* 基因突变筛查。

· 治疗经过 4 ·

EIF2AK4 基因突变检查结果:第 9 外显子突变,c. 1392delT(p. Arg465fs)突变。

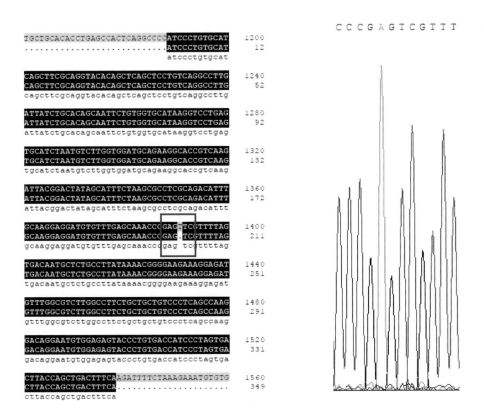

图 19-2 *EIF2AK4* 基因突变检查结果

· **最终诊断** ·

（1）肺动脉高压（重度）。

（2）肺静脉闭塞病（Ⅰ′类）。

（3）Ⅰ型呼吸衰竭。

（4）心功能不全Ⅳ级。

· **预后** ·

转无锡某医院等待肺移植治疗，出院1周左右患者死亡。

· **讨论** ·

肺静脉闭塞病（PVOD）是一种少见但会引起致死性肺动脉高压的疾病。临床常有感染诱因，多表现为呼吸困难、干咳、胸痛、发绀及杵状指，偶有咯血。主要的体征有发绀，杵状指，两肺底湿啰音，颈静脉怒张，P2亢进、分裂，肺动脉瓣收缩期喷射性和舒张期反流性杂音，三尖瓣收缩期反流性杂音，外周水肿，腹水，肝脏大及肝颈反流征阳性等。肺功能检查可见明显的一氧化碳弥散水平降低，胸部CT的典型改变是小叶间隔增厚，呈"马赛克"样或弥漫性磨玻璃样表现，纵隔淋巴结肿大和胸腔积液。

PVOD诊断的金标准为组织病理，主要通过尸检或肺移植病理明确，经支气管镜肺活检由于出血风险大、组织标本小并不推荐。在病理表现上主要累及大小不等或一侧的肺静脉，表现为广泛性或弥漫性肺静脉闭塞，纤维组织增生，肺间质增厚，小血管增生；静脉血管内膜增厚，通常由疏松的结缔组织构成，含少许胶原纤维，有时内膜纤维化由胶原及少量弹力纤维组成致密组织，反应病变部位较陈旧，血管再通后，残留的内膜纤维化突起构成血管内纤维间隔，广泛的再通可穿透血管壁，包绕已阻塞的血管壁，形成血管瘤样改变。

治疗上目前没有确定疗效的药物，使用肺血管扩张剂需谨慎，可能导致严重肺水肿。推荐大剂量利尿剂、氧疗以及缓慢加量的依前列醇静脉治疗。静脉注射依前列醇能够改善患者临床症状及血液动力学指标，疗效可维持3～4个月，但要缓慢加量，通常用于肺移植手术前的桥接治疗。但该药也为肺血管扩张剂，有报道应用后产生更为严重的低氧血症及低血压等，故此类药物的使用需谨慎，且需患者充分知情下在有经验的肺动脉高压临床中心治疗并严密观察。

PVOD预后差，出现临床症状到死亡的时间在发病2年左右，文献报道显示确诊PVOD后患者1年的病死率高达72%。

目前指南推荐临床无组织病理但发现EIF2AK4基因突变的患者可以确诊为PVOD。EIF2AK4基因归属于激酶家族，作用为在细胞应激反应时调节血管增生，可以被病毒感染、紫外线照射以及葡萄糖缺乏激活。一些研究发现EIF2AK4基因也参与低氧诱导的eIF2α基因磷酸化及介导细胞适应低氧应激，而低氧可以诱导肺血管重塑、血管壁增厚以及管腔变窄，最终导致肺动脉高压，因此，推测EIF2AK4突变导致它对抗细胞凋亡的保护作用被抑制，且阻碍细胞在低氧环境中的修复功能，从而诱导及恶化PVOD患者的肺动脉高压。

有研究发现在一肺毛细血管瘤病（PCH）家系中有2例EIF2AK4基因突变，其中一例突变为c.1392delT（p.Arg465fs），与本例患者相似。在目前的肺高血压分类系统中，PVOD与PCH共同归于第一大类，鉴于这两者在病理及临床表现方面有诸多相似，且均会在使用肺血管扩张药物后诱发肺水肿，很多学者认为这两者可能是一种疾病的两种不同表现。

目前，对PVOD的诱因及危险因素仍知之甚少。研究发现职业暴露（尤其是暴露于有机溶剂，如三氯乙烯）可能是潜在的危险因素。一些研究发现暴露于毒物，如烟草和化疗药物会诱发PVOD，有报道丝裂霉素C治疗人及大鼠会诱发PVOD，而氨磷汀则有保护作用。有研究回顾37例化疗相关的PVOD病例，发现83.8%的患者与烷化剂治疗相关，而这其中的43.2%为环磷酰胺。本例患者的职业为油画售卖，工作环境中储存有多量的新鲜油画，有刺激性气味，笔者推测与其发病存在一定联系。

· **病例启示** ·

（1）PVOD极易与特发性肺动脉高压混淆，对于胸部 CT 上有弥漫淡薄渗出及纵隔淋巴结肿大患者尤需注意，PVOD 患者使用降低肺动脉压力药物易加重肺水肿。

（2）怀疑 PVOD 患者可行 *EIF2AK4* 基因突变筛查，可明确诊断，并避免高风险的诊断性组织活检。

（3）本例患者 *EIF2AK4* 突变基因与一例 PCH 患者相同，PVOD 与 PCH 是否为同种疾病的不同表型仍需进一步研究。

（4）本病预后极差，需尽早诊断，尽快安排肺移植。

章锐锋
浙江大学医学院附属邵逸夫医院

[1] Galiè N，Humbert M，Vachiery JL，et al. 2015 ESC/ERS Guidelines for the diagnosis and treatment of pulmonary hypertension [J]. Eur Heart J，2016，37：67-119.

[2] Montani D，Jais X，Price LC，et al. Cautious epoprostenol therapy is a safe bridge to lung transplantation in pulmonary veno-occlusive disease [J]. Eur Respir J，2009，34：1348-1356.

[3] Eyries M，Montani D，Girerd B，et al. EIF2AK4 mutations cause pulmonary veno-occlusive disease，a recessive form of pulmonary hypertension [J]. Nat Genet，2014，46：65-69.

[4] Best DH，Sumner KL，Austin ED，et al. EIF2AK4 mutations in pulmonary capillary hemangiomatosis [J]. Chest，2014，145：231-236.

[5] Liu Y，Laszlo C，Liu W，et al. Regulation of G(1) arrest and apoptosis in hypoxia by PERK and GCN2-mediated eIF2 alpha phosphorylation [J]. Neoplasia，2010，12：61-68.

[6] Montani D，Lau EM，Descatha A，et al. Occupational exposure to organic solvents：a risk factor for pulmonary veno-occlusive disease [J]. Eur Respir J，2015，46：1721-1731.

[7] Perros F，Günther S，Ranchoux B，et al. Mitomycin-induced pulmonary veno-occlusive disease：evidence from human disease and animal models [J]. Circulation，2015，132：834-847.

[8] Ranchoux B，Gunther S，Quarck R，et al. Chemotherapy-induced pulmonary hypertension：role of alkylatingagents [J]. Am J Pathol，2015，185：356-371.

病例 20　当一种绝症并发另一种心脏恶性疾病——艾滋病病毒感染相关性肺动脉高压

关键词·胸痛；心脏超声；HIV 感染

·病史摘要·

患者，女性，76 岁，因"心累、气促 8 个月，加重伴胸闷、胸痛 4 天"入院。

患者 8 个月前于劳累后出现心累、气促，未予重视，自行到药房购药服用（具体药物不详），自述有所缓解，但上述症状呈进行性加重。4 天前患者上述症状加重明显并伴胸前区闷痛，呈压榨性，持续时间长，休息无缓解。无肩背放射痛，发作时无大汗淋漓、心悸、黑矇、头痛、头晕、恶心、呕吐等不适。自行到当地诊所就诊，予以输液治疗（具体治疗方案不详），无明显缓解。1 天前遂到我院门诊就诊，门诊行心电图示"偶发房性期前收缩，T 波改变，下壁异常 Q 波"。为求进一步治疗，门诊以"急性冠脉综合征"收入我科。

患者平素健康状况一般，否认高血压病史，否认糖尿病病史，否认冠心病病史，否认吸烟史、饮酒史，否认食物、药物过敏史，否认冶游史，否认输血史、手术外伤史。

·入院体检·

血压 99/64 mmHg，体温 36.6 ℃，心率 80 次/min，脉率 79 次/min，BMI 17.6 kg/m²，神清，精神可，营养稍差，口唇未见发绀，颈静脉无充盈。双肺呼吸音清，未闻及干、湿啰音。心律齐，P2 稍亢进，各瓣膜区未闻及病理性杂音。肝、脾肋下未触及。双下肢无水肿，无杵状指。

问题与**思考**1

·患者以活动后心累、气促起病，加重后伴胸闷、胸痛，我们最容易考虑到的即为"心力衰竭，急性冠脉综合征"，那么，首先应该行心电图以及心肌

酶谱、心肌损伤标志物，心力衰竭定量标志物（BNP）、心脏彩超的检查。但一般的急性冠脉综合征患者除合并缺血性心肌病，通常无长时间心累、气促症状，所以，我们不能漏掉"肺动脉高压"这样一个鉴别诊断。同时，因患者为老年女性，肺源性呼吸困难以及胸痛仍需考虑。故针对上述鉴别诊断，还应予以血常规、血生化、风湿全套、血气分析、心脏彩超、胸片、抗核抗体谱、甲状腺功能等辅助检查。

·辅助检查 1·

▷ 血常规：Hb 96 g/L（↓），RBC 3.24×10¹²/L（↓），WBC 3.46×10⁹/L（↓），NE 58.7%，PLT 145×10⁹/L，MCV 91.7 fl，MCH 29.6 pg，MCHC 323.0 g/L，LY 0.81×10⁹/L（↓），D-二聚体 1.42 mg/L（↑）。

▷ 肝功能：GPT 14 U/L，GOT 29 U/L，TB 5.4 μmoL/L，DB 2.7 μmol/L，TP 73 g/L，Alb 27 g/L（↓），TG 1.74 mmol/L（↑）。

▷ 肾功能：BUN 7.0 mmol/L，Cr 125 μmol/L（↑），UA 453 μmol/L（↑）。

▷ Glu：4.5 mmol/L。

▷ 心肌酶谱及心肌损伤标志物：MYO 70.3 μg/L（↑），cTn 0.072 μg/L（↑），余无异常。

▷ 超声心动图：右心室增大（24 mm），余房室内径正常；提示右心室壁节段性运动异常；老年性瓣膜病变；三尖瓣关闭不全（中度），PASP 46 mmHg，基底部右心室/左心室直径比 1.1。

▷ 6 min 步行试验距离：由于患者 1 个月内出现过疑似不稳定型心绞痛，此为禁忌证，故未做此项检查。

▷ 心电图提示下壁异常 Q 波。

▷ 医院检验科查人类免疫缺陷病毒（HIV）抗体阳性，标本送重庆市疾控中心确诊阳性。

▷ 凝血象、电解质、甲状腺功能、乙肝抗原抗体检查、心电图、胸部正侧位片、肺功能等均无明显异常。

问题与思考2

• 根据以上实验室及影像学检查结果，患者肺功能基本正常，胸片未见明显异常，患者营养状况较差，血常规可见轻度贫血，贫血原因应进一步检查以明确。患者心肌损伤标志物轻度升高，且为老年女性，有胸闷、胸痛等表现，有冠状动脉造影指征，拟先行冠状动脉造影术。心脏彩超提示右心室增大且估测肺动脉收缩压（SPAP）46 mmHg，提示轻度肺动脉高压。

·辅助检查2·

▷ 冠状动脉造影表现：左冠状动脉开口、主干未见明显狭窄病变；前降支血管内壁尚光滑，密度尚均匀，未见明显狭窄病变；回旋支血管内壁尚光滑，密度尚均匀，未见明显狭窄病变；右冠状动脉血管内壁尚光滑，密度尚均匀，未见明显狭窄病变。

▷ 冠状动脉造影诊断：右冠状动脉优势型；左右冠状动脉未见明显狭窄。

问题与思考3

• 冠状动脉造影、心电图以及复查心肌损伤标志物等结果表明，患者排除"急性冠脉综合征"，现在要考虑的就是肺动脉高压了，结合患者是HIV感染者，我们遂考虑"艾滋病病毒感染相关性肺动脉高压"（HIV-PAH）。确诊肺动脉高压的金标准是右心导管检查，但多次与家属进行沟通，家属拒绝右心导管检查。结合患者有活动耐量下降，活动后胸闷、心累、气促，肺动脉瓣听诊区第二心音亢进，心脏彩超提示右心室增大，估测肺动脉收缩压45 mmHg等表现，排除其他因素导致的活动后相关症状原因后，诊断为HIV-PAH。

·最终诊断·

（1）艾滋病病毒感染相关性肺动脉高压（WHO分类Ⅰ类）。

（2）轻度贫血。

·治疗方案·

与患者家属沟通了HIV抗逆转录病毒治疗以及肺高血压的检查和肺动脉高压靶向治疗，但患者家属以"居家过远，不便住院治疗，考虑转院"的理由拒绝继续治疗，后经随访得知，患者及其家属放弃治疗。

·讨论·

1987年Kim等首次报道一例同性恋HIV感染者发生肺动脉高压，随后HIV感染相关性肺动脉高压的病例报告逐渐增多，HIV感染者的HIV-PAH的发病率大约是1/200，是特发性肺动脉高压发病率的1 000倍。Opravil等人对入选的3 349例HIV感染者进行5年的随访观察，发现PAH的累积发病率为0.57%，平均年发病率为0.1%，远高于正常人群。根据中国疾控中心2017年第一季度全国艾滋病疫情报告显示，截至2017年3月31日，全国现存确诊艾滋病病毒感染者/AIDS患者总计691 098例。随着高效逆转录病毒治疗方法的进步以及加强对HIV感染者机会感染的预防，感染性并发症的发病率呈下降趋势，而非感染性并发症越来越受到国际的认识和重视。HIV感染相关性肺动脉高压便是其心血管方面非感染性并发症的常见疾病之一。HIV-PAH确切的发病机制尚不清楚，病理学改变与特发性肺动脉高压变现基本相似，最常见的症状为进行性呼吸困难，可伴干咳、胸痛、疲乏，甚至晕厥，6%的HIV-PAH患者都出现了本例患者的主要症状：胸痛。由于该病临床表现缺乏特异性，易被临床医生漏诊，延误患者的黄金诊疗时间。有报道表明，HIV-PAH是HIV感染者死亡的独立危险因素，当HIV感染者出现不能解释的与心肺相关症状时，应考虑到HIV-PAH，早期确诊并联合高活性抗逆转录病毒治疗以及降肺动脉高压治疗更能改善HIV-

PAH 患者的预后。

美国心脏病学院基金会(American College of Cardiology Foundation，ACCF)和美国心脏学会(American Heart Association，AHA)共同编写的《ACCF/AHA 肺动脉高压专家共识》以及欧洲心脏病协会(European Society of Cardiology，ESC)和欧洲呼吸病协会(European Respiratory Society，ERS)撰写并得到国际心肺移植协会认可的《肺高血压诊断与治疗指南》，对 HIV-PAH 的临床诊断和治疗有以下的建议。

（1）不建议无症状 HIV 患者检测肺动脉高压时使用超声心动图扫描，但若出现无法解释的呼吸困难需进行超声心动图检测以及右心导管以明确是否有肺动脉高压(建议等级/证据级别：Ⅲ，C)。

（2）对 HIV-PAH 患者治疗时，参考的治疗原则应与肺动脉高压患者的治疗原则相同，考虑并发症及药物与药物的相互作用(建议等级/证据级别：Ⅱa，C)。

（3）不推荐使用抗凝药物，因为缺乏有关其效果的数据(建议等级/证据级别：Ⅲ，C)。

·病例启示·

本例的经验教训：对于不明原因的呼吸困难及胸痛，我们应该将肺动脉高压纳入鉴别诊断，并及时行超声心动图和右心导管进行检查；依照上述指南建议，HIV-PAH 患者应在抗 HIV 感染的同时进行降肺动脉压相关治疗并随访，但本例患者 HIV 感染以及肺动脉高压都未系统治疗，实为遗憾。目前，我们正在与重庆市公共卫生中心合作，对其 3 000 余名长期随访的 HIV 阳性患者进行肺动脉高压的筛查，希望通过我们的努力，提高 HIV-PAH 患者的生活质量和生存率。

何杨柯　黄　玮
重庆医科大学附属第一医院

主编点评

老年女性，气急、胸痛，心超提示肺动脉压力增高且合并 HIV 感染，医生首先从常见的冠心病、肺部疾病等出发寻找病因，当一个个因素被排除后，最后考虑肺动脉高压，限于患者因素未行右心导管。根据 2015 年 ESC 指南，对三尖瓣反流速度在 2.9~3.4 m/s 者，如果同时合并其他肺高血压迹象，包括基底部右心室/左心室直径比>1.0 或室间隔变平；肺动脉收缩期频谱峰值提前/切迹，肺动脉反流速度>2.2 m/s；下腔静脉宽>21 mm 伴吸气塌陷减少或右心房收缩期末面积>18 cm²，则考虑肺动脉高压的可能为大。该患者的超声提示肺动脉高压可能较大，但病因方面，对于老年患者又合并贫血，D-二聚体增高，异常 Q 波，左心病变相关性和肺栓塞引起的肺高血压不能除外。HIV 合并肺动脉高压，雪上加霜，值得借鉴。

参 考 文 献

[1] Kim KK；Factor SM. Membranopmliferative glomerulonephritis and plexogenic pulmonary arteriopathy in a homosexual man with acquired immunodeficiency syndrome [J]. Hum Pathol, 1987,J8(12)：1293-1296.

[2] Hajjar LA；Calderaro D, Yu PC. Cardiovascular manifestations in patients infected with the human immunodeficiency virus [J]. Arq Bras Cardiol, 2005,85(05)：363-377.

[3] Opravil M, Pechere M, Speich R. HIV-associated primary pulmonary hypertension. A case control study. Swiss HIV Cohort Study [J]. Am J Respir Crit Care Med, 1997,155(03)：990-995.

[4] 陶新曹，倪新海. 艾滋病病毒感染相关性肺动脉高压研究进展[J]. Chinese Circulation Journal, 2009,24(1).

[5] Zuber JP, Calmy A, Evisun JM, et al. Swiss HIV Cohort Study Group Pulmonary arterial hypertension related to HIV infection：improved hemedynamics and survival associated with antiretroviral therapy [J]. Clin Infect Dis, 2004,38(08)：1178-1185.

[6] Mehta NJ, Khan IA, Mehta RN. HIV-Related pulmonary hypertension：analytic review of 131 cases [J]. Chest, 2000,18(04)：1133-1141.

[7] McLaughlin VV, Archer SL, Badesch DB, et al. ACCF/AHA 2009 expert consensus document on pulmonary hypertension：a report of the American College of Cardiology Foundation Task Force on Expert Consensus Documents and the American Heart Association：developed in collaboration with the American College of Chest Physicians, American Thoracic Society, Inc. , and the Pulmonary Hypertension Association [J]. Circulation, 2009,119：2250-2294.

[8] Nazzareno Galie, Marc Humbert, et al. The 2015 ESC/ERS Guidelines for the diagnosis and treatment of pulmonary hypertension [J]. European Heart Journal, 2015.

第二章

左心疾病相关性肺高血压

左心疾病相关性肺高血压是临床最多见的一类肺高血压（pulmonary hypertension，PH），是由于左心收缩功能异常、舒张功能异常、瓣膜疾病、先天性/获得性左心室流入道/流出道梗阻、先天性心肌病或先天性/获得性肺静脉狭窄等导致的肺静脉高压继而肺动脉高压症候群。诊断依据右心导管测得的 mPAP≥25 mmHg，且 PAWP>15 mmHg，并根据舒张压差（DPG＝dPAP－PAWP）<7 mmHg 和≥7 mmHg 分型诊断为单纯性毛细血管后肺高血压和混合性毛细血管前后肺高血压。

本章节收录 5 例病例，包括左心舒张受限的混合性毛细血管前后肺高血压 1 例、二尖瓣疾病引起的单纯毛细血管后肺高血压 2 例和获得性肺静脉狭窄引起的肺高血压 2 例。

病例 21 抽丝剥茧，兼顾左右——合并左心衰竭的妊娠肺动脉高压

关键词 · 二胎妊娠；晕厥；右心导管；混合性毛细血管前后肺高血压；肺动脉高压危象救治

· 病史摘要 ·

患者，女性，22 岁。因"胸闷 1 月余，产后 20 天，晕厥 2 次"于 2015 年 7 月 22 日入院。入院 6 个月前患者怀孕二胎，孕 23 周左右出现胸闷、气促，后逐渐加重。就诊于当地医院，心脏彩超及肺 CTA 显示肺动脉高压（PASP 68 mmHg），右心增大，三尖瓣关闭不全并大量反流，双侧胸腔积液。风湿指标（一），予地高辛强心，呋塞米、托拉塞米及螺内酯利尿，波生坦及他达那非控制肺动脉高压。于 2015 年 7 月 3 日因"肺动脉高压、中孕"在腰硬联合麻醉下行子宫下段剖宫取胎术，由于胎儿未足月，未能存活。此后患者胸闷症状进行性加重，伴有双下肢轻度水肿，夜间不能平卧，无明显诱因下晕厥 2 次，为进一步诊治收入我院。

患者平素体健，曾于 2014 年 9 月顺产一名健康女婴，怀孕及生产前后均未出现异常不适。

· 入院体检 ·

体温 37 ℃，心率 110 次/min，呼吸 20 次/min，血压 94/68 mmHg，SpO₂ 95％（4 L/min 鼻导管吸氧）。神清，气稍促，皮肤、巩膜轻度黄染，颈静脉充盈，双肺呼吸音粗，双肺底少量细湿啰音，心前区隆起，心尖搏动增强，心律齐，P2 亢进，胸骨左缘 2～3 肋间可闻及收缩期 3/6 级杂音，其余瓣膜听诊区未及明显杂音，腹软无压痛，肝颈回流征阳性，宫底耻上 4 指，双下肢轻度水肿。

问题与思考 1

· 患者妊娠中期以"胸闷、气促"起病，心超提示中度肺动脉高压，在终止妊娠后症状加重，并出现晕厥，需要警惕手术诱发肺动脉高压危象可能。

此外，突发血流动力学恶化，也需注意是否合并肺血栓栓塞或羊水栓塞以及肺动脉夹层。肺动脉高压患者由于缺氧及右心衰竭等易出现房性/室性快速心律失常或合并严重缓慢性心律失常而诱发晕厥症状，需要进一步完善检查明确血流动力学恶化的病因。

· 辅助检查 1 ·

▷ 血常规：WBC $5.69×10^9$/L，NE 53.4％，Hb 87 g/L(↓)，PLT $250×10^9$/L。

▷ ESR 25 mm/h(↑)，CRP 15.50 mg/L(↑)。

▷ 动脉血气：pH 7.528(↑)，PCO_2 26.8 mmHg (↓)，PO_2 63.0 mmHg(↓)，SO_2％ 94.2％(↓)（4 L/min 鼻导管吸氧），HCO_3^- 2.2 mmol/L。

▷ INR 1.28，PT 13.2 s，D-二聚体 2.467 μg/ml (↑)，FDP 17.90 μg/ml(↓)。

▷ BNP：598.00 pg/ml(↑)。心梗三联（一）。

▷ 肝肾功能：GPT 17.6 U/L，GOT 23.3 U/L，TB 25.5 μmol/L(↑)，DB 19.8 μmol/L(↑)，Cr 81.0 μmol/L，BUN 3.8 mmol/L。

▷ 蛋白 C 55.9％，蛋白 S 80.2％。

▷ 风湿指标（一），甲状腺功能及抗体（一），HIV (Ag/Ab)（一）。

▷ 心电图：窦性心动过速，不完全性右束支传导阻滞。

▷ 腹部 B 超：餐后胆囊，胰腺显示不清，肝脏、脾脏未见明显异常。

▷ 肺动脉 CTA：肺动脉总干增粗，各分支未见明显充盈缺损，远端肺小血管弥漫性变细。双侧肺纹理增多，叶间积液，双侧胸腔积液（左侧 25 mm，右侧 27 mm），腹腔积液（38 mm），心包积液（12 mm）。下腔静脉增宽。

心脏彩超(图 21-1、图 21-2)：右心房室增大(右心室心底内径 51 mm，右心房 65 mm×65 mm)，左心室缩小(舒张期末内径 33 mm)，重度肺动脉高压(估测 PASP 94 mmHg)，静息状态下室间隔与左心室后壁收缩呈同向运动，少量心房水平分流，考虑卵圆孔未闭可能，LVEF 78%，中等量心包积液(主要位于

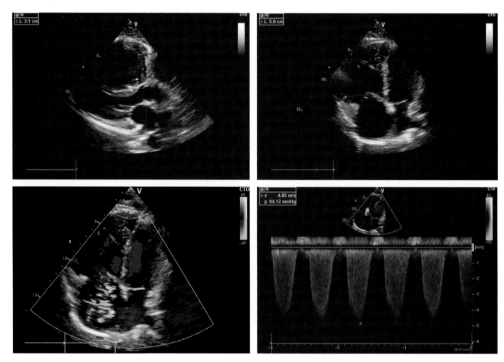

图 21-1　心脏彩超示右心房室增大，左心室缩小，重度肺动脉高压(估测 PASP 94 mmHg)

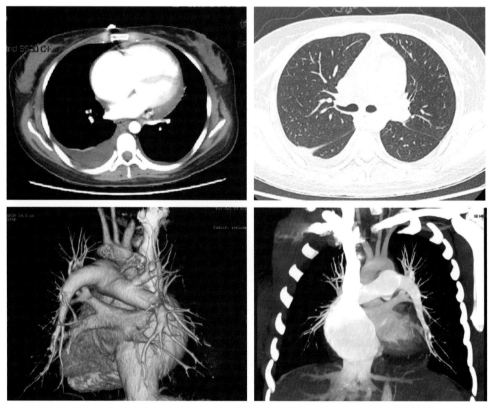

图 21-2　肺动脉总干增粗，各分支未见明显充盈缺损，远端肺小血管弥漫性变细。双侧肺纹理增多，叶间积液，双侧胸腔积液

左心室后壁和侧壁)。

▶ 心电监护窦性心动过速,偶见房性期前收缩,未见房性/室性快速性心律失常或严重缓慢性心律失常。

问题与思考2

▶ 患者终止妊娠后胸闷、气促症状加重,伴双下肢水肿。颈静脉充盈,肝颈回流征阳性。BNP升高,心超提示右心显著扩大,肺CTA显示下腔静脉增宽及腹腔积液,说明右心衰竭。但患者双肺可及细湿啰音,肺CT提示两肺纹理增多,叶间积液、胸腔积液,不能用右心衰竭来解释。相反,这些征象符合左心衰竭的临床表现,需要进一步行右心导管检查明确肺动脉高压病因及左心和右心的心功能状态。

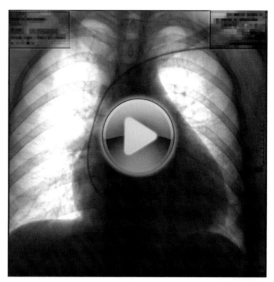

视频 21-1 肺动脉造影

·辅助检查2·

患者症状好转后,行右心导管检查,测量肺动脉压力 85/53(65)mmHg,肺小动脉楔压(PAWP)26 mmHg,心排血量(CO)4.2 L/min,肺血管阻力(PVR)9.275 WU,DPG 27 mmHg,TPG 39 mmHg,各腔室氧饱和度无明显差异,考虑贫血及左心受压、舒张受限因素,PAWP升高,放弃急性肺血管扩张试验。术中行肺动脉造影示肺动脉总干增粗,各肺动脉分支未见明显充盈缺损,但远端肺小血管(肺野内、中带)弥漫变细(图21-3,视频21-1)。

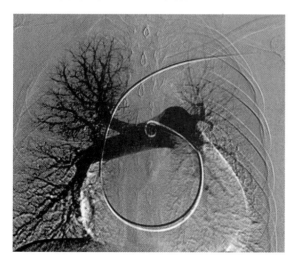

图 21-3 肺动脉造影显示肺动脉总干增粗,各肺动脉分支未见明显充盈缺损,但远端肺小血管(肺野内、中带)弥漫变细

问题与思考3

▶ 据右心导管检查,因 PAWP 26 mmHg,所以左心病变肺高血压存在,但 DPG 为 27 mmHg(远大于 7 mmHg),或 TPG 为 39 mmHg(远大于 12 mmHg),故为混合性毛细血管前后肺高血压,以毛细血管前肺动脉高压为主,合并毛细血管后肺高压,除外血栓栓塞性和先心病分流性。由于 PAWP 升高,需注意在治疗右心衰竭的同时,要兼顾左心衰竭的处理,避免左心功能进一步下降而加重组织缺氧,加速病情恶化。肺动脉高压靶向药物,如前列环素类药物可以通过舒张肺动脉降低肺动脉压,从而减低右心后负荷,改善右心功能。需要注意的是,其舒张肺血管作用在使用初期会增加肺循环血流量和左心室容量负荷,可能加重左心衰竭。因此,加用前列环素类药物前需降低 PAWP 及左心室舒张期末压,改善左心功能。

·最终诊断·

(1)混合性毛细血管前后肺高血压(以毛细血管前肺动脉高压为主),WHO分类Ⅰ+Ⅱ类,多浆膜腔积液,WHO心功能Ⅳ级。

（2）围产期，剖宫产术后。

（3）贫血。

·治疗方案·

予以左西孟旦强心［以 6 μg/kg 经静脉给予负荷剂量后，以 0.07 μg/(kg·min) 静脉维持 24 h］、改善 PAWP，多巴胺维持血压，保持收缩压大于 90 mmHg，避免血压下降及心动过速加重心肌缺氧和增加氧耗。同时予以波生坦、他达拉非降肺血管阻力，地高辛强心，呋塞米、螺内酯利尿，华法林、低分子肝素抗凝，速力菲补铁等对症支持治疗。患者经过上述治疗半个月后症状好转，肺部啰音消失，CT 提示胸腔积液较前显著吸收。加用瑞莫杜林治疗［初始以 1.25 ng/(kg·min) 剂量皮下泵入，逐渐加量至 10 ng/(kg·min) 持续泵入］。入院 1 月余后，复查心超显示右心房、右心室较之前缩小（右心室心底内径 45 mm，右心房 53 mm×59 mm），左心室舒张末内径 35 mm，静息状态下左心室壁各节段收缩活动未见明显异常。原心房水平分流消失。估测肺动脉收缩压较前下降，为 89 mmHg。患者症状稳定，予以出院随访。4 个月后停用瑞莫杜林，改用波生坦加西地那非。现患者一般情况良好，日常活动可以承受，上楼梯或是重体力活时易出现胸闷。

·讨论·

本例患者二胎妊娠中期发现肺动脉高压，以"胸闷、气促"为主要临床表现，在终止妊娠后症状加重，并出现右心衰竭及晕厥。经完善检查未发现明显先天性心脏病、自身免疫性疾病、肝脏疾病、低氧性肺动脉高压或肺部疾病以及肺栓塞等常见肺动脉高压病因。根据右心导管检查结果，诊断患者以毛细血管前肺动脉高压为主，合并毛细血管后肺高压。

肺动脉高压常发生于女性，其中大部分是育龄期妇女。有趣的是，部分患者仅在二胎妊娠时才出现肺动脉高压，其机制不明。正常情况下，孕妇的血流动力学会随妊娠发生适应性的变化。妊娠早期孕妇血容量即开始增加，红细胞数量上升，血液黏滞度升高，心率和每搏输出量亦增加，与此同时，体循环血管阻力下降，最终引起心输出量增加。这些变化在孕中期达到顶峰，并持续至妊娠结束。在正常妊娠期间，为了适应增加的血容量和心输出量，肺循环血管扩张，阻力下降，中心静脉压及 PAWP 和肺动脉压力得以保持不变。而患有肺动脉高压的患者由于肺血管重构、阻力增大，加之血容量增加，右心后负荷明显增加，易引起右心衰竭。尤其在分娩期间，由于焦虑、疼痛以及子宫收缩导致回心血量增加更易出现肺动脉高压危象，甚至猝死。尽管肺动脉高压的靶向治疗进展迅速，但妊娠合并肺动脉高压仍有较高的母胎死亡率，因此肺动脉高压仍被认为是妊娠的禁忌证，怀孕期间发现肺动脉高压也常被建议及时终止妊娠。

此病例在妊娠中期发现肺高血压并及时终止妊娠，但剖宫取胎后仍出现肺动脉高压进展及右心衰竭。根据 2015 年《ESC/ERS 肺高血压诊断与治疗指南》，对于 WHO 心功能Ⅳ级的患者，静脉注射依前列醇是唯一Ⅰ（A）类推荐的治疗药物，但依前列醇没有进入我国。前列环素类似物曲前列尼尔为Ⅱa（C）类推荐，是目前国内妊娠肺动脉高压最为常用和有效的治疗药物之一。但值得注意的是，合并左心衰竭的患者应用前列腺素类药物需非常谨慎。一方面，前列腺素类药物在使用初期由于增加肺循环血流量和左心室容量负荷，可能加重左心衰竭，进而形成低氧-肺血管收缩-肺动脉压力升高和右心衰竭进展的恶性循环。另一方面，前列腺素类不但会增加左心衰竭肺动脉高压患者低血压风险，而且增加病死率。因此，合并左心衰竭的肺动脉高压患者使用前列环素类药物时需要配合使用减轻前负荷及直接作用于心肌的药物来维持血流动力学平衡。此外，由于出现右向左分流肺动脉高压患者对于低血压的耐受力更差，使用可扩张外周血管的药物和强利尿剂或大剂量利尿剂时更要慎重，注意避免容量不足和外周血管扩张引起血压下降。基于上述考虑，此病例在住院初期，我们首先应用直接作用于心肌的左西孟旦结合利尿剂减轻前负荷及多巴胺维持血压等联合平衡治疗来改善右心衰竭同时兼顾左心功能维护。待左心衰竭改善后，在波生坦、他达拉非基础上加用曲前列尼尔联合靶向治疗取得较好的临床结果。

· 病例启示 ·

（1）由于妊娠合并肺动脉高压严重威胁母胎安全，正确早期地发现、治疗肺动脉高压至关重要。围产期和产后或终止妊娠后2个月内，易出现肺动脉高压病情进展，需严密监测血流动力学变化，及时给予合理的治疗，从而降低死亡率。

（2）肺动脉高压合并重症右心衰竭时，需注意是否继发左心舒张功能障碍所致毛细血管后肺高压。

（3）重症肺动脉高压合并左心衰竭时，在改善右心功能的同时需兼顾左心衰竭处理。

幺天保　沈节艳

上海交通大学医学院附属仁济医院

主编点评

　　肺动脉高压右心衰竭的治疗是临床的难点，如何在肺动脉高压危象中挽救右心衰竭，同时兼顾处理左心衰竭，本例通过一个二胎妊娠合并重症肺动脉高压患者的抢救，详细阐述了肺动脉高压危象救治的用药思路和治疗方案，以供大家参考。

［1］Svetlichnaya J, Janmohammed M, De Marco T. Special Situations in Pulmonary Hypertension: Pregnancy and Right Ventricular Failure［J］. Cardiol Clin, 2016,34(3)：473 - 487.

［2］Meng ML, Landau R, Viktorsdottir O, et al. Pulmonary Hypertension in Pregnancy: A Report of 49 Cases at Four Tertiary North American Sites［J］. Obstet Gynecol, 2017,129(3)：511 - 520.

［3］Galiè N, Humbert M, Vachiery JL, et al. 2015 ESC/ERS Guidelines for the diagnosis and treatment of pulmonary hypertension: The Joint Task Force for the Diagnosis and Treatment of Pulmonary Hypertension of the European Society of Cardiology (ESC) and the European Respiratory Society (ERS): Endorsed by: Association for European Paediatric and Congenital Cardiology (AEPC), International Society for Heart and Lung Transplantation (ISHLT)［J］. Eur Heart J, 2016,37(1)：67 - 119.

［4］Califf RM, Adams KF, McKenna WJ, et al. A randomized controlled trial of epoprostenol therapy for severe congestive heart failure: The Flolan International Randomized Survival Trial (FIRST)［J］. Am Heart J, 1997,134(1)：44 - 54.

病例 22　鲁登巴赫综合征的治疗方案抉择——二尖瓣狭窄、房间隔缺损引起的肺高血压

关键词·胸闷；先天性房间隔缺损；风湿性二尖瓣狭窄；鲁登巴赫综合征；左心疾病相关性肺高血压（WHO分类Ⅱ类）；右心导管；经皮二尖瓣球囊扩张的适应证；房间隔缺损介入治疗适应证

·病史摘要·

患者，女性，57岁，因"活动后胸闷、气促1月余"入院。

患者1月余前出现活动后胸闷气促，无胸痛、呼吸困难、心悸，2016年12月2日于外院就诊，心超示房间隔缺损，左心房扩大，二尖瓣钙化，左心室舒张功能不全（LVEF 66%），左心室顺应性欠佳，二尖瓣轻中度反流，三尖瓣轻度反流，主动脉瓣轻度反流。2017年8月16就诊于我院，心超示风湿性心脏病，中度二尖瓣狭窄伴轻度反流，瓣口面积1.1 cm²；Ⅱ孔型房间隔缺损（房间隔中部见5 mm回声缺失）（左向右分流）；轻度三尖瓣反流，中度肺动脉高压，肺动脉收缩压70 mmHg；左心房内径60 mm，右心房内径55 mm×44 mm，提示双房增大；轻度主动脉瓣狭窄。现为求进一步诊治，收入我院。患者否认高血压、糖尿病、冠心病病史。

·入院体检·

神清，气平，精神可，血压124/70 mmHg，皮肤、巩膜无黄染，口唇无发绀，无杵状指，胸廓无畸形，颈静脉无怒张，心前区无隆起，心率88次/min，律不齐，心尖部可闻及舒张期3/6级杂音，胸骨左缘第二肋间闻及第二心音增强并伴有固定分裂、收缩期2/6级杂音，双肺呼吸音清。腹部平软，肝、脾肋下未及，双下肢无水肿。

问题与思考1

·该患者为中老年女性，以胸闷起病，无冠心病、高血压病史，无心律失常病史。心超提示二尖瓣狭窄，房间隔缺损，肺动脉高压。在选择治疗方案前，需进一步明确动脉高压的病因，如二尖瓣狭窄引起的左心功能不全，房间隔缺损引起的肺循环血量增加，或源于未被发现的免疫系统疾病、肺部疾病、肺血管栓塞等。完善各项检查，包括出凝血功能、自身抗体、心脏标志物、心脑利钠肽等。

·辅助检查1·

▷ 出凝血功能：PT 12.8 s，APTT 30.1 s，INR 1.12，D-二聚体 0.19 mg/L。

▷ 血常规：RBC 4.24×10¹²/L，Hb 155 g/L(↑)，WBC 5.7×10⁹/L，PLT 278×10⁹/L。

▷ 桡动脉血气分析：pH 7.37，PCO₂ 41 mmHg，PO₂ 90 mmHg(↓)，SO₂ 96.0%，实际碳酸氢盐 22.2 mmol/L，二氧化碳总量 23.4 mmol/L。

▷ 心脏标志物：cTnT 0.009 ng/ml，BNP 631 pg/ml (↑)。

▷ 肝肾功能：GPT 18 U/L，GOT 22 U/L，TB 5.8 μmol/L，DB 1.8 μmol/L，TP 74 g/L，Alb 42 g/L，UA 339 μmol/L(↑)，Cr 87 μmol/L。估算肾小球滤过率（根据 CKD-EPI 方程）54 ml/(min·1.73 m²)(↓)。BUN 5.8 mmol/L。

▷ 自身抗体均阴性。

▷ 甲状腺功能：T₃ 1.6 ng/ml，T₄ 98.1 nmol/L，FT₃ 5.37 pmol/L，FT₄ 21.59 pmol/L，TSH 2.25 μU/ml。

▷ 经胸超声心动图：①风湿性心脏病：中度二尖瓣狭窄伴轻度反流，瓣口面积1.1 cm²；②Ⅱ孔型房间隔缺损（房间隔中部见5 mm回声缺失，左向右分流）；③中度肺动脉高压，肺动脉增宽为28 mm，肺动脉收缩压70 mmHg，轻度三尖瓣反流；④左心房内径60 mm，右心房内径55 mm×44 mm，提示双房增

大;⑤轻度主动脉瓣狭窄。

▶ 肺CT+增强：肺动脉CTA提示两侧肺动脉主干及分支显示良好，未见明显狭窄或扩张，未见畸形血管团。

▶ 术前食管心超：左心耳血流瘀滞，未见明显血栓。

▶ 根据病史和以上实验室检查结果，基本除外结缔组织病相关性肺动脉高压、低氧性肺高血压，以及肺栓塞、血栓栓塞性肺高血压等。

问题与思考2

▪ 在排除了上述肺高血压原因后，我们考虑该患者的肺高血压主要源于二尖瓣狭窄或房间隔缺损。二尖瓣狭窄时，左心房血流瘀滞，形成毛细血管后肺高血压；而房间隔缺损则由于左向右分流，使肺动脉血流量增加。右心导管检查术能帮助明确肺动脉高压的程度和类型，从而确定房间隔缺损与二尖瓣狭窄在该患者肺高血压成因中的主导地位，以此确定最终的诊疗方案。

·辅助检查2·

右心导管：肺动脉压力55/18/30 mmHg，PAW 25/9/16 mmHg，左心房压力22/8/19 mmHg，测肺动脉DPG 2 mmHg，计算Qp/Qs为2.1/0.9。由此明确为孤立性毛细血管后肺高血压（第二类）。

·最终诊断·

（1）鲁登巴赫综合征：风湿性二尖瓣狭窄，先天性房间隔缺损，左向右分流。

（2）心律失常，心房颤动。

（3）肺高血压（WHO分类Ⅱ类，孤立性毛细血管后肺高血压）。

问题与思考3

▪ 患者目前诊断为孤立性毛细血管后肺高血压，因而主要考虑二尖瓣狭窄为该患者肺高血压的主要成因（二尖瓣狭窄程度分类见表22-1）。二尖

瓣狭窄的进一步治疗应如何选择，是外科手术，还是内科介入治疗？

表22-1　二尖瓣狭窄程度分类

二尖瓣狭窄	轻度	中度	重度
心超瓣口面积	>1.5	1.0~1.5	<1.0
肺动脉舒张压差(mmHg)	<5	5~10	>10
肺动脉压力(mmHg)	<30	30~50	>50

▪ 根据国内外相关专业组织的最新指南，二尖瓣狭窄经导管二尖瓣球囊扩张的介入治疗指征如图22-1。该患者心超报告显示二尖瓣狭窄合并轻度二尖瓣反流，瓣口面积1.1 cm²，根据表22-1为中度二尖瓣狭窄，未提示瓣叶明显钙化，符合介入治疗适应证。经过术前食管心超的检查，未见左心房有明显血栓，可行经皮二尖瓣球囊扩张术。考虑到患者年龄偏大，通过微创介入治疗，在改善临床症状的同时，也能最大程度减少损伤，降低手术风险，缩短住院时间。因此，我们选择经皮二尖瓣球囊扩张术。

问题与思考4

▪ 虽然经过术前分析，本患者的肺动脉高压主要由二尖瓣狭窄引起，但考虑到房间隔缺损的存在仍会引起左向右分流，肺循环血流量增加，在二尖瓣球囊扩张后，该房间隔缺损是否还需要干预，若需要干预，进一步的治疗方案应如何选择，是通过介入封堵，还是外科开胸干预？

根据最新的《常见先天性心脏病介入治疗中国专家共识》，房间隔缺损介入治疗的适应证如图22-2所示。由于该患者房间隔缺损直径仅为5 mm，根据指南，5 mm左右的房间隔缺损处于介入封堵适应证的临界标准。5 mm左右的房间隔缺损一般不会明显增加右心室容量负荷，对血流动力学影响较小，除出现反常栓塞以外，一般不需要干预。因此，我们认为，应在二尖瓣球囊扩张后，应通过重新计算分流

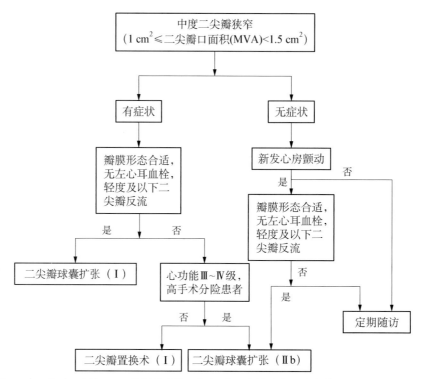

图 22-1 2014 年 AHA/ACC《心脏瓣膜病管理指南》中二尖瓣狭窄的治疗建议（Ⅰ，Ⅱb 为推荐等级）

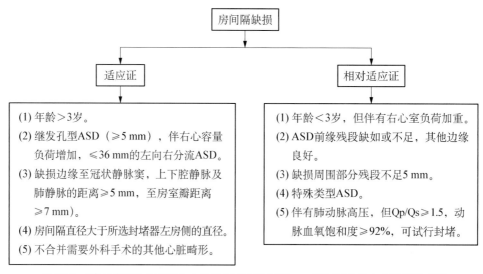

图 22-2 《常见先天性心脏病介入治疗中国专家共识》——房间隔缺损介入治疗适应证

量，根据右心室容量负荷的变化程度、肺动脉压力的下降程度来判断是否需要干预房间隔缺损。若分流量（Qp/Qs）≤1.5，肺动脉收缩压小于 40 mmHg，可暂时不行封堵治疗。

·治疗方案·

左心病变性肺高血压的治疗，主要是针对相关左心疾病的治疗。对患者进行二尖瓣球囊扩张术（视频22-1）。根据术前心超测得二尖瓣口面积 1.2 cm²（图22-3，图 22-4），依次以 22 mm、24 mm、26 mm 二尖瓣球囊扩张后，复测心超测得二尖瓣口面积 1.68 cm²（图22-5），复测肺动脉收缩压为 34 mmHg，重新计算 Qp/Qs，降至 1.3/0.9（<1.5），不能提示房间隔缺损左向右分流导致右心室容量负荷过重。

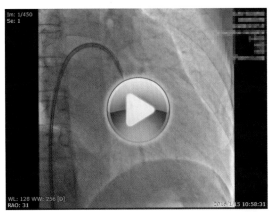

视频 22-1　二尖瓣球囊扩张术

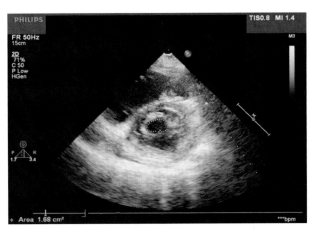

图 22-5　二尖瓣球囊扩张术后,心超测量
二尖瓣瓣口面积为 1.68 cm²

关于房间隔缺损,临界 5 mm,右心室未有容量负荷过重,右心导管明确肺高血压非房间隔缺损引起,未达到房间隔缺损封堵适应证,遂未进行房间隔缺损封堵术。

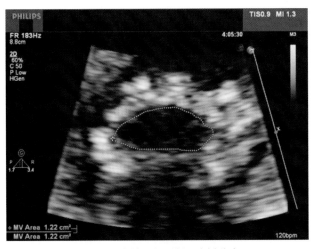

图 22-3　术前心超测得二尖瓣狭窄

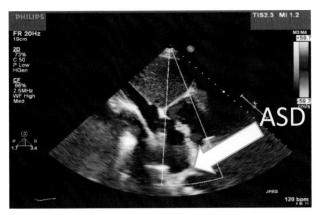

图 22-4　术前心超测得房间隔中部直径 5 mm 房间隔缺损

·术后辅助检查·

见表 22-2。

表 22-2　心超术前术后对照表

日期	右心房、右心室	肺动脉内径（mm）	PASP（mmHg）
2017-8-29（术前）	右心房和右心室内径增大	28	70
2017-8-30（术后）	右心房和右心室稍大	26	53
2017-9-27（术后 1个月）	右心房内径增大,右心室内径正常	不增宽	32

·术后治疗方案·

术后给予患者营养支持、抗感染治疗、托拉塞米、螺内酯利尿,倍他乐克缓释片控制心率治疗,继续华法林抗凝治疗,INR 维持在 2.0～2.5。1 个月后复查心超,房间隔中段见小段回声缺损,轻微二尖瓣狭窄合并轻度反流,肺动脉收缩压 32 mmHg,右心房内径增大,右心室内径已恢复正常,这充分说明该患者术前肺高血压的主要原因确实是源于二尖瓣狭窄而非房间隔缺损,二尖瓣口扩张后,持续存在的房间隔缺损并未引起右心室容量负荷的增加,进一步佐证了该小型房间隔缺损确实不需要干预。

·讨论·

本例患者发现房间隔缺损和瓣膜病变一年,以胸闷为主要表现。在排除了免疫系统疾病、肺部疾病、肺栓塞等病因后,根据右心导管检查结果,可以判断为二尖瓣狭窄引起的毛细血管后肺高血压，属第二类肺高血压。

二尖瓣狭窄合并房间隔缺损为鲁登巴赫综合征，是一种罕见的复杂心脏病，其治疗方法至目前为止，国内外仍没有定论。对于二尖瓣球囊扩张、房间隔封堵是否需要同时进行，或是两者需按先后顺序进行，众说纷纭。肺高血压作为该病两种主要心脏病变的继发表现，在鲁登巴赫综合征治疗方案抉择中至关重要，故提出与大家分享。

进一步查找国内外有关鲁登巴赫综合征合并肺高血压的文献，现有报道的鲁登巴赫综合征患者几乎都按照先二尖瓣球囊扩张、后房间隔缺损封堵术的顺序进行了治疗。但是否所有鲁登巴赫综合征合并肺高血压的患者都需要进行该种术式，我们提出了疑问。

（1）鲁登巴赫综合征患者首先需要行二尖瓣球囊扩张，当二尖瓣瓣口面积扩大、跨瓣压差缩小后，左心房压力会明显下降。此时，进行房间隔缺损封堵，不会引起左心房压力的剧增。否则，若先行房间隔封堵术，左向右分流消失，短时间内进一步增加左心房压力，骤增的左心房压极可能引起肺淤血，甚至肺水肿。另一方面，基于患者已有的房间隔缺损，左房导丝能直接通过缺损部位到达左心房，沿导丝Inoue球囊能顺利送至二尖瓣口进行二尖瓣扩张，而无需通过房间隔穿刺建立通道，这能有效降低房间隔穿刺带来的心脏创伤。

（2）二尖瓣球囊扩张术后，房间隔缺损是否需要同时进行封堵，我们认为，应以扩张术后的 Qp/Qs 以及肺动脉压力的下降程度决定。当该比值大于1.5 特别是 2.0 时常提示有大量分流，肺动脉压力往往仍较高，此时若房间隔缺损大小、边缘符合介入治疗适应证，可进一步完善封堵。当房间隔缺损较小，且扩张后肺动脉压力下降明显，Qp/Qs 在 1.0~1.5 时，我们认为，这种房间隔缺损不一定需要同时进行封堵，小型房间隔缺损的存在能为未来潜在二尖瓣二次狭窄需要的再次瓣膜扩张术提供"绿色通道"。

（3）截至目前，左心疾病相关性肺高血压使用肺动脉高压靶向药物的临床研究结果皆不如人意，指南推荐对左心疾病相关性肺高血压应以治疗左心疾病为主。国际上也未有发布针对鲁登巴赫综合征合并肺高血压患者单纯使用肺动脉高压靶向药物的先例。本病例的患者经皮二尖瓣扩张后肺动脉压力已降至正常，但对于一些长病程、重度肺动脉高压患者，预先服用肺动脉高压靶向药物可能会优化介入手术的远期疗效，但仍需谨防在瓣膜狭窄未解除前扩张肺血管导致肺水肿的风险。

· 病例启示 ·

（1）该例患者向我们提示肺动脉高压在鲁登巴赫综合征手术术式选择中的重要地位。

（2）右心导管分流量的变化是判断是否需要"一站式"治疗的临床指征。

金沁纯　管丽华

复旦大学附属中山医院

参 考 文 献

［1］ Nishimura RA, Otto CM, Bonow RO, et al. 2014 AHA/ACC guideline for the management of patients with valvular heart disease: a report of the American College of Cardiology/American Heart Association Task Force on Practice Guidelines [J]. J Thorac Cardiovasc Surg, 2014,148 (1): e1 - e132.

［2］ Nishimura RA, Otto CM, Bonow RO, et al. 2017 AHA/ACC Focused Update of the 2014 AHA/ACC Guideline for the Management of Patients With Valvular Heart Disease: A Report of the American College of Cardiology/American Heart Association Task Force on Clinical Practice Guidelines [J]. J Am Coll Cardiol, 2017,70(2): 252 - 289.

［3］ 朱鲜阳. 常见先天性心脏病介入治疗中国专家共识　一、房间隔缺损介入治疗[J]. 介入放射学杂志,2011(01): 3 - 9.

［4］ Baumgartner H, Bonhoeffer P, De Groot NMS, et al. ESC Guidelines for the management of grown-up congenital heart disease (new version 2010): The Task Force on the Management of Grown-up Congenital Heart Disease of the European Society of Cardiology (ESC) [J]. European Heart Journal, 2010,31(23): 2915 - 2957.

［5］ Aminde LN, Dzudie A, Takah NF, et al. Current diagnostic and treatment strategies for Lutembacher syndrome: the pivotal role of echocardiography [J]. Cardiovasc Diagn Ther, 2015,5(2): 122 - 132.

［6］ Goel S, Nath R, Sharma A, et al. Successful percutaneous management of Lutembacher syndrome [J]. Indian Heart J, 2014,66(3): 355 - 357.

［7］ Ibe T, Wada H, Sakakura K, et al. Pulmonary hypertension due to left heart disease: The prognostic implications of diastolic pulmonary vascular pressure gradient [J]. Journal of Cardiology, 2016,67(6): 555 - 559.

病例 23 不容忽视的右心增大——二尖瓣机械瓣置换术后肺高血压的诊治

关键词 · 二尖瓣置换术后；左心疾病相关性肺高血压；单纯性毛细血管后肺高血压；三尖瓣反流

· 病史摘要 ·

患者，男性，54 岁，山东省海阳市人，因"反复胸闷、气短 26 年，加重伴双下肢水肿半年"入院。

患者于 1990 年发热后数周出现双膝关节肿痛，中等强度活动后逐渐出现气短、乏力，当地医院诊断"风湿性心脏病、二尖瓣关闭不全"，经强心利尿（具体不详）等治疗后病情好转不明显。1991 年在当地医院行"二尖瓣机械瓣置换术"，术后活动后气短不适基本缓解。随后规律服用华法林抗凝治疗，INR 维持在 2.0～3.0。2012 年开始再次出现活动后气短、乏力等不适，且进行性加重。当地医院超声心动图检查提示"三尖瓣中度关闭不全、中度肺动脉高压"，给予呋塞米、螺内酯及地高辛等药物治疗，病情时轻时重，有时出现双下肢水肿。2016 年 7 月胸闷、气短明显加重，且双下肢中重度水肿，当地医院超声心动图示 LA 74 mm，LV 55 mm，EF 49%，RV 45 mm，估测 sPAP 60 mmHg，三尖瓣重度关闭不全，中度肺动脉高压。诊断为"风湿性心脏病、二尖瓣机械瓣置换术后、三尖瓣重度关闭不全、肺动脉高压、心脏扩大、心房纤颤、心功能Ⅳ级"，给予呋塞米、地高辛、美托洛尔（倍他乐克）、西地那非等治疗，病情好转不明显，夜间高枕卧位休息，有时夜间阵发性呼吸困难，甚至端坐呼吸，反复多次住院疗效不佳。于 2017 年 3 月 8 日转入中国医学科学院阜外医院进一步诊治。

既往有吸烟 30 余年，每日 20 支；2007 年因外伤行脾脏切除术。无高血压、糖尿病等病史。

· 入院体检 ·

体温 36.5 ℃，脉搏 66 次/min，呼吸 18 次/min，血压 111/60 mmHg，慢性病容，半卧位，颈静脉怒张并搏动明显，双肺呼吸音粗，双肺底可闻及干、湿啰音；心浊音界增大，心率 70 次/min，第一心音强弱不等，律绝对不齐，三尖瓣区可闻及 2～3 级收缩期杂音；腹部饱满，肝肋下 3～4 横指，质韧至硬；双下肢中度凹陷性水肿。

问题与思考 1

· 患者慢性病程，既往有二尖瓣机械瓣置换术病史 20 余年，以进行性加重的胸闷、气短为主要症状，多次超声心动图提示中度肺动脉高压，需进一步明确导致肺动脉高压的原因及准确的诊断分类。患者为中年男性，有风湿性心脏病、二尖瓣机械瓣置换术及心房纤颤病史，结合超声心动图检查提示右心室、双房扩大，且合并中度肺动脉高压，首先应考虑最新肺高血压诊断分类中的第二大类即左心疾病相关性肺高血压的可能。因患者同时合并长期吸烟、肝脏增大、脾切除术等病史，需要与呼吸系统疾病或缺氧相关的肺高血压、结缔组织病相关性肺动脉高压、肝硬化相关肺动脉高压、缩窄性心包炎等鉴别。由于此患者无法解释双房显著扩大及右心室增大，因而需进一步完善相关检查以明确肺动脉高压和心脏扩大的原因和机制。

· 辅助检查 1 ·

▷ 血常规：WBC $5.81×10^9$/L，NE 67.8%，Hb 124 g/L，PLT $210×10^9$/L。

▷ 心肌梗死三项：MYO 15.00 μg/L，cTnI 0.01 μg/L，CK-MB 2.95 ng/ml。

▷ 肿瘤标志物：AFP 4.74 ng/ml，CEA 3.88 ng/ml，CA19-9 12.57 U/ml，CA125 29.05 U/ml，CA15-3 8.29 U/ml。

▷ 肾功能：Cr 92.7 μmol/L，BUN 6.3 mmol/L；

UA 457 μmol/L(↑)。

肝功能：TP 65.5，Alb 35.5，GPT 30 U/L，GOT 23 U/L，TB 30.05 μmol/L(↑)，DB 15.20 μmol/L(↑)。

易栓三项：血浆蛋白 C 活性 58.00%(↓)，血浆抗凝血酶Ⅲ活性(ATⅢ)88.00%，血浆蛋白 S 活性(PS)97.80%。

D-二聚体：0.33 μg/ml。

风湿免疫指标：ANA、ENA 及抗磷脂抗体等均阴性。

NT-proBNP：1 527 pg/ml(↑)。

桡动脉血气分析：pH 7.426，PCO_2 31.9 mmHg，PO_2 77.8 mmHg，SO_2 94.6%(↓)，$HCO_3^-{}_{act}$ 25.1 mmol/L，Lac 1.63 mmol/L；

心电图(图 23-1)：心房纤颤，QRS 电轴右偏，右心室肥大。

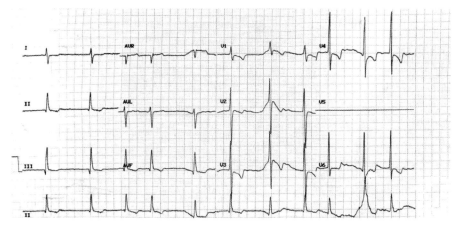

图 23-1 心电图提示：心房纤颤，Ⅰ导联 rS 波，Ⅱ、Ⅲ、aVF 导联及广泛胸前导联 T 波倒置，电轴右偏，右心室肥大

胸片(图 23-2)：两肺纹理粗，未见实变；肺动脉段平直，心影内可见人工瓣环影，胸骨可见固定钢丝影；心脏扩大，以双房右心室大为主，心胸比 0.69。

超声心动图：LA 69 mm，LVED 49 mm，LVEF 62.8%，RA 89 mm×81 mm，RV 36 mm，TAPSE 20 mm，IVC 内径 36 mm，双房右心室扩大，三尖瓣环内径约 64 mm(图 23-3)，左心室不大，室壁厚度正常，二尖瓣机械瓣瓣环固定，瓣叶及瓣周未见明显异常，三尖瓣大量反流，估测 sPAP 58 mmHg。

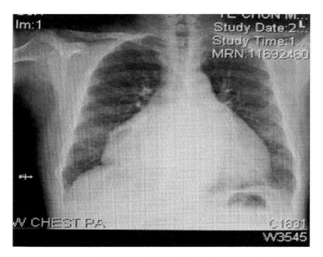

图 23-2 胸片：两肺纹理重，未见实变，肺动脉段平直，心影显著扩大，心胸比 0.69

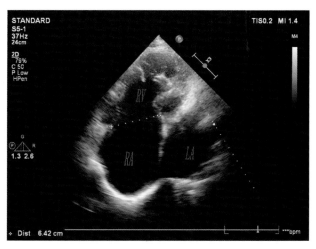

图 23-3 左右心房均明显扩大、三尖瓣环显著扩张。LA：左心房，RA：右心房，RV：右心室

▶ 冠状动脉造影:LAD 开口 70%偏心狭窄。

▶ 腹部超声:肝淤血样改变,脾脏切除术后,左肾囊肿?右肾结石。

▶ 肺功能:FEV1%预计值 53%,FEV1/FVC 64%,RV/TLC 156%,DLCO 58%,中度阻塞性通气功能障碍,小气道功能严重减退,残气量和残总比值显著升高,弥散量中度下降,气道阻力及弹性阻力未见明显异常,肺顺应性低于正常范围。

问题与思考 2

▶ 根据肺功能检查及血气分析不支持慢性阻塞性肺疾病及肺间质性病变,因此不考虑呼吸系统相关性肺高血压;因风湿免疫指标结果均阴性,故可排除结缔组织病相关性肺动脉高压;腹部超声未发现肝硬化,可除外肝硬化导致肺动脉高压可能;患者冠状动脉造影提示冠状动脉单支病变(狭窄 70%),超声心动图未见节段性室壁运动异常,LVEF 正常,可排除心肌梗死所致的肺高血压;患者右心室明显扩大,亦不支持缩窄性心包炎。因此以左心疾病相关性肺高血压的可能性最大,为进一步确诊,建议行右心导管检查。

· 辅助检查 2 ·

右心导管检查:右心房压(RAP) 13/19/13 mmHg,右心室压(RVP) 36/8/13 mmHg,肺动脉压(PAP) 33/21/26 mmHg,肺小动脉楔压(PAWP) 18/23/19 mmHg,心输出量(CO)5.17 L/min,心指数(CI) 2.57 L/(min·m²),肺血管阻力(PVR) 1.35 WU,全肺阻力(TPR) 5.03 WU。

问题与思考 3

▶ 患者究竟该诊断哪种类型肺高血压?根据右心导管检查结果分析如下:①患者 mPAP 26 mmHg (>25 mmHg),符合肺高血压诊断标准;②mPAWP 19 mmHg(>15 mmHg),符合毛细血管后肺高血压;③DPG=肺动脉舒张压—mPAWP(本例患者为 21−19)=2 mmHg(<7 mmHg)且 PVR= 1.35 WU(<3 WU),因而为单纯毛细血管后肺高血压,符合第二大类肺高血压血流动力学特点。

· 最终诊断 ·

(1) 风湿性心脏病:二尖瓣机械瓣置换术后,三尖瓣重度关闭不全,心脏扩大,肺高血压,持续性心房纤颤,心功能 III 级,心源性肝硬化。

(2) 冠心病。

(3) 脾脏切除术后。

· 治疗方案 ·

给予呋塞米、托拉塞米、螺内酯、美托洛尔(倍他乐克)及福辛普利等利尿及改善心肌重构等治疗,给予左西孟旦、新活素进一步纠正心功能不全,胸闷、气短症状减轻,下肢水肿消失,夜间可平卧。择期行外科三尖瓣环机械瓣置换术,术后心力衰竭症状明显改善,心功能良好。术后复查超声心动图显示右心室和右心房较术前明显变小(图 23-4)。

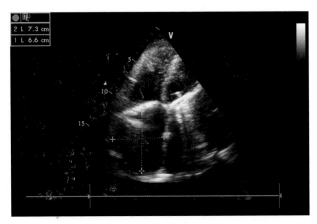

图 23-4 术后超声心动图:右心房及右心室较前变小,三尖瓣环大小正常

· 讨论 ·

二尖瓣瓣膜置换术后肺高血压及三尖瓣反流已成为一个无法回避的重要临床问题,当前研究发现二尖瓣置换术后发生三尖瓣反流平均时间约 10 年,发生率高达 30%,并且肺高血压和三尖瓣环扩张是

预后差的重要危险因素。因而有必要对此类肺高血压的发生机制和诊治策略进行深入探讨。

（1）此患者肺小动脉楔压及肺动脉压力升高的原因：患者二尖瓣机械瓣相对狭窄导致肺静脉淤血，因而肺小动脉楔压升高；冠心病局部心肌缺血导致左心室舒张末压增高和肺静脉压增高；以上均可导致肺小动脉楔压增高。晚期由于舒血管因子减少和缩血管因子增加均可引起肺血管收缩；肺血管对脑钠肽扩张作用的敏感性下降及肺血管重构亦可引起肺动脉压力升高。

（2）为什么出现严重三尖瓣反流及右心增大？正常三尖瓣环直径指数为（21±2）mm/m² BSA，周长为（78±7）mm/m² BSA。二尖瓣机械瓣置换术后三尖瓣扩张主要发生在室间隔-右室侧壁方向，导致右心室收缩力下降和三尖瓣反流。这种三尖瓣反流随时间延长继续发展，且与有无二尖瓣反流复发无关。二尖瓣术后心脏纤维骨架稳定性失衡可能是三尖瓣反流的重要始动因素之一（图 23-5），其可能发生机制：二尖瓣置换术后乳头肌、腱索断离，左心收缩时仅存在机械瓣的关闭力，而对二尖瓣环的牵拉力丧失，右心"过强"的三尖瓣环舒缩力不断拽拉，逐渐引起纤维骨架偏移、失衡，使瓣环出现松动、扩大，导致三尖瓣反流和右心扩大。

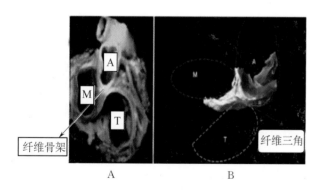

图 23-5 心脏纤维骨架（图片来源于程显声）。A. 纤维骨架与瓣环关系；B. 纤维三角与瓣环的关系。M：二尖瓣；T：三尖瓣；A：主动脉瓣

（3）此类严重三尖瓣病变的处理策略：①积极抗心力衰竭治疗：对于合并严重三尖瓣反流及右心功能衰竭的二尖瓣置换术后患者，应给予积极抗心力衰竭治疗，合理规范使用利尿剂、地高辛、醛固酮受体拮抗剂、β受体阻滞剂和 ACEI/ARB 等药物。对右心导管检查提示肺血管阻力明显升高的患者可谨慎使用小剂量磷酸二酯酶抑制剂如西地那非治疗，但此例患者由于 DPG 正常，肺血管阻力正常，提示肺动脉压力升高完全由于左心瓣膜病所致，故禁忌使用肺动脉高压靶向药物，以免加重肺水肿；②预防性三尖瓣成形术：过去认为二尖瓣瓣膜病变只需进行二尖瓣手术，功能性三尖瓣反流无论多严重都无需手术干预。2013 年 Desai 等人发现，单纯修复二尖瓣只能短期改善三尖瓣反流和右心功能，同时进行三尖瓣修复能有效预防术后三尖瓣反流的发生。目前部分专家建议在行二尖瓣置换术时不管三尖瓣反流程度，只要三尖瓣环≥3.5 cm，特别是风湿性三尖瓣反流都应积极行三尖瓣修复术，以防日后发生三尖瓣反流；③三尖瓣成形术或机械瓣置换术：由于二尖瓣术后重度三尖瓣反流是一独立疾病实体，对部分内科治疗无效且反复心力衰竭发作的患者，可以考虑在有经验心脏外科中心行三尖瓣成形术或机械瓣置换术。

（4）左心病变相关性肺高血压的治疗：目前指南提出，对左心疾病相关性肺高血压应以治疗左心疾病本身为主，包括抗心力衰竭治疗及介入方法治疗缺血、心律失常或手术纠正瓣膜畸形等；对其中混合性毛细血管前后肺高血压（即 DPG>7 mmHg，或跨肺压差 TPG>12 mmHg）者，在左心病变最优化治疗后如果肺 PAWP 已正常而跨肺压差仍高者，可以试用肺血管靶向药物，但瓣膜病或人工瓣置换术后不属于此类。

·病例启示·

（1）应重视 DPG（肺动脉舒张压-mPAWP）在左心疾病相关性肺高血压诊断分类中的价值。

（2）二尖瓣术后重度三尖瓣反流是一独立疾病实体，应加强此类患者的随访，及早干预，部分患者能够从三尖瓣成形术或三尖瓣置换术中获益。

郭攸胜 徐希奇
中国医学科学院阜外医院

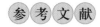

［1］Fukuda S，Saracino G，Matsumura Y，et al. Three-dimensional geometry of the tricuspid annulus in healthy subjects and in patients with functional tricuspid regurgitation：a real-time，3-dimensional echocardiographic study［J］. Circulation，2006，114：1492－1498.

［2］Wang G，Sun Z，Xia J，et al. Predictors of secondary tricuspid regurgitation after left-sided valve replacement［J］. Surg Today，2008，38：778－783.

［3］程显声. 二尖瓣外科术后晚期三尖瓣反流发病机制的探讨［J］. 中国循环杂志，2015，10：932－935.

［4］Matsunaga A，Duran CM. Progression of tricuspid regurgitation after repaired functional ischemic mitral regurgitation［J］. Circulation，2005，112（9 Suppl）：1453－1457.

［5］De Bonis M，Lapenna E，Sorrentino F，et al. Evolution of tricuspid regurgitation after mitral valve repair for functional mitral regurgitation in dilated cardiomyopathy［J］. Eur J Cardiothorac Surg，2008，33：600－606.

［6］Nishimura RA，Otto CM，Bonow RO，et al. 2014 AHA/ACC guideline for the management of patients with valvular heart disease：a report of the American College of Cardiology/American Heart Association Task Force on Practice Guidelines［J］. J Thorac Cardiovasc Surg，2014，148（1）：e1－e132.

［7］Desai RR，Vargas Abello LM，Klein AL，et al. Tricuspid regurgitation and right ventricular function after mitral valve surgery with or without concomitant tricuspid valve procedure［J］. J Thorac Cardiovsc Surg，2013，146，1126－1132.

［8］Shiran A，Sagie A. Tricuspid regurgitation in mitral valve disease incidence，prognostic implications，mechanism，and management［J］. J Am Coll Cardiol，2009，53：401－408.

病例 24　蛛丝马迹查肺动脉高压——肺静脉狭窄引起肺高血压

关键词·晕厥；D-二聚体升高；肺高血压Ⅱ类；通气/血流灌注显像；CTPA；肺静脉狭窄；经皮肺静脉血管成形术

·病史摘要·

患者，男性，63 岁，因"反复活动后气促 10 月余，晕厥 1 次"入院。

患者 10 个月前（2015 年 7 月）旅游途中快步行走后出现黑矇伴晕厥，约 2 min 后自行苏醒，病程中无四肢抽搐，无胸痛，无咳嗽、咯血、咳痰、发热等。遂至北京某 A 医院急诊，头颅 CT 及 MRI 未见明显异常，D-二聚体 1 579.77 ng/ml，心电图示完全性右束支传导阻滞，考虑急性肺栓塞可能，予以行 CT 肺动脉造影（CTPA），但未见明显栓塞证据。转至某 B 医院，复查 D-二聚体＞5 000 ng/ml；复查 CPTA 仍未见明显异常；超声心动图提示中度肺动脉高压，估测肺动脉收缩压（SPAP）58 mmHg。予以吸氧、改善微循环等对症治疗。患者因晕厥致下颌骨骨折，故转回至上海某 C 医院行下颌骨骨折切开复位内固定术，住院期间为进一步明确晕厥原因，予以查冠状动脉 CTA 及肺动脉 MRA，均未见异常；复查心超仍提示中度肺动脉高压，SPAP 54 mmHg，给予地尔硫䓬（恬尔心）治疗。经上述治疗 2 个月症状无明显改善，快速跑步后再次出现眩晕、黑矇。2016 年 4 月复查心超示重度肺动脉高压，SPAP 88 mmHg，右心增大。现为求进一步明确肺动脉高压病因，门诊收入我院。

患者既往吸烟 40 年，每天 40 支。有高血压病史 10 余年，长期口服降压药控制良好；糖尿病 8 余年，胰岛素治疗中，但血糖控制欠佳；2014 年 10 月因"阵发性心房颤动"行射频消融术。

·入院体检·

血压 127/60 mmHg，神清，精神可，口唇未见发绀，颈静脉无充盈。双肺呼吸音清，未闻及干、湿啰音。心率 70 次/min，律齐，P2 稍亢进，各瓣膜区未闻及病理性杂音。肝、脾肋下未触及。双下肢无水肿，无杵状指。

问题与思考 1

·患者以晕厥起病，病程中反复眩晕、黑矇，活动后气促。多次心超提示中至重度肺动脉高压，考虑晕厥、气促症状与肺动脉高压相关，需进一步明确肺动脉高压的病因。中老年男性肺动脉高压的常见病因主要考虑肺栓塞、呼吸系统疾病相关、左心疾病相关。①该患者发病时突发晕厥，多次 D-二聚体增高，虽 CTPA 阴性，但仍需考虑小分支血栓所致肺动脉压力增高；②该患者既往多年吸烟史，不排除合并慢性阻塞性肺疾病等低氧所致肺高血压；③该患者既往有心房颤动病史，有高血压、糖尿病史多年，冠心病高危因素较多，需考虑左心疾病相关性肺高血压可能。除此之外，需排除先天性心脏病、风湿疾病、甲状腺功能异常等病因。故针对上述鉴别诊断，予以完善血常规、血生化、风湿全套、甲状腺功能、血气分析、肺通气灌注显像、肺功能、心超等辅助检查。因该患者近半年已行 3 次 CTPA，均无异常，为减少辐射量，暂缓 CTPA 检查。

·辅助检查 1·

▶ 血常规：Hb 144 g/L，RBC 4.56×10^{12}/L，WBC 7.18×10^9/L，NE 60.4%，PLT 221×10^9/L。

▶ 桡动脉血气分析：pH 7.44，PCO_2 34.6 mmHg（↓），PO_2 73 mmHg（↓），SO_2 94.9%（↓）。

▶ 肝肾功能：GPT 35 U/L，GOT 19 U/L，TB 24 μmol/L（↑），DB 10 μmol/L（↑），TP 77 g/L，

Alb 47 g/L，ClA 294 μmol/L，Cr 73 μmol/L。

- 血糖：9.6 mmol/L(↑)。
- D-二聚体：186.99 ng/ml。
- NT-proBNP：26 pg/ml。
- 甲状腺功能：T_3 1.7 nmol/L，T_4 93.0 nmol/L，FT_3 4.17 pmol/L，FT_4 15.0 pmol/L，TSH 2.84 mU/L。
- 风湿全套：均阴性。
- 心电图：窦性心动过缓(心率 54 次/min)，完全性右束支传导阻滞。
- 肺功能：FVC 4.29 L，FEV1 3.53 L，FEV1%预计值 88.0%，FEV1/FVC 82.28%，RV/TLC 122.3%，DLCO 84.8%。提示肺通气功能正常，残气及残总比增高，弥散功能正常，气道阻力正常。
- 腹部超声：肝内高回声结节，考虑血管瘤可能性大。
- 肺通气显像：两肺通气显像未见明显异常(图 24-1)。
- 肺灌注显像：右肺中上野血流灌注功能受阻区存在，对照通气显像不匹配，提示肺栓塞病变可能(图 24-1)。
- 超声心动图：①轻度肺动脉高压(PASP 48 mmHg)，右心扩大，右心室收缩功能正常；轻度三尖瓣关闭不全。②左心房室大小正常，左心室收缩功能正常。

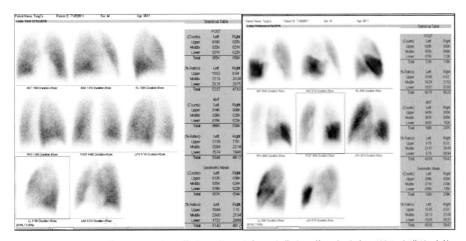

图 24-1 肺通气显像：两肺通气显像未见明显异常。肺灌注显像：右肺中上野血流灌注功能受阻区存在，对照通气显像不匹配，提示肺栓塞病变可能

问题与思考 2

· 根据以上实验室和影像学检查结果，患者肺功能正常，血氧含量轻度下降，左心大小功能正常，第二大类和第三大类 PH 依据不足。风湿全套、甲状腺功能、腹部超声基本正常，排除此类原因继发的 PH。VQ 显像提示肺栓塞，主要考虑慢性血栓栓塞性肺动脉高压可能性大，下一步予以行右心导管检查及肺动脉造影明确诊断。但与此同时，留有另一个疑问：心超仅提示轻度肺动脉高压，右心收缩功能正常，且 NT-proBNP 正常，提示患者心功能良好，不能解释晕厥和反复眩晕、黑矇的原因，患者入院心电图示窦性心动过缓，予以停用地尔硫䓬，复查心电图和动态心电图。

· 辅助检查 2 ·

- 心电图(停用地尔硫䓬后)：窦性心律(60 次/min)，完全性右束支传导阻滞。
- 动态心电图：基础心律为窦性心律，总心搏数 63 908 次，平均心率 54 次/min，最大心率 95 次/min，最少心率 43 次/min。房性期前收缩 4 个，成对 1 次，室性期前收缩 3 个，三联律 1 次，完全性右束支传导阻滞，V5 导联未见明显 ST-T 改变。
- 右心导管检查：肺动脉压 57/21/33 mmHg，肺小动脉压 8/5/6 mmHg，心排血量 4.29 L/min，肺血管阻力 6.29 WU。
- 肺动脉造影：肺动脉主干及叶肺动脉增粗，双侧肺动脉及其分支未见明显充盈缺损，右上肺动脉及左下肺动脉纤细、稀疏，血流缓慢，远端灌注稀疏，其余肺动脉远端灌注尚可(图 24-2，视频 24-1)。

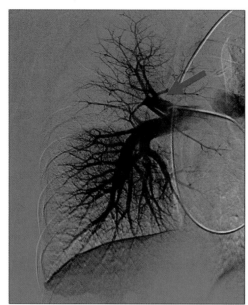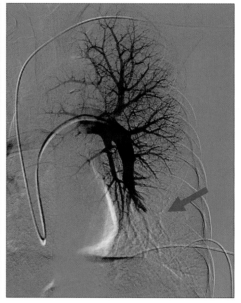

图 24-2　肺动脉造影：肺动脉主干及叶动脉增粗，右上肺、左下肺动脉管腔纤细、稀疏、血流灌注缓慢，远端灌注稀疏，但无明显充盈缺损

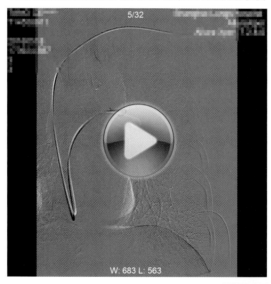

视频 24-1　左肺动脉造影

问题与**思考**3

· 该患者的肺动脉造影非常特殊，表现为血管纤细、血流灌注特别缓慢，但没有明显的僵硬、扭曲、充盈缺损等表现。造成该患者肺血管改变和肺高血压的病因是什么？鉴别诊断考虑：①慢性血栓栓塞性肺动脉高压（CTEPH）：患者既往

D-二聚体增高，我院 VQ 显像提示肺栓塞，但是晕厥发作时 CTPA 未见明显充盈缺损，且肺动脉造影未见明显充盈缺损或狭窄性改变。②先天性发育不良：为何仅选择性累及右上肺动脉、左下肺动脉？③血管炎：如何解释仅累及右上肺动脉、左下肺动脉？且患者风湿指标、ESR 均阴性，

亦无血管杂音,双上肢血压无明显差别。④纵隔异常包括淋巴结或肉芽肿、纤维纵隔炎导致的外源性压迫,但影像学无相关依据。以上诊断都不能完全解释肺血管病变。故予以再次复查CTPA。

· 辅助检查3 ·

CTPA报告:两肺条索影,纵隔多组淋巴结增大,未见明显充盈缺损。但仔细阅读CTPA,意外发现:左下肺肺静脉闭塞,左上、右上肺静脉狭窄(图24-3)。

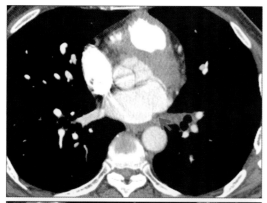

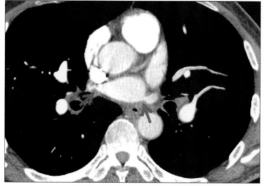

图24-3　CTPA示左下肺肺静脉闭塞,左上、右上肺静脉狭窄

问题与思考4

该患者CTPA影像科报告未发现特殊异常,但通过仔细阅读CTPA,意外发现左下肺肺静脉闭塞,左上、右上肺静脉狭窄。同时结合患者2年前曾行心房颤动射频消融术病史,我们调阅患者既往心房颤动术前检查,发现术前左心房CTA显示四根肺静脉均无异常,因此考虑射频消融术后所致肺静脉狭窄。通过阅读相关影像科文献,右下、左上肺动脉纤细的原因考虑供应肺静脉阻塞区的肺动脉因血流量下降而调整管径,表现为"发育不良",而并非肺动脉真正的狭窄。予以行肺静脉造影证实:右上、左上、左下肺静脉均重度狭窄(图24-4)。同时我们进一步探索之前遗留的困惑:患者肺动脉压力仅轻度增高,心功能正常,为何会反复黑矇,甚至晕厥?为此我们对该患者进行运动负荷超声心动图检查,发现该患者基线状态下心率60次/min时,SPAP 45 mmHg,而轻度运动负荷后,心率上升至70次/min,SPAP即刻上升至70 mmHg。提示该患者运动后心输出量增加,而由于肺静脉严重受阻血流无法回流,导致肺动脉压力急剧上升,左心回心血量减少。此外,患者因晕厥初次就诊时,曾有两次查D-二聚体均明显增高,可能在肺静脉狭窄致肺动脉血流缓慢的基础上合并肺微小动脉分支血栓,进一步加重右心负担,引起患者晕厥。

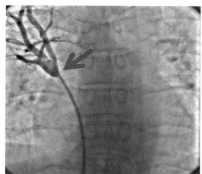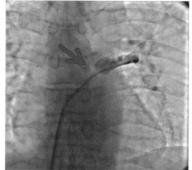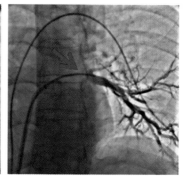

图24-4　肺静脉造影证实:右上、左上、左下肺静脉均重度狭窄

· **最终诊断** ·

（1）肺静脉狭窄所致肺高血压（WHO 分类Ⅱ类）。

（2）心律失常：阵发性心房颤动，心房颤动射频消融术后。

（3）高血压病 3 级，极高危组。

（4）2 型糖尿病。

· **治疗方案** ·

患者予以行左上肺静脉球囊扩张、左下及右上肺静脉球扩＋支架植入，介入后肺动脉平均压下降至 23 mmHg。出院后活动耐量明显恢复，一般日常活动不受限，心功能Ⅱ级，未再有晕厥、黑矇发作。3 个月后复查心超：心脏结构和功能均正常。

· **讨论** ·

经导管射频消融术是治疗心房颤动的常用方法之一。位于肺静脉内的异位兴奋灶可导致心房颤动，环肺静脉电隔离术已成为心房颤动射频消融的最常用术式。尽管随着对心脏电生理机制研究的深入研究和射频消融技术的成熟，手术相关并发症的发生在逐年减少，但少部分患者术后仍会出现如肺静脉狭窄等严重并发症。射频消融所致肺静脉狭窄的机制一般认为是射频消融的热损伤导致肺静脉血管壁瘢痕形成及肺静脉收缩，可能主要与射频消融时能量过大、温度过高、放电时间过长、消融部位过深以及消融的肺静脉直径较小等因素有关。肺静脉狭窄引起肺静脉压力增高、肺静脉血流回心受阻、肺淤血，最终导致肺动脉压力增高、右心室压力负荷增加，引发临床症状。

该病早期症状常无特异性，通常以呼吸系统症状比如咳嗽、胸痛、活动后气促、活动耐量下降、咯血为突出表现，早期心脏结构和心电图常无异常，而影像学常表现为肺淤血所致多发的斑片影及磨玻璃影、小叶间隔增厚等，常被误诊为肺部感染、肺栓塞、肺间质病等其他疾病。肺静脉狭窄诊断的金标准是肺静脉造影，但因属于有创性检查，常不作为诊断的首选。无创检查 CTV 对肺静脉的显像更有优势，可清楚显示肺静脉各分支，是诊断肺静脉狭窄及评价其严重程度的直接证据。

肺静脉狭窄无有效药物治疗。对于无症状的轻中度肺静脉狭窄患者，除持续抗凝预防肺静脉血栓形成外，无特殊治疗；对于有症状的重度肺静脉狭窄患者，通常采用介入或手术方法来缓解肺静脉狭窄，主要包括支架置入、经皮肺静脉球囊扩张、外科手术等。

· **病例启示** ·

（1）肺动脉高压的诊断，除了关注肺动脉，还应关注肺静脉。

（2）阅读 CTPA 影像时，不要一味依赖影像科报告结果，需临床医师结合病史，仔细阅片思考。

（3）临床上对于有心房颤动射频消融史的患者，要特别注意肺静脉狭窄，以免漏诊误诊。

赵勤华 刘锦铭
同济大学附属上海市肺科医院

参 考 文 献

［1］ Packer DL，Keelan P，Munger TM，et al. Clinical presentation, investigation, and management of pulmonary vein stenosis complicating ablation for atrial fibrillation［J］. Circulation，2005，111：546-554.

［2］ Pürerfellner H，Aichinger J，Martinek M，et al. Incidence, management, and outcome in significant pulmonary vein stenosis complicating ablation for atrial fibrillation［J］. Am J Cardiol，2004，93：1428-1431.

［3］ 吴钢，黄从新，江洪. 射频消融致肺静脉狭窄的病理特征［J］.中华心血管病杂志，2004，32：539-540.

［4］ Rostamian A，Narayan SM，Thomson L，et al. The incidence, diagnosis, and management of pulmonary vein stenosis as a complication of arial fibrillation ablation［J］. J Interv Card Electrophysiol，2014，40：63-74.

［5］ De Potter TJ，Schmidt B，Chun KR，et al. Drug-eluting stents for the treatment of pulmonary vein stenosis after atrial fibrillation ablation［J］. Europace，2011，13：57-61.

［6］ 王建德，李建蓉. 肺静脉狭窄的诊治及进展［J］.中华医学超声杂志（电子版），2010，7：1560-1565.

病例 25　肺静脉狭窄引起的咯血

关键词·咯血；心脏超声；肺高血压；射频消融术；通气血流灌注显像；肺血管 CTA；肺静脉狭窄；经皮肺静脉血管成形术

·病史摘要·

患者，男性，58 岁，因"咳痰 2 年余，活动后心累、胸闷 9 个月"入院。

患者 2 年前晨起后咳痰，颜色较淡，不伴发热、呼吸困难等症状。未予重视及治疗，9 个月前起咳铁锈色痰。

2 年前患者因发现"阵发性心房颤动"，并于当地医院行"射频消融术"。1 个月前患者因"心房颤动"反复发作再次于某心律失常治疗中心行"射频消融术"。

9 个月前（第二次术后 2 个月后）患者逐渐感活动后心累、胸闷，逐渐发展到爬一层楼梯感劳累，不伴有双下肢水肿、心悸、咳粉红色泡沫痰等症状。4 个月前上述症状明显加重，走平路以及稍活动感心累。现为进一步诊治入我院就诊。

患病以来，患者精神欠佳，睡眠、饮食可，大小便无特殊，近 5 个月体重下降约 10 kg。

患者既往"乙肝"病史 10 余年。

·入院体检·

脉搏：78 次/min，呼吸 19 次/min，血压 96/59 mmHg。神清，精神差，颈静脉充盈。心界不大，律齐，P2 稍亢进，各瓣膜区未闻及明显杂音。双肺呼吸音清，未闻及干、湿啰音。腹部未见特殊。双下肢无明显水肿，无杵状指。

问题与思考 1

· 患者以咳痰、活动后心累、消瘦等症状起病。体格检查见颈静脉充盈，闻及 P2 亢进。症状严重时发生在心房颤动术后。因此，对于本例患者咳痰、活动后心累的原因应考虑：①患者本身有心房颤动病史，应关注心脏本身病变，关注心脏结构变化、心功能评估；②患者听诊发现 P2 亢进，需筛查肺动脉高压、瓣膜病变等疾病，寻找 P2 亢进原因；③患者两次射频术病史，且第二次术后明显加重，应警惕射频术后并发症。因此，应完善血常规、血生化、甲状腺功能、免疫全套、肺通气灌注显像、肺功能、心脏彩超、肺血管 CT 等辅助检查。

·辅助检查 1·

▷ 血常规、肝肾功能、凝血功能、输血前全套、大小便常规均未见明显异常。

▷ 桡动脉血气分析：pH 7.414，PCO_2 45.6 mmHg，PO_2 133.3 mmHg，SO_2 99.1%。

▷ 甲状腺功能：TSH 5.580 mU/L（↑），FT_3 5.20 pmol/L，FT_4 18.04 pmol/L。

▷ pro-BNP：79 pg/ml。

▷ 免疫全套＋ANCA：IgG 15.8 g/L（↑），补体 C 30.64 g/L（↓）。

▷ 心电图：窦性心律。

▷ 肺功能：通气储备功能轻度下降，过度通气，肺功能正常，肺功能未提示气道高反应性。

▷ 腹部彩超：肝脏欠均匀改变。

▷ 双下肢静脉彩超：未见明显异常。

▷ 常规超声心动图（图 25-1）：右心室增大，肺动脉增宽，三尖瓣反流（轻度），肺高血压［中至重度，估测肺动脉收缩压 66 mmHg］，左心室收缩功能测值正常（EF 74%）。

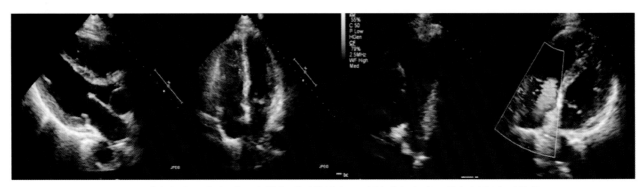

图 25-1　常规超声心动图:右心室增大,肺动脉增宽,三尖瓣反流(轻度),肺高血压(中至重度)

▶ 胸片:双肺纹理增多,未见斑片及结节影,纵隔未见增宽及移位。心影未见明显增大,双侧膈肌面光整,肋膈角锐利。

▶ MRI 头部轴位普通扫描:脑白质缺血灶。

▶ CT 胸部平扫+薄层高分辨扫描:胸廓对称,双侧肺野清晰,透光度正常,两肺纹理走行、分布正常,双中下肺野内中带区见散在磨玻璃影,边缘不清。气管及叶、段支气管未见狭窄、闭塞及扩大,肺门大小、位置未见异常。肺门及纵隔淋巴结无肿大,纵隔未见移位。心脏未见明显增大,心包未见积液。双侧胸腔未见积液。

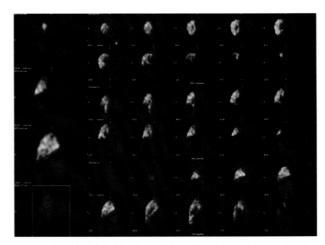

图 25-2　肺灌注扫描:右肺下叶及左肺通气灌注显像不匹配

CT 肺动脉血管三维重建增强扫描:双肺下静脉近心段狭窄或闭塞,左侧显著,管腔内密度不均匀,血管远端显示浅淡;左上肺静脉近心段显著狭窄,血管远端充盈良好;右上肺静脉近心段可见轻度狭窄;肺动脉主干、双侧肺动脉及其主要分支未见确切充盈缺损影,请结合临床及其他检查。心脏未见增大;扫及左肾盂结石可能(图 25-3)。

问题与思考2

• 患者心脏彩超提示肺动脉高压(中至重度),而上述辅助检查未见左心大小、功能异常,肺功能未见明显异常,因此左心室病变、二尖瓣及主动脉瓣病变所致及缺氧性肺动脉高压可能性不大。血常规、输血前全套、免疫全套、甲状腺功能、腹部彩超均无特殊,可排除血液系统疾病、HIV 感染、结缔组织病、甲状腺疾病、门脉高压所致继发性肺动脉高压。而对于中老年男性的肺动脉高压常见原因,不能排除肺动脉栓塞,因此需进一步完善肺通气灌注显像及 CT 肺动脉血管三维重建增强扫描。

·辅助检查2·

▶ 肺通气灌注扫描:右肺下叶及左肺通气灌注显像不匹配,需排除肺栓塞(图 25-2)。

问题与思考3

• 肺通气灌注显像不匹配,提示肺栓塞可能。但进一步肺血管 CTA 提示多支肺静脉狭窄。因此启示临床工作者,对于怀疑肺栓塞的肺动脉高压者,不能忘记肺静脉狭窄所致可能性,尤其是对于心房颤动射频消融术后的患者,对这一术后并发症应尤为警惕。

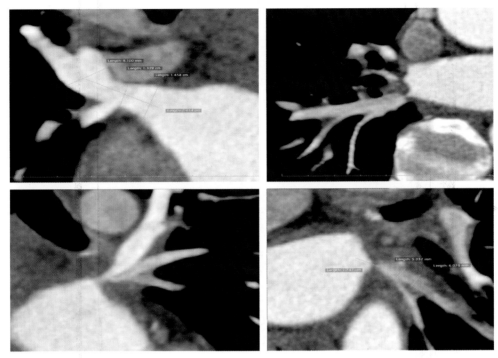

图 25-3 肺血管 CT 三维重建：右上肺静脉轻度狭窄，左上肺静脉显著狭窄，双下肺静脉狭窄或闭塞

· **最终诊断** ·

(1) 多支肺静脉狭窄(PVS)。

(2) 肺高血压(WHO 分类Ⅱ类)。

(3) 心房颤动射频消融术后。

· **治疗经过 1** ·

(1) 针对肺静脉狭窄：请多科会诊后认为，患者肺动脉 CTA 提示肺静脉多支狭窄，且部分狭窄深入肺静脉分叉内，行外科手术治疗可能效果欠佳，建议先行导管检查＋肺静脉支架置入。若支架置入困难，再考虑外科开胸手术。

介入手术前予以低分子肝素桥接抗凝，并完善术前经食道超声心动图检查。但患者于检查过程中出现咯血，予以停用抗凝药物，使用止血及镇静药，患者仍有咯血，并出现一次较大量咯血，约 80 ml。药物保守治疗 1 周后，咯血停止。

咯血停止后，患者全麻下行介入治疗。穿刺房间隔进入左心房，造影见右上肺静脉轻度狭窄，左上肺静脉严重狭窄，双下肺静脉近于闭塞。分别于左上肺静脉及左下肺静脉开口处行球囊扩张及裸支架(8 mm×24 mm)植入(图 25-4、图 25-5)，右下肺静脉植入裸支架(5 mm×15 mm)，植入后左上肺静脉与左心房之间平均压差由术前的 11 mmHg 降至 2 mmHg(图 25-6)。

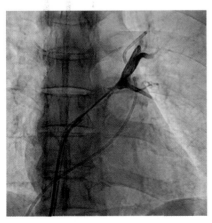

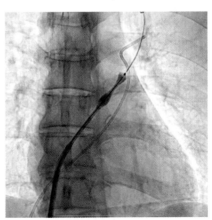

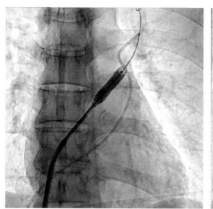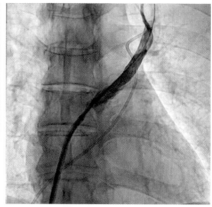

图 25-4　左上肺静脉植入 8 mm×24 mm 裸支架

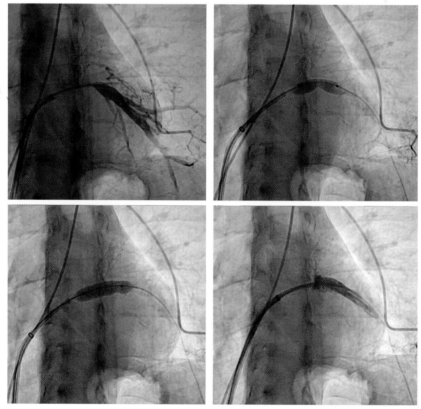

图 25-5　左下肺静脉植入 8 mm×24 mm 裸支架

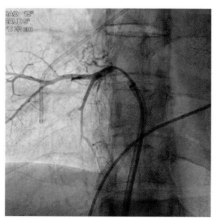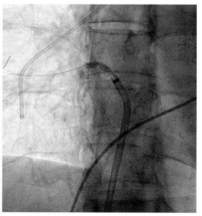

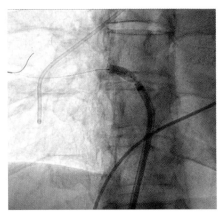
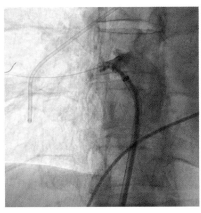

图 25-6　右下肺静脉植入 5 mm×15 mm 裸支架

术中心脏彩超提示：肺静脉支架血流未见加速；右上肺静脉前向血流稍加速（图 25-7）。

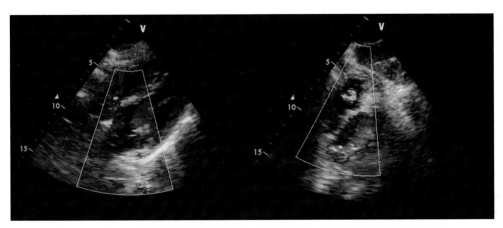

图 25-7　术中心脏彩超提示肺静脉支架血流未见加速，右上肺静脉前向血流稍加速

术后 2 天先天性心脏病血管成像 CT 增强扫描：左上肺静脉、左下肺静脉及右下肺静脉支架术后，各

支架位置良好，支架通畅（图 25-8）。

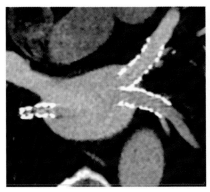
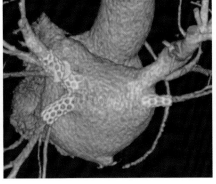
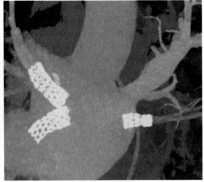

图 25-8　先天性心脏病血管成像 CT 增强扫描：左上肺静脉、左下肺静脉及右中（?）肺静脉支架术后，各支架位置良好，支架通畅

（2）肺动脉压力：患者介入术前超声估测压为 66 mmHg，介入术后压力明显下降，估测肺动脉压 36 mmHg。全麻状态下支架植入前导管测肺动脉压力 41/24/16 mmHg，支架植入后即刻测肺动脉压力 45/26/16 mmHg，术后即刻肺动脉压力变化不明显。术后 1 个月门诊随访超声估测肺动脉压

力为 41 mmHg。

（3）术后恢复：术后患者心累、咳嗽等症状明显改善，未再咯血。

问题与思考4

· 患者病程中出现咯血，可能是因为肺静脉严重狭窄致左心房血液回流障碍，肺循环压力上升，肺毛细血管破裂导致，类似于严重二尖瓣狭窄患者的咯血。

· 本次手术难度：患者存在多支肺静脉严重狭窄，需多部位球囊扩张及多个支架植入，经房间隔导管与肺静脉成角大，导丝及导管逆向进入各支肺静脉比较困难，对术者操作经验要求较高，同时，因其为心房颤动术后瘢痕所致开口处狭窄，容易出现肺静脉破裂、体循环栓塞等恶性事件。

· 治疗经过 2 ·

术后长期管理：因血管直径所限，使用无药物涂层裸支架，因此术后长期抗凝至关重要。对于本例患者，使用华法林抗凝治疗，维持 INR 2.0～2.5。

同时不能忽视的是对于支架植入后再狭窄的随访安排，本例患者常规随访时间为术后 1、3、6、12个月，为了减少辐射量，肺血管 CTA 检查为术后 6个月，依据情况安排下次随访时间。

问题与思考5

· 患者术后的长期管理仍是重点和盲区，因无统一指南及大数据试验论证，因此，对于术后抗凝及管理方式尚无统一定论。多家中心依据支架大小、类型的不同而使用不同的抗凝方式。但抗凝后仍有再狭窄发生，依据以往数据，再狭窄率为 14%～57%，因此，规律门诊随访不可避免，但症状仍是提示是否需要进一步检查的指征。

· 讨论 ·

经导管射频消融治疗是有效治疗心房颤动的方法之一，本例患者通过 2 次射频消融术，成功隔离肺静脉内的异位兴奋灶，恢复窦性心律。但消融术后所致肺静脉狭窄并不少见，主要与消融方式、术者经验、肺静脉解剖形态、能量选择及有无影像学支持有关。

近年来 PVS 发病率有所下降，但其准确发病率仍未知晓。1999—2004 年期间其报告的发病率波动于 0～44%（平均 6.3%，中位 5.4%），然而，近年来报告的发病率显著降低，为 0～19%（平均 2%，中位 3.1%）。而对 2003—2006 年 16 300 例行心房颤动射频消融术的患者进行追踪发现，其中 0.29% 的患者需行介入治疗，而 1995—2003 年这一比例则为 0.71%。上述数据均存在低估，因为大部分无症状及仅有轻微症状的患者未接受 PVS 筛查。同时，还存在患者的不规范筛查，如术后 3 个月内筛查。

根据管腔直径的狭窄程度，PVS 分为轻度（<50%）、中度（50%～70%）、重度（>70%）。值得注意的是，PVS 的狭窄程度与临床症状无关。患者可能出现渐进性呼吸困难、胸痛、咳嗽或咯血。患者合并中至重度 PVS 可以无症状，这可能是由于仅为单支血管狭窄、机体代偿性变化所致，而这可增加此并发症的识别难度。

诊断肺静脉狭窄的金标准是肺静脉造影，但因其为有创性检查限制其使用。无创检查则包括 CT、MRI、灌注扫描及食管彩超 TEE。大多数中心推荐射频术后 6～12 个月行肺静脉检查。如果发现存在任何程度的肺静脉狭窄，应坚持 6～12 个月的影像学随访。

肺静脉狭窄治疗仍无统一定论及指导规范。手术方式包括手术矫治（肺静脉再植）、球囊扩张、切割球囊、支架植入、手术中支架植入及杂交应用等多种方法，部分病例需要进行肺移植。重度肺静脉狭窄患者推荐肺静脉血管成形术，必要时安置支架。单支肺静脉狭窄但无症状患者，是否需要介入尚无统一意见。但有证据表明早期介入对患者有临床获益。而 Di Biase 等则发现单支肺静脉闭塞若无同侧 PVS 患者一般无临床症状。最近几十年，多个研究表明对于大多数患者，PV 成形术及支架置入术可改善患者临床症状。但是，这些患者是再狭窄的高危人群。球囊扩张支架较自展式支架成功率高。药物支架也被发现可降低再狭窄率,增加狭窄处通畅率。总之,需要介入的肺静脉狭窄推荐"越早越好",因晚期介入虽可使结构恢复,但肺灌注不可保证。

· 病例启示 ·

(1)对于肺动脉高压患者,尤其是有心房颤动射

频消融史的患者应警惕肺静脉狭窄的可能性,以免漏诊、误诊。

(2)了解肺静脉狭窄的隐匿性,提高对心房颤动射频消融术后的随访率,增加检出率。

(3)了解肺静脉狭窄现行的治疗方式、随访管理策略,同时警惕支架再狭窄的发生。

冯 沅 李 茜

四川大学华西医院

[1] Edriss H，Denega T，Test V，et al. Pulmonary vein stenosis complicating radiofrequency catheter ablation for atrial fibrillation：A literature review [J]. Respiratory Medicine，2016，117：215 - 222.

[2] Rostamian A，Narayan SM，Thomson L，et al. The incidence，diagnosis，and management of pulmonary vein stenosis as a complication of atrial fibrillation ablation [J]. Journal of Interventional Cardiac Electrophysiology，2014，40(1)：63 - 74.

[3] Kumar N，Aksoy I，Pison L，et al. Management Of Pulmonary Vein Stenosis Following Catheter Ablation Of Atrial Fibrillation [J]. Journal of Atrial Fibrillation，2014，7(1)：1060.

[4] Takahashi A，Kuwahara T，Takahashi Y. Complications in the catheter ablation of atrial fibrillation：incidence and management [J]. Circulation Journal Official Journal of the Japanese Circulation Society，2009，73(2)：221.

第三章

低氧或肺部疾病引起的肺高血压

　　除左心疾病相关性肺高血压外,临床上另一类多见的肺高血压,是由肺部疾病或低氧引起的,包括慢性阻塞性肺疾病、间质性肺病、其他混合性限制性和阻塞性肺病、睡眠呼吸障碍综合征、肺泡低通气症、持续高纬度生活及肺发育不良性疾病。血流动力学改变类似第一大类毛细血管前肺动脉高压,临床以低氧、肺功能异常和肺 CT 特征性改变为特点。

　　本章收入 4 例,分别为中枢性阻塞性睡眠低通气症相关肺高血压、先天性支气管扩张症相关性肺高血压、肺纤维化肺气肿相关肺高血压和高原性肺高血压。

病例 26 环环相扣查肺动脉高压——脑发育畸形引起肺动脉高压

关键词·晕厥；肺高血压；低氧；多导睡眠监测；中枢性肺泡低通气综合征；阻塞性睡眠呼吸暂停低通气综合征；Chiari 畸形 I 型；双水平无创机械正压通气(bilevel positive airway pressure，BIPAP)

·病史摘要·

患者，女性，24 岁，因"间断水肿、胸闷 5 个月，伴晕厥 1 次"入院。

现病史：患者 5 个月前无诱因出现颜面、双下肢水肿，于平卧时感胸闷、憋气，坐起无好转，不伴夜间憋醒、咳嗽、咳痰、咯血、呼吸困难、胸痛。4 个月前无明显诱因出现晕厥，持续 1 min 左右自行缓解，于当地医院就诊，肺血管增强 CT 未见明显血栓栓塞征象。2 个月前来北京某 A 院住院治疗，右心导管检查提示毛细血管前肺动脉高压，肺动脉压 56/8/41 mmHg，急性肺血管药物试验阳性。诊断为特发性肺动脉高压，给予"地尔硫草(合心爽)、呋塞米、双氢克尿塞、普拉固"等药物对症治疗。患者 1 个月前出院后出现心悸、胸闷、胸痛，不伴咯血、呼吸困难、咳嗽、咳痰，不伴夜间憋气。为求进一步治疗收入我院就诊。

既往史：患者无高血压、糖尿病、冠心病、结缔组织病、下肢血栓病史，无毒物接触史，无避孕药、减肥药服用史。

·入院体检·

体温 36.6 ℃，脉搏 96 次/min，呼吸 20 次/min，血压 100/60 mmHg。身高 158 cm，体重 65 kg，BMI 26 kg/m² ，神志清，自动体位，口唇略发绀，卧位时加重，双肺呼吸音清，未闻及明显干、湿啰音，心前区未见异常搏动及隆起，未及震颤，叩诊心界不大，心率 96 次/min，心律齐，P2＞A2，心脏各瓣膜听诊区未闻及病理性杂音。腹部平软，全腹无压痛反跳痛及肌紧张，肝脾未触及、双下肢水肿(＋)。

问题与思考 1

· 患者以间断颜面、双下肢水肿及胸闷起病，病程中出现晕厥，右心导管测肺动脉压 56/8/41 mmHg，右心导管作为肺动脉高压诊断的金标准，故该患者肺动脉高压诊断明确。由于患者在外院曾考虑诊断特发性肺动脉高压，并由于急性肺血管药物试验阳性，给予患者"合心爽"治疗，但治疗效果不理想，病情加重再次入院，提醒我们：肺动脉高压的病因诊断是否正确，是否完全除外了左心疾病相关性肺高血压、肺部疾病/缺氧性肺高血压、慢性血栓栓塞性肺动脉高压、多种不明机制的肺高血压，故入院后予以完善血常规、肝肾功能、电解质、动脉血气分析、肺血管增强 CT、胸部高分辨 CT、超声心动图及肺功能等辅助检查。

·辅助检查 1·

▶ 血常规：Hb 89 g/L，RBC 4.35×10¹²/L，WBC 5.30×10⁹/L，NE 62.0％，PLT 270×10⁹/L。

▶ 肝肾功能：GPT 8 U/L，GOT 15 U/L，TB 10.3 μmol/L，DB 4.7 μmol/L，TP 65.9 g/L，Alb 39.9 g/L，UA 304 μmol/L，Cr 70 μmol/L。

▶ 血气分析：pH 7.35，PCO_2 58 mmHg(↑)，PO_2 43 mmHg(↓)，SaO_2 79％(↓)。

▶ 肺血管增强 CT：肺动脉高压(图 26-1)。

▶ 肺部高分辨 CT：右肺下叶后基底段小结节。

▶ 超声心动图：肺动脉高压，估测肺动脉收缩压(SPAP)约 51 mmHg(↑)，肺动脉平均压(MPAP) 31 mmHg(↑)，三尖瓣反流(少量)。

▶ 肺功能：通气功能及弥散功能均大致正常。

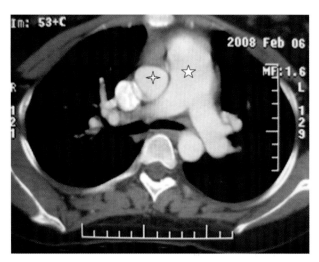

图 26-1　肺血管增强 CT(2008-2-6)示肺动脉高压。肺动脉主干(★)较升主动脉(✚)明显增宽,比值大于 1

问题与思考2

· 根据以上实验室、超声心动图和肺血管增强 CT 检查结果,可以除外左心疾病相关性肺高血压、慢性血栓栓塞性肺高血压;患者血气分析呈重度低氧血症、高碳酸血症,考虑与肺部疾病/缺氧性肺高血压可能性大,慢性肺部疾病/缺氧性肺高血压常见病因有阻塞性肺疾病、肺间质疾病、睡眠呼吸障碍、肺泡低通气综合征。但患者肺部高分辨 CT 及肺功能检查结果排除了慢性阻塞性肺疾病及肺间质疾病。是否存在睡眠呼吸暂停及肺泡低通气?故给予患者进行夜间血气分析检测及夜间多导睡眠监测。

· 辅助检查2 ·

▷ 多导睡眠监测检查:睡眠呼吸事件均为低通气,低通气发生次数 557 次(↑),其中快速眼动睡眠期发生 527 次(↑),最低血氧 48%,平均血氧 75%,快速眼动睡眠期氧减次数 541 次(↑),血氧饱和度<90%的时间占总睡眠时间的 89.8%(↑),属于重度低氧血症。睡眠时血气分析:pH 7.30(↓),PCO_2 81 mmHg(↑),PO_2 44 mmHg(↓),SaO_2 68%(↓)。

问题与思考3

· 多导睡眠监测证实睡眠时无明显打鼾及暂停的现象,在睡眠期间存在长时间低通气及持续性血氧饱和度下降,无呼吸暂停事件及吸气努力性觉醒的发生,可排除睡眠呼吸障碍引起的肺动脉高压。肺泡低通气综合征出现的夜间低氧在整个监测期间的呼吸暂停低通气之外,不能用呼吸暂停及低通气解释,氧饱和度下降持续时间可能很长,并在快速眼动期睡眠时间最严重。根据该患者的多导睡眠监测可诊断为肺泡低通气综合征。肺泡低通气综合征的常见病因有继发性中枢性相关、胸壁和肺的疾病相关、肥胖相关。由于该患者不存在病态肥胖(BMI>35 kg/m^2)、胸壁限制性疾病及阻塞性肺疾病等其他肺泡低通气综合征的易患因素,故考虑继发性中枢性相关的可能性大,给予患者脑部磁共振以鉴别诊断。

· 辅助检查3 ·

▷ 脑部磁共振:Chiari 畸形 I 型,脊髓空洞征(图26-2、图 26-3)。

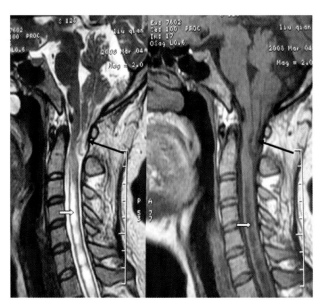

图 26-2　颈椎矢状位磁共振图像(2008-3-4,左侧为 T2WI,右侧为 T1WI):Chiari 畸形 I 型,脊髓空洞征形成。图中黑色箭头示经枕骨大孔向下疝入颈段椎管内的小脑扁桃体,白色箭头示脊髓空洞

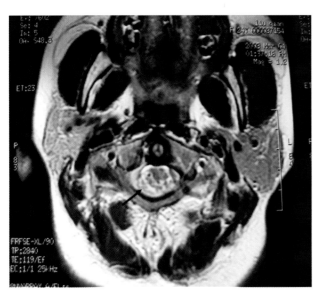

图 26-3 轴位 T2WI(2008-3-4,)；Chiari 畸形 I 型,脊髓空洞征形成。图中黑色箭头示向下移位的小脑扁桃体

问题与思考4

· 继发性中枢性肺泡低通气综合征可见于各种疾病如脊髓灰质炎、脑炎、脑干梗塞、脑干肿瘤和脑干感染等导致的脑干受损,患者青年女性不具有神经病史,但磁共振发现患者存在 Chiari 畸形 I 型,由于小脑扁桃体疝入枕骨大孔,导致脑干受压,构成呼吸控制系统的脑干神经元和呼吸感受器功能障碍,中枢呼吸驱动力降低,导致睡眠期肺泡通气量下降,引起的肺泡低通气综合征,最终导致肺动脉高压。

· 最终诊断 ·

（1）肺高血压（WHO 分类 III 类）。

（2）肺泡低通气综合征。

（3）Chiari 畸形 I 型。

· 治疗方案 ·

给予夜间睡眠时持续经鼻双水平无创正压通气治疗（bilevel positive airway pressure，BIPAP），自主定时模式（spontaneous-timed mode，S/T）吸气压力 16 cmH$_2$O，呼气压力 6 cmH$_2$O，戴机治疗 4 h 后复查血气分析 pH 7.51，PCO$_2$ 45 mmHg，PO$_2$

79 mmHg，SaO$_2$ 94％。睡眠监测结果显示卧位及睡眠时 SaO$_2$ 大于 90％，睡眠结构趋于正常。戴机治疗 1 周后复查血气分析 pH 7.36，PCO$_2$ 47 mmHg，PO$_2$ 88 mmHg，SaO$_2$ 95％，双下肢水肿及胸闷症状改善。夜间持续戴机治疗 3 个月后，6 min 步行试验由治疗前 170 m 增加至 560 m，血气分析：pH 7.40，PCO$_2$ 44 mmHg，PO$_2$ 98.4 mmHg，SaO$_2$ 97％。右心导管检查肺动脉压力 32/7/22 mmHg。患者病情好转后，请北京天坛医院神经外科专家会诊，考虑到手术风险太大，未予以手术治疗，长期夜间呼吸机治疗。近期随访患者正常工作，并育有一子。

· 讨论 ·

（1）本例患者经右心导管检查及急性肺血管药物试验阳性，已明确诊断肺动脉高压，但钙通道阻滞剂治疗效果差。收住我院后发现患者重度低氧血症、高碳酸血症，同时体格检查及辅助检查缺乏呼吸肌衰竭以及通气功能障碍等其他可引起慢性呼吸衰竭的证据，结合患者 BMI 26 kg/m^2、睡眠时无明显打鼾及暂停的现象，这使我们考虑患者是否存在睡眠时肺泡低通气综合征的可能。故给予患者进行夜间血气分析检测及夜间多导睡眠监测，血气分析提示重度低氧及高碳酸血症，多导睡眠监测也证实在睡眠期间存在长时间低通气及持续性血氧饱和度下降，无呼吸暂停事件及吸气努力性觉醒的发生。睡眠时肺泡低通气综合征不同于阻塞性睡眠呼吸暂停低通气综合征，虽然两者均会出现夜间低氧，但肺泡低通气综合征的低氧特点为：在整个监测期间氧饱和度下降出现在呼吸暂停低通气之外，不能用呼吸暂停及低通气解释，氧饱和度下降持续时间可能很长，并在快速眼动期睡眠时间最严重。它的另一个特点为睡眠期间有一个异常增高的二氧化碳，依据 ICSD-2 将其定义为睡眠时 PCO$_2$>45 mmHg，或与觉醒期比较，二氧化碳呈现不成比例的增加，导致睡眠期高碳酸血症。长期严重的低氧血症及高碳酸血症的联合作用，可产生肺血管的痉挛，严重者可发生肺动脉高压和右心衰竭。多数肺泡低通气综合征的症状是在隐匿的情况下发展，由于患者白天醒觉时自主呼吸存在，呼吸困难并不常见。而常常忽视该疾病,导致延误诊断。由于该患者不存在病态肥胖（BMI>35 kg/m²）、胸壁限制性疾病及阻塞性肺疾病等其他肺泡低通气综合征的易患因素,结合患者存在 Chiari 畸形 I 型,由于小脑扁桃体疝入枕骨大孔,导致脑干受压,构成呼吸控制系统的脑干神经元和呼吸感受器功能障碍,中枢呼吸驱动力降低,导致睡眠期肺泡通气量下降,引起的肺泡低通气综合征,最终导致肺动脉高压。

（2）无创机械正压通气的作用机制为在自主呼吸条件下提供一定的压力水平支持,以维持整个呼吸周期气道内均为正压。防止气道塌陷,保证气道通畅,增加潮气量,增加肺泡内压,改善通气-血流比,改善氧合,缓解呼吸肌疲劳,对于本例患者,我们选用了 BIPAP 呼吸机治疗,由于采取 S/T 模式,如果患者呼吸不稳定,时间控制模式可给予一定的补充,取得良好的治疗效果。

（3）总之,虽然目前尚未有肺泡低通气综合征合并肺动脉高压流行病学资料,但已知约有 20% 的睡眠呼吸暂停低通气患者存在持久性肺动脉高压,所以同样作为一类睡眠呼吸障碍疾病,在肺动脉高压的诊治过程中,要重视动脉血气分析及多导睡眠监测,减少漏诊,提高肺动脉高压的诊断水平。

·病例启示·

（1）在寻找肺动脉高压的过程中要注意鉴别睡眠呼吸障碍和肺泡低通气综合征引起的肺动脉高压,肺泡低通气综合征较少见,容易漏诊,应该重视动脉血气分析及多导睡眠监测,减少漏诊,提高肺动脉高压的诊断水平。

（2）肺泡低通气综合征的因素较多,要善于利用脑部磁共振等检查明确其病因。

（3）引起肺动脉高压的病因多种多样,不能忽视罕见原因,应结合临床体征依次排查减少误诊和漏诊。

潘　磊　王　勇　仝欣洁
首都医科大学附属北京世纪坛医院

主编点评

通过动脉血气的严重低氧,层层剖析,最后发现中枢性睡眠呼吸暂停的元凶——罕见的脑发育畸形——Chiari 畸形 I 型;同时通过 BIPAP 纠因治疗,取得良好的治疗效果,非常成功的一个病例。睡眠呼吸暂停的病因有多种,糖原累积病（第五章病例 41）和线粒体肌病（第五章病例 47）均可影响呼吸肌导致低通气,进而引起低氧性肺高血压,通过此病例,熟悉此类疾病的诊治特点。

[1] American Academy of Sleep Medicine. The International Classification of Sleep Disorders: Diagnostic and Coding Manual [M]. 2nd ed. Westchester, IL: American Academy of Sleep Medicine, 2005,165-167.

[2] Ulrich S, Fischler M, Speich R. Sleep-related breathing disorders in patients with pulmonary hypertension [J]. Chest, 2008,133(6): 1375-1380.

[3] Sleep-related breathing disorders in adults: recommendations for syndrome definition and measurement techniques in clinical research. The Report of an American Academy of Sleep Medicine Task Force [J]. Sleep, 1999,22: 667-689.

[4] Xiao Yi, Zhong Xu. Sleep-related breathing disorders in adults [J]. Chin J Intern Med, 2006,45(3): 246-247.

[5] Hilbert G, Gruson D, Gbikpi-Benissan G, et al. Sequential use of noninvasive pressure support ventilation for acute exacerbations of COPD [J]. Intensive Care Med, 1997,23: 955-961.

病例 27　论全面诊断的重要性——肺部疾病引起肺高血压

关键词·慢性起病；气促；支气管扩张；副鼻窦炎；内脏反位；Kartagener 综合征；低氧相关性肺高血压

·病史摘要·

患者，男性，40 岁，因"反复胸闷、气促 30 余年，加重 3 个月"入院。

自幼体质较同龄人弱，幼时易发上呼吸道感染。1984 年开始出现胸闷、气促不适，体力劳动后明显，休息时缓解，严重时可伴口唇发绀，无胸痛、心悸，无黑矇、晕厥，无咯血，一般活动不受限，未诊治。30 年来活动耐量逐渐减退，2016 年 3 月至外院住院诊治，完善检查后考虑诊断"支气管扩张并感染、慢性肺源性心脏病"，具体治疗不详。近 3 个月来上述症状再发并加重，伴咳嗽、咳痰（黄脓痰），痰可咳出，无夜间阵发性呼吸困难，拟"心功能不全"收入住院。

既往史无特殊，否认吸烟、饮酒等不良嗜好；已婚未育，曾因结婚后多年未育至相关科室及泌尿外科门诊就诊，具体情况不详。

·入院查体·

体温 36.8 ℃，脉搏 88 次/min，呼吸 24 次/min，血压 128/76 mmHg。神志清楚，颈静脉充盈，口唇发绀，双肺呼吸音粗，可闻及明显干、湿啰音；心尖搏动点位于第 5 肋间右锁骨中线外 0.5 cm 左右，心界向两侧扩大，心率 88 次/min，心律齐，P2 亢进，未及杂音，腹平软，无压痛、反跳痛，肝颈静脉回流征（＋），双下肢轻度凹陷性水肿，四肢可见杵状指（趾）。

问题与思考1

·患者慢性起病，病程长，以胸闷、气促等活动耐量减退为首发临床表现，病程中反复出现咳嗽、咳痰（黄脓痰），痰量大，既往外院住院期间考虑合并支气管扩张，此次入院查体可见典型右位心、右心衰竭及慢性缺氧等相关体征，需进一步明确心力衰竭原因，是否合并肺高血压及右心系统结构、功能情况。年轻男性，慢性心力衰竭原因主要考虑先天性心脏病、扩张性心肌病、肺源性心脏病等。故针对上述鉴别诊断，予以完善血气分析、D-二聚体、血常规、血生化、甲状腺功能、风湿全套、心脏彩超、心脏远达片、胸部 CT、心电图等辅助检查。

·辅助检查 1·

▸ 血常规：Hb 189 g/L（↑），RBC 6.34×10^{12}/L（↑），WBC 11.11×10^9/L（↑），NE 79.1%（↑），PLT 265×10^9/L。

▸ 桡动脉未吸氧血气分析：pH 7.37，PCO$_2$ 44.8 mmHg，PO$_2$ 55.0 mmHg（↓），SO$_2$ 87%（↓）。

▸ 肝肾功能：GPT 110.82 U/L（↑），GOT 91.97 U/L（↑），TB 20.73 μmol/L（↑），DB 8.74 μmol/L（↑），TP 52.16 g/L（↓），Alb 32.78 g/L（↓），UA 779.46 μmol/L（↑），Cr 84.30 μmol/L。

▸ BNP：1 619.81 pg/ml（↑）。

▸ 出凝血系列：D-二聚体 1.1 μg/ml，INR 1.66（↑）。

▸ 风湿全套：ANA、ANA3、ANCA 抗体阴性。

▸ 血糖：5.8 mmol/L。

▸ 心电图：提示右位心，窦性心律，V1～V3 导联 P 波高尖，RV1＋SV5 大于 1.05 mV，提示右心室扩大；下壁及 V3～V4 导联 T 波倒置。

▸ 肺功能：患者因胸闷、气促明显，拒绝完善该项检查，出院时因仪器设备问题，未完善。

▸ 腹部超声：肝脏体积增大，包膜完整，回声均匀，肝静脉增宽。肾、胆、胰、脾未见明显异常。

▶ 胸部正位片：两肺纹理纤细紊乱,夹杂斑点状及条索状高密影,两肺野透亮度增高,两下肺野见囊状透亮区,心尖位于右侧,心影增大,心胸比约为0.63,两肋膈角变钝,胃泡位于右侧。镜面右位心;心影增大。结论:慢性支气管炎肺气肿;两肺支气管扩张并感染;双侧少量胸腔积液(图27-1)。

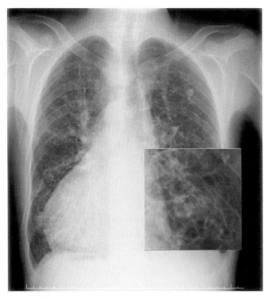

图27-1 胸部正位片:镜面右位心,心影增大,心胸比约为0.63,两肺支气管扩张并感染。双侧少量胸腔积液

▶ 超声心动图(图27-2):①心脏位于右侧胸腔,肝脾内脏反位;②左心房内径34 mm,左心室收缩期末

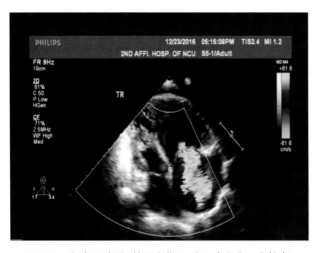

图27-2 超声心动图:镜面右位心,右心房和右心室扩大,三尖瓣重度反流,肺动脉增宽并肺动脉瓣中度反流,提示重度肺动脉高压

径23 mm,舒张期末径33 mm,右心房内径66 mm,右心室内径50 mm,肺动脉内径29 mm,EF 58%,三尖瓣重度反流(4.21 m/s,SPAP 81 mmHg),肺动脉增宽并肺动脉瓣中度反流,提示重度肺动脉高压,心包腔内少量积液(12 mm)。

问题与思考2

• 根据以上实验室和影像学检查结果,患者存在慢性缺氧表现,血红蛋白升高及血气分析提示Ⅰ型呼吸衰竭均支持。心脏彩超提示左心功能正常,先天性右位心、右心扩大明显,三尖瓣重度反流,肺动脉压力升高,肺高血压诊断基本明确。风湿全套、甲状腺功能、腹部超声未见肝硬化表现,排除此类原因继发的肺高血压。患者病程中反复出现咳嗽、咳脓痰、痰量多等表现,胸部正位片提示两下肺野见囊状透亮区,考虑合并支气管扩张并感染,目前主要考虑第三大类,呼吸系统疾病相关性肺高血压疾病可能性大,慢性血栓栓塞性肺高血压疾病待排,下一步建议完善右心导管检查及肺动脉造影检查明确诊断。可惜的是,患者自幼患病,反复住院诊治,患者家属因经济等原因,强烈拒绝该检查,无法获得准确的肺循环血流动力学数据及肺动脉造影结果。

• 但与此同时,仍留有一个疑问:患者年轻男性,自幼起病,病程长,体形消瘦,否认吸烟等不良嗜好,肺部结构异常明显,难以用COPD、老年性肺气肿、阻塞性睡眠呼吸暂停低通气综合征等常见呼吸系统疾病解释,目前考虑先天性肺发育不良所致可能性最大。患者同时合并镜面右位心等先天异常,是否合并其他胚胎发育异常或先天发育不良等情况?考虑合并呼吸系统疾病异常,请呼吸科会诊,会诊意见考虑卡塔格内综合征不能除外,予以进一步完善鼻窦及肺部高分辨CT检查明确诊断,建议加强抗感染、化痰、痰液引流、利尿、坚强心脏负荷等治疗。

•辅助检查2•

鼻窦及肺部高分辨CT检查结果如下(图27-3)。

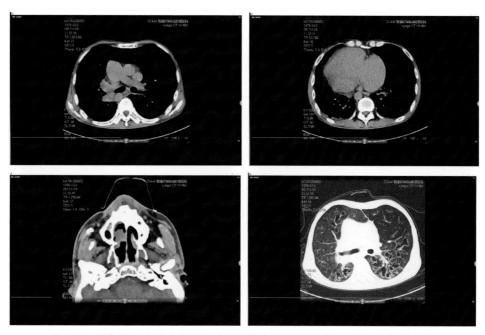

图 27-3 副鼻窦、肺部高分辨CT：右侧鼻腔内软组织密度影，双侧上颌窦、蝶窦炎；两肺支气管扩张，右肺上叶感染；心脏增大，右位心，肺动脉增宽，心包积液；内脏反位

问题与思考3

· 年轻患者，自幼起病，慢性病程，考虑诊断呼吸系统疾病相关性肺高血压疾病，结合副鼻窦CT及肺部高分辨CT，同时合并存在鼻窦炎、先天性右位心、内脏反位、支气管扩张，是否可以从一元论角度，用一个疾病同时解释上述三种典型临床表现。

· **最终诊断** ·

（1）Kartagener综合征（支气管扩张、慢性鼻窦炎、内脏反位）。

（2）慢性肺源性心脏病，呼吸系统疾病相关性肺高血压（WHO分类Ⅲ类），心功能Ⅳ级。

· **治疗方案** ·

该患者入院后予以吸氧改善缺氧，托拉塞米、呋塞米、螺内酯间断利尿减轻心脏负荷，氨溴索化痰，加强拍背、痰液引流，雾化舒张支气管，头孢哌酮-舒巴坦抗感染等治疗，胸闷、气促及咳嗽、咳痰症状好转。但出院后患者病情反复，多次于我院住院诊治，药物效果不佳。

· **讨论** ·

本例患者为一青中年患者，自幼起病，以反复胸闷、气促等活动耐量减退为主要表现，多次多家医院诊治，效果不佳，呈进行性加重过程。根据入院查体及心脏彩超检查，诊断患者为先天性右位心、右心功能不全、肺高血压疾病。经过全面检查，未发现先天性心脏病、肝脏疾病、自身免疫系统疾病等其他肺高血压原因，结合胸部CT、血气分析等检查，考虑为支气管扩张、呼吸系统疾病相关性肺高血压疾病，属第三大类肺高血压疾病。与此同时，更有意思的是，患者同时合并副鼻窦炎、先天性支气管扩张、内脏反位多个典型临床表现，从一元论角度出发，考虑诊断Kartagener综合征。

Kartagener综合征（又称Dynein蛋白缺乏症）为原发性纤毛运动障碍综合征（primary ciliary dyskinesia，PCD）一种，1933年由Kartagener科学家总结并报道类似病例而得名，是由纤毛结构缺陷引起多发性的遗传病，为常染色体隐性遗传疾病。正常人群中的发病率为1∶（30 000～60 000），近亲婚配家族中发病率明显升高。由支气管扩张、慢性鼻窦炎或鼻息肉、内脏反位三联征组成,主要以反复呼吸道化脓性感染、咯血为特征的支气管扩张症状及副鼻窦炎和右位心。除此以外,可合并传导性耳聋、不孕不育症、宫外孕、脑积水等其他临床表现。

Kartagener综合征典型呼吸系统表现为慢性副鼻窦炎、先天性支气管扩张,由于上呼吸道纤毛运输功能障碍,分泌物潴留,痰液引流不畅导致长期的慢性感染。长期支气管扩张导致慢性缺氧、肺血管收缩、血管壁炎性细胞浸润、血管内皮功能异常,可以引起肺高血压。此类疾病临床比较少见,故提出与大家分享。该类疾病为常染色体隐性遗传疾病,DNA11、DNAH11 及 TXNDC 等基因变异均能导致纤毛动力蛋白臂部分或全部缺失、中央微管缺失、微观连接丝缺失等多种微管结构异常,从而导致纤毛结构、运动异常。胸部 X 线、薄层高分辨 CT、黏膜活检染色及电子显微镜下检查及糖精试验均可辅助诊断。

目前该病治疗尚无根治手段,主要针对支气管扩张及副鼻窦炎治疗,预防感染、改善通气、加强痰液引流,对于药物效果不佳的支气管扩张患者可以考虑外科手术治疗。先天性右位心不需治疗,如合并其他心血管畸形可酌情手术。基因靶向诊断及治疗可能会成为将来疾病诊治方向。患者预后往往不佳,死因常为充血性心力衰竭及反复发作的肺部感染。

· 病例启示 ·

(1)该例患者诊治过程仍存在很多不足,如未完善肺功能检查,未行右心导管检查明确肺循环血流动力学情况,未行肺动脉造影或 CTPA 检查排除慢性血栓栓塞性肺高血压疾病;且未行相关遗传学检查行基因诊断。

(2)该患者经氧疗、利尿、化痰、抗感染等常规治疗效果不佳,病情反复,是否可加用靶向肺动脉高压药物尚无相关报道,值得商榷。

(3)我们在临床问诊过程中,患者会提供很多症状及体征,有些涉及多系统的;我们往往更重视与本专业相关临床表现,从而导致误诊或漏诊。需全面询问病史及系统体格检查,整合临床表现及辅助检查,用"一元论"来解释,从而达到全面诊断、系统治疗。

程晓曙 程应樟 杨璐
南昌大学第二附属医院

病例 28 气促加重是何故？——冠状动脉支架植入术后的肺高血压

关键词·心力衰竭；肺高血压；冠心病；冠状动脉支架植入；特发性肺间质纤维化；右心导管

·病史摘要·

患者，男性，71 岁，因"反复气促 5 年余，加重 2 月余"入院。

现病史：患者 2012 年起出现反复气促不适，多于活动后加重，无胸闷、胸痛，无心悸，无头晕、头痛，无恶心、呕吐等不适，当时于外院行冠状动脉介入术（具体不详）。2017 年 11 月胸闷、气促较前加重，至外院就诊，2017-11-21 肺动脉 CTA 示未见明显肺栓塞征象，两肺散在多发间质性炎性改变，左侧胸腔少量积液。2017-12-11 行冠状动脉造影检查＋冠状动脉支架植入术（CAG＋PCI 术）示：①左主干：血管粗大，轻中度动脉硬化，中远段狭窄 30%～40%；②左前降支（LAD）：血管粗大，轻中度动脉硬化，原支架内通畅，未见明显狭窄，中段心肌桥，LAD 远段血流 TIMI 3 级；③左回旋支（LCX）：血管粗大，轻中度动脉硬化，原支架内通畅，未见明显狭窄，LCX 远段血流 TIMI 3 级；④右冠状动脉（RCA）：血管粗大，优势型，轻中度动脉硬化，近段长段狭窄 70%～80%，中段长段狭窄 60%～80%，后三叉前次全闭塞，RCA 成功植入三枚支架。2017-12-12 心彩超：LVEF 45%，右心增大；中重度肺动脉高压；左心功能减退；左心室舒张功能减退。术后患者诉气促仍然明显，小于一般体力活动即有气促症状，无胸闷、胸痛，无心悸，无头晕、头痛等不适主诉。2017-12-26 复查肺部 CT：双肺炎症，建议治疗后复查；双肺肺气肿；双肺纤维灶及钙化灶；纵隔及双侧肺门旁多个淋巴结，建议随访；双侧胸腔少量积液，双侧胸膜局部增厚。现为进一步诊治，收治入院。

既往史：患者确诊 2 型糖尿病 10 余年，平素口服降糖药治疗，自诉血糖控制不佳。否认高血压、痛风、脑梗死、肾功能不全等慢性病史。已戒烟 10 余年，否认酗酒史。2009 年曾行胆囊切除术。否认外伤、过敏、家族史。

·体格检查·

体温 36.7℃，脉搏 86 次/min，呼吸 22 次/min，血压 96/65 mmHg。无贫血貌。两肺呼吸音粗，未闻及明显干、湿啰音。心浊音界大致正常，律齐，P2 稍亢进，未闻及明显杂音。腹软，无压痛，无反跳痛。肝、脾肋下未及。双下肢无水肿。

问题与思考1

·患者老年男性，以"胸闷、气促"起病，至外院行冠状动脉造影提示冠状动脉三支病变，植入数枚支架，经治疗后气促仍有所加重，超声心动图提示左心室射血分数（45%）明显下降，中重度肺动脉高压。超声心动图为肺动脉高压的筛查手段之一，结合该患者冠状动脉支架植入史，左心室收缩功能减退，因此症状加重考虑与左心衰竭、肺部感染相关，肺动脉高压首先考虑为左心病变性肺高血压，入院后予完善相关检查，并复查超声心动图。

·辅助检查·

▶ 血常规：WBC 9.61×10^9/L(↑)，LY 1.20×10^9/L，MO# 0.54×10^9/L，RBC 3.94×10^{12}/L(↓)，Hb 125 g/L(↓)，PLT 175×10^9/L。

▶ 炎性指标：CRP 8.43 mg/L(↑)，降钙素原（PCT）0.09 ng/ml。

▶ 动脉血气：pH 7.44，PCO_2 36 mmHg，PO_2 49 mmHg(↓)，SO_2 86%(↓)，二氧化碳总量 25.6 mmol/L，钠 135 mmol/L，钾 3.5 mmol/L，离子钙 1.04 mmol/L(↓)，乳酸 3.2 mmol/L(↑)，血细

胞比容 65%(↑),碳酸氢根 24.5 mmol/L,标准碳酸氢根 25.1 mmol/L,全血剩余碱 0.8 mmol/L,红细胞外液剩余碱 0.3 mmol/L。

- 心功能:BNP 298.0 pg/ml(↑)。
- 心梗标志物:CK-MB 9.7 U/L,CK(急) 38 U/L(↓),cTn 0.020 ng/ml。
- 红细胞沉降率:血沉 33.00 mm/H(↑)。
- 出凝血检查:TT 16.2 s,APTT 33.3 s,PT 15.3 s↑,INR 1.31(↑),Fg 3.43 g/L,D-二聚体测定 1.07 mg/L↑。
- 肝功能:GPT 11 U/L,GOT 18 U/L,GOT 同工酶 10.1 U/L,DB 3.1 μmol/L,T 42.4 μmol/L(↑)。
- 肾功能:BUN(急) 5.7 mmol/L,Cr(急) 77 μmol/L,UA(急) 299 μmol/L。
- 风湿指标:抗双链 DNA 抗体(−) 1 U/ml,抗Chrom 抗体(−) 0.4 AI,抗核糖体 P 蛋白抗体(−)< 0.2 AI,抗 SSA 抗体(−) <0.2 AI,抗 SS-A52 抗体(−) <0.2 AI,抗 SS-A60 抗体(−)<0.2 AI,抗SSB 抗体(−) <0.2 AI,抗着丝点 B 抗体(−)< 0.2 AI,抗 Sm 抗体(−) <0.2 AI,抗 SmRNP 抗体(−)<0.2 AI,抗 RNP 抗体(−)<0.2 AI,抗RNP-68 抗体(−)<0.2 AI,抗 RNP A 抗体(−)< 0.2 AI,抗 Scl-70 抗体(−) <0.2 AI,抗 Jo-1 抗体(−)<0.2 AI,抗髓过氧化物酶抗体(−)<0.2 AI,抗蛋白酶 3 抗体 IgG(−)<0.2 AI,抗肾小球基底膜抗体(−)<0.2 AI,抗心磷脂抗体(−)<1.6 U/ml,抗 B2 糖蛋白 1 抗体 IgG(−)<1.4 U/ml,抗环瓜氨酸肽抗体(−)<0.5 U/ml。
- 超声心动图(视频 28-1、视频 28-2,图 28-1):

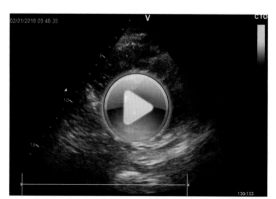

视频 28-1　胸骨旁二尖瓣短轴观切面

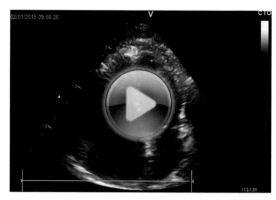

视频 28-2　心尖四腔观切面

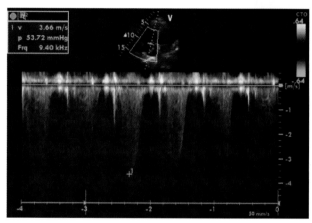

图 28-1　三尖瓣反流频谱(估测肺动脉压力)

①左心室壁整体收缩活动减弱,以下壁、后壁为甚(LVEF 47%);②右心房室内径增大,肺动脉高压(肺动脉收缩压为 56 mmHg);③主动脉瓣增厚钙化;④左心室弛张功能减退;⑤少量心包积液。

- 肺功能:轻中度限制性通气功能障碍。残总比明显增高。弥散功能显著减退。支气管舒张试验阴性。

因患者情绪原因,拒绝复查肺部 CT。

问题与思考 2

- 结合患者各项辅助检查,BNP 升高,超声心动图提示左心室壁整体收缩活动减弱,故肺动脉高压原因首先考虑左心病变性肺动脉高压,但患者存在持续的低氧血症,该患者的肺动脉高压似乎不能完全用左心病变来解释,不排除肺部疾病/

缺氧性肺高血压可能。此外，外院肺动脉CTA未见明显肺动脉栓塞征象，故慢性血栓栓塞性肺高血压不作首要考虑。因此，为明确肺高血压原因，有必要复查冠状动脉造影并完善右心导管。

患者入院后给予氧疗、双联抗血小板、他汀降脂、利尿减轻负荷、强心、扩冠，并加强抗感染等治疗后，患者症状改善不明显，考虑患者肺高血压原因需进一步明确，故决定复查冠状动脉造影，并完善右心导管检查。

▶ 冠状动脉造影及左心室造影：osLM偏心性狭窄20%；osLAD狭窄30%，pLAD原支架通畅，无再狭窄，mLAD心肌桥，约1 cm长，收缩期压迫40%；D1(−)；mLCX原支架通畅，无再狭窄，OM(−)；p, mRCA原二支架通畅，无再狭窄，PDA原支架通畅，无再狭窄；全冠TIMI血流3级；均衡型冠状动脉。结论：冠心病、PCI术后，三支病变，pLAD, mLCX及p/m/dRCA原支架通畅，无再狭窄；mLAD心肌桥。又置Pigtail进左心室，测左心室压力91/10(40) mmHg，左心室各壁收缩功能稍低，EF 50%左右，左心室流出道压力88/62 mmHg(73 mmHg)(图28-2、图28-3)。

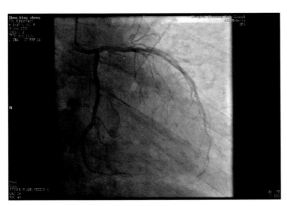

图28-2 左冠状动脉造影

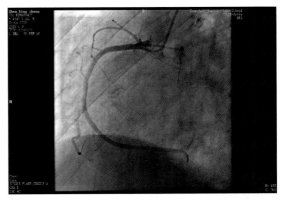

图28-3 右冠状动脉造影

▶ 右心导管检查结果如下(表28-1)。

表28-1 右心导管检查结果

	上腔	右心房	右心室	肺动脉	肺小动脉毛楔压
压力(mmHg)	12	26/14(17)	70/18(38)	72/31(45)	14
氧饱和度(%)	60	54	53	53	58
心排血量(L/min)	4.0	4.0	4.0	4.0	4.0
肺血管阻力(WU)	7.75	7.75	7.75	7.75	7.75

撤出漂浮导管，送入Pigtail行左右肺动脉造影，可见肺动脉主干稍增粗(3 cm)，未见明显充盈缺损、截断及外周小血管鼠尾样改变，部分小肺动脉管壁不规则；结合患者低氧及肺弥散功能减退，考虑进一步肺部影像学检查。

▶ 结论：①肺动脉高压PAMP 45 mmHg，肺血管阻力PVR 7.75 WU；②排除左心病变性肺高血压；③进一步肺灌注血流显像检查(视频28-3、视频28-4)。

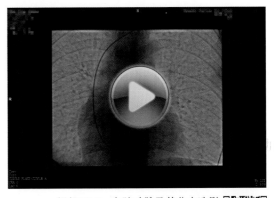

视频28-3 右肺动脉及其分支造影

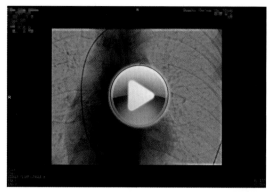

视频 28-4 左肺动脉及其分支造影

问题与思考3

• 患者右心导管检查排除左心病变性肺高血压，结合患者存在持续低氧血症，需考虑第Ⅲ类肺高血压，慢性肺部疾病/缺氧性肺高血压常见病因有阻塞性肺疾病、肺间质疾病、睡眠呼吸障碍、肺泡低通气综合征，故与患者及家属再次沟通，进行肺部影像学检查。

▷ 肺灌注血流显像（图 28-4）：右肺上叶尖段、后段，右肺中叶，右肺下叶背段及左肺下叶背段局部血流灌注减低。建议结合胸部CTA。

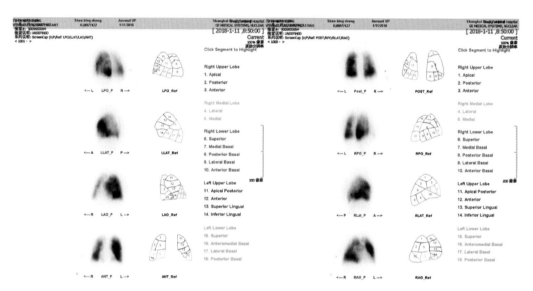

图 28-4 肺灌注血流显像

▷ 肺 CT 增强（图 28-5）：两肺间质性改变，肺气肿伴散在渗出，建议治疗后复查；两侧胸膜增厚；纵隔及两侧肺门多发肿大淋巴结。主动脉及冠状动脉硬化。扫及胆囊术后。

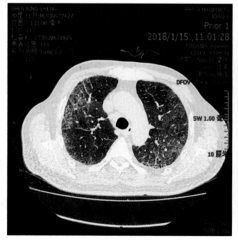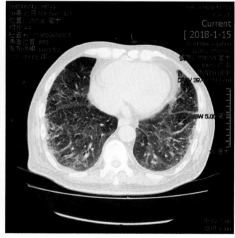

图 28-5 肺 CT 增强显像

经呼吸科、风湿科多科会诊,结合患者肺部 CT 改变,考虑患者为特发性肺间质纤维化。

·最终诊断·

(1) 肺高血压(WHO 分类Ⅲ类)。

(2) 特发性肺间质纤维化。

(3) 冠心病 PCI 术后。

(4) 2 型糖尿病。

·疾病转归·

患者转至呼吸科拟行吡非尼酮＋激素治疗,病程中患者感染加重,氧饱和度进行性下降,某日清晨上厕所过程中突发心跳和呼吸骤停,经积极抢救无效,宣告临床死亡。

·讨论·

特发性肺间质纤维化(IPF)是一种病因不明的慢性进行性纤维化间质性肺炎,病变局限在肺脏,好发于中老年男性人群,主要表现为进行性加重的呼吸困难,伴限制性通气功能障碍和气体交换障碍,导致低氧血症,甚至呼吸衰竭,预后差,其肺组织学和胸部高分辨率 CT(HRCT)表现为普通型间质性肺炎(UIP),主要表现为以胸膜下、基底部分布为主的网格影和蜂窝影,伴(或不伴)牵拉性支气管扩张,其中蜂窝影是诊断确定 UIP 型的重要依据。

诊断标准包括:①排除其他已知原因的 ILD(间质性肺疾病),例如家庭或职业环境暴露、结缔组织病和药物毒性;②HRCT 表现为 UIP 型(此类患者不建议行外科肺活检);③已进行外科肺活检的患者,根据 HRCT 和外科肺活检特定的组合进行诊断。

IPF 患者的自然病程呈现异质性,大多数患者表现为缓慢渐进性病程,几年内病情稳定。部分患者病情进展较为迅速。合并肺高血压和肺气肿可能影响 IPF 疾病病程。虽然部分临床研究及病例报道显示磷酸二酯酶抑制剂或内皮素受体拮抗剂对 IPF 病程有所改善,但缺乏大样本、多中心的临床研究,所以目前尚没有具体的方法来治疗 IPF 相关性肺动脉高压,传统的血管扩张剂仍然不推荐用于治疗 IPF 相关性肺动脉高压。鉴于高死亡率和病情易出现急性失代偿,患者应在疾病早期行移植相关评估。

陈怡琳　沈节艳

上海交通大学医学院附属仁济医院

参 考 文 献

[1] 中华医学会呼吸病学分会间质性肺疾病学组. 特发性肺纤维化诊断和治疗中国专家共识 [J]. 中华结核和呼吸杂志,2016,39(6):427-432.

[2] Yan W, Peng LY, Ban CJ, et al. Incidence and clinical characteristics of pulmonary hypertension in patients with idiopathic pulmonary fibrosis [J]. Chin Med J, 2015,128(7):896-901.

[3] Smith JS, Gorbett D, Mueller J, et al. Pulmonary hypertension and idiopathic pulmonary fibrosis:a dastardly duo [J]. Am J Med Sci, 2013, 346(3):221-225.

[4] Collard HR, Anstrom KJ, Schwarz MI et al. Sildenafil improves walk distance in idiopathic pulmonary fibrosis [J]. Chest, 2007,131(3):897-899.

[5] King TEJ, Brown KK, Raghu G,et al. BUILD-3:a randomized, controlled trial of bosentan in idiopathic pulmonary fibrosis [J]. Am J Respir Crit Care Med, 2011,184(1):92-99.

[6] 王楠,刘超. 特发性肺间质纤维化相关性肺动脉高压的研究进展[J]. 中华全科医学,2015,13(4):644-646.

病例 29　美丽高原带来的噩梦——高原性肺动脉高压

关键词·反复喘累，高原心脏病，高原性肺动脉高压

·病史摘要·

患者，女性，52 岁，因"反复喘累 18 年，再发 7 天"入院。

患者于 24 年前入藏，18 年前在西藏工作时，无明显诱因出现活动后喘累，走平路即感喘累不适，伴腹胀、口唇发绀、尿量少、双下肢胫前区水肿、夜间阵发性呼吸困难，无端坐呼吸，无恶心、呕吐，无腹痛，无晕厥、黑矇，无头晕、头痛，无心悸、胸闷不适。于西藏某医院就诊，考虑"高原反应"，病程中间断服用"胃药"等治疗不见好转。于 14 年前返回四川（此后未再返藏）来我院门诊就诊，未能明确诊断（具体不详）。上述症状反复出现，受凉后多发，发作频率及喘累程度逐渐加重。12 年前，患者因再发喘累伴腹胀入我院就诊，完善检查诊断为"高原性心脏病"，并开始规律服用"呋塞米、螺内酯、缬沙坦、美托洛尔缓释片、辅酶 Q10（能气朗）"等治疗（具体用量不详），经上述治疗患者症状好转，发作频率有减少，病程中若停用呋塞米，双下肢水肿及喘累、腹胀反复。3 年前，患者入我院门诊随访时查心脏彩超提示双心房、右心室大，二尖瓣、主动脉瓣回声增强。二尖瓣、主动脉瓣轻中度反流，三尖瓣重度反流，LVEF 62%。1 年前，患者无明显诱因平卧位易出现头昏、黑矇，持续约 10 s 好转，伴阵发性心悸，无头痛，无视物旋转，无四肢乏力，无恶心、呕吐，无晕倒等，入我院门诊查心电图提示普通心房颤动，偶发室性期前收缩，最长 R-R 间歇 2.068 s。进一步完善动态心电图：平均心室率 69 次/min，最长 R-R 间歇 2.289 s，美托洛尔缓释片逐渐减量至停用，病程中仍有短暂黑矇表现，无晕厥。病程中患者遵医嘱服用华法林抗凝治疗（具体量及抗凝时间不详），未监测 INR，服药期间无牙龈出血、鼻出血等，自诉病程中遵医嘱停用华法林。7 天前，患者受凉后再次出现活动后喘累，走平路感

喘累不适，夜间高枕卧位，伴夜间阵发性呼吸困难，伴腹胀、右上腹隐痛、双下肢水肿，伴头昏、短暂黑矇，咳嗽、咳白色泡沫痰，无胸闷、胸痛，无恶心、呕吐、嗳气、反酸，无呕血、黑便，无黄疸、纳差，无晕厥、头痛等，于诊所"输液治疗"（具体不详）后咳嗽、咳痰症状明显缓解，喘累症状及双下肢水肿症状较之前稍好转，现患者为求进一步诊治，门诊以"高原性心脏病"收入我科。

患者平素体健。否认"高血压""糖尿病""冠心病"等慢性病史。否认"乙肝""结核"等传染病史。否认食物、药物过敏史。否认手术、外伤史。否认输血、献血史。预防接种随当地进行。

患者生长于四川，曾于西藏工作 10 年。无烟酒等嗜好，无疫水及疫区接触史，无放射性物质及化学毒物接触史。

·入院体检·

血压 126/72 mmHg，脉搏 66 次/min，呼吸 20 次/min。神清，精神欠佳，唇、甲轻度发绀，颈静脉可见。双肺呼吸音清，未闻及干、湿啰音。心界扩大，心尖搏动位于左锁骨中线第五肋间外 1 cm，心音弱，心率 66 次/min，心律绝对不齐，第一心音强弱不等，心脏叩诊示心浊音界向两侧扩大。各瓣膜听诊区可闻及病理性杂音，三尖瓣区 2/6 级收缩期杂音。腹部触诊右上腹有压痛，无反跳痛，肝、脾肋下未触及。双下肢凹陷性水肿，无杵状指（趾）。

问题与思考 1

·患者受凉后出现活动后喘累，走平路感喘累不适，夜间高枕卧位，伴夜间阵发性呼吸困难，伴腹胀、右上腹隐痛，伴双下肢水肿，伴头昏、短

暂黑矇,伴咳嗽、咳白色泡沫痰。根据患者"高原性心脏病"的病史,且经规律服用"呋塞米、螺内酯、缬沙坦、美托洛尔缓释片、能气朗"等治疗(具体用量不详),患者症状好转,结合体格检查等,考虑"心力衰竭急性加重"。但由于患者病程长,病情反复,在此之前曾经多次诊治,且诊治情况不详。因此,仍需与其他肺疾病所致的心力衰竭,以及冠心病、风湿性心脏病等所致的心力衰竭作鉴别。故针对上述鉴别诊断,予以完善三大常规、血生化、甲状腺功能、血气分析、心超、双侧颈动脉超声等辅助检查。且患者在这次起病过程中出现咳嗽、咳白色泡沫痰症状,需考虑是受凉所致的上呼吸道感染症状,还是"高原性心脏病"进一步发展,出现肺淤血的表现。

· 辅助检查 1 ·

▷ 血常规:WBC 3.42×10^9/L(↓),RBC 4.92×10^{12}/L,Hb 145 g/L,NE 54.3%,PLT 145×10^9/L。

▷ 血气分析:pH 7.71,PCO_2 20 mmHg,PO_2 198 mmHg(吸氧 5 L/min),碳酸氢根 25.3 mmol/L。

▷ 电解质:钙 2.32 mmol/L,钾 3.7 mmol/L,钠 144 mmol/L,氯 101 mmol/L,碳酸氢根 29.5 mmol/L(↑)。

▷ 肝功:前总蛋白 286 mg/L,TP 59 g/L(↓),Alb 38 g/L(↓),总胆汁酸 7.8 μmol/L,TB 15.1 μmol/L,DB 7.5 μmol/L(↑),GPT 49 U/L(↑),GOT 28 U/L,γ-GT 72 U/L(↑)。

▷ 心肌损伤标志物:D-二聚体 < 100 ng/ml,MYO 50.9 ng/ml,cTnI < 0.05 ng/ml,CK-MB < 1.0 ng/ml,BNP 26.4 pg/ml。

▷ 血脂:TC 4.37 mmol/L,TG 1.63 mmol/L,HDL-C 1.21 mmol/L,LDL-C 2.84 mmol/L,ApoA 11.26 g/L,ApoB 0.85 g/L,LP(α) 912 mg/L(↑),超敏 C 反应蛋白 0.39 mg/L。

▷ 肾功:Ur 8.5 mmol/L(↑),UA 305 μmol/L,Cr 59 μmol/L。

▷ 甲状腺功能:T_3 1.17 ng/ml,T_4 9.61 μg/dl,FT_3 4.17 pg/ml,FT_4 15.0 ng/dl,TSH 5.88 μU/ml(↑)。

▷ 胸片:双肺纹理增多,心影明显增大。

▷ 心脏彩超:①右心房、右心室、左心房增大(左心房前后径 46 mm,右心房横径 70 mm,右心室舒张期末径 35 mm)。②三尖瓣重度关闭不全。③主动脉瓣、肺动脉瓣、二尖瓣轻度关闭不全。LVEF 58%,TAPSE 21 mm,TAPSE's 12.6 cm/s,PASP 34 mmHg。

▷ 腹部彩超:提示肝淤血。

▷ 心电图:窦性心动过缓,完全性右束支传导阻滞。

▷ 动态心电图:①心房颤动,最快心室率 108 次/min。②双源室性期前收缩总数 555 次,成对一阵。③ R-R 长间歇 ≥ 1.5 s,有 2 904 次,R-R 长间歇 ≥ 2.0 s,有 109 次,最长 2.445 s。④部分 T 波改变。

▷ 尿常规、便常规、血糖、糖化血红蛋白、降钙素原、凝血象及双侧颈动脉超声检测均无明显异常。

问题与思考 2

· 脂蛋白(α)作为冠心病的独立危险因素,其检测值增高,不能完全排除冠心病可能,但心脏彩超并没有发现心室壁运动异常,心肌损伤标志物、颈动脉超声等检测均无异常,且无冠心病的特异性症状与体征表现,故"冠心病"诊断证据不足,心脏彩超示三尖瓣重度关闭不全,主动脉瓣、肺动脉瓣、二尖瓣轻度关闭不全,无二尖瓣狭窄且无风湿性心脏病史及风湿性关节炎,故可排除风湿性心脏病所致心力衰竭的可能性。心脏彩超示 PASP 34 mmHg,提示肺动脉压轻度增高。据此建议患者行右心导管以明确患者有无肺动脉高压,但由于此项检查为有创检查,患者及家属拒绝该项检查。故行肺通气灌注检查。

· 辅助检查 2 ·

肺通气灌注检查结果:肺血流灌注/肺通气显像未见明显异常。

问题与思考3

· 患者肺通气灌注扫描检查未见异常，可除外肺部疾病和肺血栓栓塞，但并不能明确患者有无肺动脉压增高。根据患者反复喘累，右上腹压痛且腹部B超示肝淤血，双下肢水肿，胃肠道淤血（腹胀）等右心衰竭表现明显，综合以上实验室和影像学检查结果，可做出诊断。

· 最终诊断 ·

（1）心力衰竭，右心房、右心室、左心房增大，心功能Ⅲ～Ⅳ级，心房纤颤。

（2）高原性肺动脉高压。

· 治疗方案 ·

予以患者托拉噻米、呋塞米、螺内酯抗心力衰竭治疗，患者合并心房颤动，予以达比加群酯抗凝治疗。经治疗，患者喘累、腹胀等不适明显缓解。出院时患者活动耐量明显改善，一般活动不受限，未再有头晕、黑矇发作。患者拒绝肺动脉高压靶向药物治疗。

· 讨论 ·

高原性肺动脉高压（high altitude pulmonary hypertension，HAPH）是一组由高原特殊环境（低压、低氧、寒冷）引起肺血管压力持续升高的疾病。常见于生活在海拔3 000 m以上的人群或自平原进入高原的人群。1928年Carlos Monge第一次描述了秘鲁安第斯山脉慢性高山病（chronic mountain sickness，CMS）的临床特征。1956年Rotta等人发现CMS存在肺动脉高压。2008年第四届世界肺动脉高压研讨会，将长期暴露于高海拔地区引起的肺动脉高压归为第三组肺高血压性疾病。而事实上，国际、国内对更广义的慢性高原病（chronic high altitude disease，CHAD）的认识经过了一个长时间的过程。1995年中华医学会第三次高原医学学术讨论会通过了《我国高原病命名，分型及诊断标准》，将CHAD分为四型，分别是高原衰退症（high altitude deterioration，HADT）、高原红细胞增多症（high altitude polycythemia，HAPC）、高原心脏病（high altitude heart disease，HAHD）、慢性高山病或蒙赫病（即混合型慢性高原病）。2004年在青海召开的第六届高山医学和高原生理学术会议上制订了统一的CHAD诊断标准和计分系统（又称"青海标准"），该标准将CHAD分为两型，即CMS和HAPH。根据青海标准，无红细胞过度增生但存在肺动脉压超过正常范围，则诊断为高原肺动脉高压，与《我国高原病命名，分型及诊断标准》中的高原心脏病为同一概念。

虽然该患者心脏彩超PASP 34 mmHg，肺动脉压仅轻度增高，但患者右心明显增大，右心房横径70 mm，右心室舒张期末径35 mm，仍考虑右心增大是由长期肺动脉高压所致。由于患者右心功能衰竭，故肺动脉压力可能下降，实质肺血管阻力可能已明显增高，但是患者及家属拒行右心导管，无法准确测量肺动脉压力、肺血管阻力和心排量。最终予以诊断"心力衰竭，右心房、右心室、左心房增大，心功能Ⅲ～Ⅳ级，心房纤颤，高原性肺动脉高压"。

目前HAPH的治疗可分为支持疗法和肺血管靶向治疗。支持治疗包括抗凝药、利尿剂、吸氧和正性肌力药，肺血管靶向治疗包括钙离子通道拮抗剂、内皮素受体拮抗剂、鸟苷酸环化酶激动剂、前列环素类似物和前列环素受体激动剂。研究表明，高原肺动脉高压大多为慢性持续性发展而成，患者发病缓慢，早期临床症状不典型，无特异性，临床诊断意识不足常发生误诊、漏诊，严重影响着患者的生活质量及威胁着患者的生命，针对高原性肺高血压的诊断和治疗还存在诸多的困难与挑战，让我们一起认识和重视这类疾病，早期诊断肺动脉高压，改善预后，让美丽的高原不再带来噩梦。

董永洁　黄玮

重庆医科大学附属第一医院

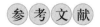 参 考 文 献

［1］张欢,华毛,郭月辉.BNP、HIF-2α 与高原肺动脉高压关系的研究进展[J].中华肺部疾病杂志,2016,(02),210－211.
［2］Gonzales GF，Tapia V，Gasco M，et al. Serum testosterone levels and score of chronic mountain sickness in Peruvian men natives at 4 340 m［J］.Andrologia,2011,43(3),189－195.
［3］Canepa A，Chavez R，Hurtado A，et al. Pulmonary circulation at sea level and at high altitudes［J］.Journal of Applied Physiology,1956,9(3),328－336.
［4］McLaughlin VV，Archer SL，Badesch DB，et al. ACCF/AHA 2009 expert consensus document on pulmonary hypertension a report of the American College of Cardiology Foundation Task Force on Expert Consensus Documents and the American Heart Association developed in collaboration with the American College of Chest Physicians；American Thoracic Society，Inc.；and the Pulmonary Hypertension Association［J］.Journal of the American College of Cardiology,2009,53(17),1573－1619.
［5］中华医学会第三次全国高原医学学术研讨会.我国高原病命名、分型及诊断标准[J].高原医学杂志,1996,(01)：2－4.
［6］Leon-Velarde F，Maggiorini M，Reeves JT，et al. Consensus statement on chronic and subacute high altitude diseases［J］.High Altitude Medicine & Biology,2005,6(2),147－157.
［7］高文祥,高钰琪.慢性高原病分型、诊断与治疗的研究进展[J].第三军医大学学报,2016,(05),431－436.
［8］李刚,罗勇军,陈祖林.高原肺动脉高压治疗进展[J].人民军医,2014,(06),693－694.
［9］Galie N，Humbert M，Vachiery JL，et al. 2015 ESC/ERS Guidelines for the diagnosis and treatment of pulmonary hypertension. Kardiologia Polska,2015,73(12),1127－1206.
［10］张欢,华毛,冯喜英,等.脑钠肽、低氧诱导因子-1α、心肌型脂肪酸结合蛋白在高原肺动脉高压中的研究进展[J].中华肺部疾病杂志(电子版),2017,(05),604－607.

第四章

慢性血栓栓塞性或其他肺血管阻塞性肺高血压

新近的 ESC 指南更新了原来的第四大类肺高血压的定义为慢性血栓栓塞性或其他肺血管阻塞性肺高血压,血流动力学特征同第一大类,涵盖各种原因引起的慢性肺血管阻塞性疾病,包括慢性血栓栓塞性肺高血压和其他肺动脉阻塞,后者又包括血管肉瘤、其他血管内肿瘤、动脉炎、先天性肺动脉狭窄、肺包虫病等。

本章节收入慢性血栓栓塞性肺高血压 2 例,慢性癌栓栓塞性肺高血压 1 例,肺动脉内膜肉瘤 2 例,IG4 相关肺血管占位 1 例,肺血管炎 4 例,可谓临床各不相同,诊断各显神通,供读者学习参考。

病例 30　寻踪追迹辨真伪——查找右心衰竭真正病因

关键词·顽固性右心衰竭；动静脉瘘；慢性血栓栓塞性肺动脉高压；下肢静脉造影；外周血管介入治疗

·病史摘要·

患者，女性，42 岁，因"胸闷、气短 6 个月，加重伴腹胀、下肢水肿 3 个月"入院。

患者 6 个月前，因"腰椎间盘突出"于某 A 医院行"后路腰椎板减压椎间盘切除植骨融合内固定术"。术后第二天，突然出现胸闷、气短、心悸、晕厥、血压下降，血常规示贫血，Hb 61 g/L；D-二聚体阳性；胸部正位片示右侧胸腔积液；超声心动图提示右心扩大、肺动脉压轻度增高。予以补液、输血等对症治疗，症状缓解出院。3 个月前，出现腹胀，进行性加重，并出现右下肢肿胀、乏力、沉重感，在某 B 医院予以利尿等治疗后，症状时轻时重，间断呕吐、纳差、咳嗽、咳白色泡沫样痰，尿少。于该院行下腔静脉、选择性双肺动脉、髂股静脉造影示双肺动脉末梢多发血栓闭塞，右髂总静脉血栓闭塞合并髂内静脉扩张、迂曲。给予低分子肝素钙 4 100 U，皮下注射，每 12 h 1 次，共 45 天，间断监测血常规血小板正常，用药后气短、心悸、腹胀、乏力、尿少反而进行性加重，外院给予呋塞米日剂量达 160 mg 仍不能改善尿量，遂来我院。

·入院体检·

血压 110/60 mmHg。神志清，精神差，慢性消耗性病容。平卧位，全身皮肤及巩膜轻度黄染，口唇中度发绀，颈静脉怒张。双侧呼吸动度减低，语颤减弱，双上肺叩诊清音，双肺底叩诊实音，双肺呼吸音低，右肺为著。心界不大，心率 102 次/min，律齐，P2＞A2，二尖瓣、三尖瓣听诊区皆可闻及 4/6 级收缩期吹风样杂音，向心底部放射。腹膨隆，肝肋下 5 cm，剑下 8 cm，质中，触痛阳性，肝颈静脉回流征阳性，肝叩痛阳性，移动性浊音阳性，腹水征阳性，腹围

104 cm。脐部右下方可触及血管震颤，可闻及粗糙连续性血管杂音，向上腹、双腹股沟部及双下肢传导，甚至可传导至踝部。双下肢中重度凹陷性肿，至大腿根部，右侧显著，双下肢周径（髌骨上下缘各 15 cm 处测量）差值（右-左）为 3.5｜1.0 cm。

问题与思考 1

·患者 6 个月前外科术后出现低血压、休克、晕厥、进行性呼吸困难、腹胀，D-二聚体阳性，未进一步处理；3 个月前静脉造影示多发肺栓塞、下肢静脉血栓、静脉扩张迂曲，超声心动图提示右心增大，肺动脉压轻度升高。造影诊断肺栓塞、下肢静脉血栓后给予抗凝治疗，症状缓解不明显，呼吸困难进行性加重，且合并多浆膜腔积液，此时的抗凝治疗是否因为已过静脉血栓急性期而效果不佳，又或者肺栓塞诊断不能完全解释患者病情？抑或是因为已发展至慢性血栓栓塞性肺动脉高压？查体所见脐部右下方可触及震颤，闻及粗糙连续性血管杂音，向上腹、双腹股沟部及双下肢传导，甚至传至踝部，符合动静脉瘘杂音表现，有外科手术病史，有没有医源性可能？根据杂音部位和性质，结合患者病史，需要完善血管超声检查，并再次进行 DSA 造影明确。

·辅助检查 1·

▶ 血气分析：PCO₂ 30.1 mmHg(↓)，PO₂ 60.7 mmHg(↓)。

▶ 凝血：PT 48.3 s(↑)，APTT 52.7 s(↑)，INR 5.23(↑)，D-二聚体弱阳性。

▶ 肝功能：GT 70.3 U/L(↑)，TB 50.4 μmol/L(↑)，DB 37.3 μmol/L(↑)。

电解质：Na$^+$ 133.5 mmol/L（↓），K$^+$ 2.81 mmol/L（↓）。

超声心动图：右心增大，左心房大，三尖瓣大量反流，二尖瓣少量反流，肺动脉压轻度升高（估测37 mmHg）（图 30-1）。下腔静脉增宽，双侧胸腔积液（左侧大量，右侧少量）。

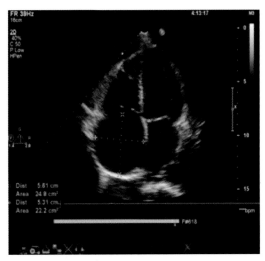

图 30-1　超声心动图提示右心大，肺动脉压轻度升高

腹部超声：腹水。

血管超声：右髂动静脉血流相通，符合动静脉瘘表现，瘘口大小约 1 cm，右下肢未见明显静脉血栓征象（图 30-2）。

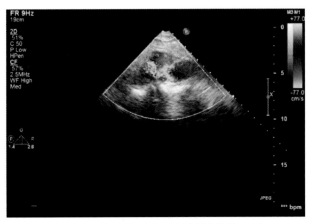

图 30-2　右下肢血管超声提示右髂动脉静脉血流相通

问题与思考2

• 动静脉瘘非血管超声筛查的常规位置，在下腹

部偏后的位置，一般检查很难发现，需要临床医师结合查体表现和超声医师充分沟通才能发现。因此，根据以上检查结果，我们考虑患者气短、腹胀、下肢肿可能与肺动脉高压、右心功能不全导致心源性水肿有关。但肺动脉压轻度升高，且合并胸腔积液、腹水，同时存在肝功能异常，电解质紊乱，D-二聚体弱阳性，仅肺动脉高压不能完全解释上述症状。血管超声提示右髂动静脉瘘可能，动静脉瘘原因是什么，与外科手术可能相关吗？因此，有超声检查结果的提示我们需要进一步行造影检查确诊，根据超声结果我们选择进行右髂动静脉部位的造影。

· 辅助检查 2 ·

DSA 检查：右髂动静脉瘘（图 30-3）。

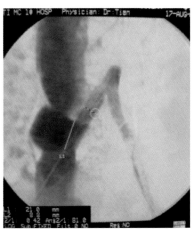

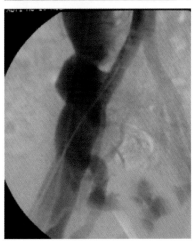

图 30-3　动静脉同时插管造影提示右髂动静脉瘘

问题与**思考**3

· 同时行动静脉造影可以发现静脉有大量侧支形成，但未见血栓征象。动静脉瘘形成后，动脉血压力高，流入静脉系统可能阻断或影响静脉血流，因此静脉会形成大量侧支，静脉血流缓慢，但并未见血栓征象。评估静脉系统的方法很多，其中最精确的方法是顺行性静脉造影，尤其在静脉通畅率和详细评估静脉解剖细节方面尤其有用，而逆行静脉造影则主要用来评估静脉反流和静脉瓣膜的形态。外院的逆行静脉造影不能真实评估静脉内的情况，因为静脉血管存在静脉瓣膜，具有抗反流的作用，逆行静脉造影在瓣膜处造影剂瘀滞。因此，顺静脉瓣膜方向的顺行静脉造影能相对准确评估静脉通畅情况。该患者外院的肺动脉造影远端显影不良，可能存在远端肺动脉栓塞（图30-4），加之长达1个半月的抗凝治疗，有可能造成动静脉瘘口扩大、心力衰竭症状加重。

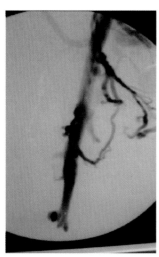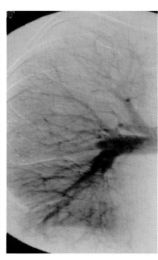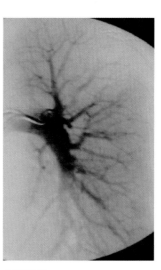

图30-4 下肢逆行静脉造影提示右髂总静脉血栓闭塞
并髂内静脉扩张迂曲，肺动脉造影提示末梢多发血栓闭塞

状发作。

· **最终诊断** ·

（1）右髂动静脉瘘。

（2）慢性血栓栓塞性肺高血压。

（3）右心功能不全。

· **治疗方案** ·

该患者于右髂动脉动静脉瘘处植入覆膜支架1枚（图30-5），支架两侧至少超过瘘口上下位置1.5 cm，即超过10%～20%。术后当天尿量3 000 ml，腹胀明显减轻，术后第二天，腹平软，移动性浊音阴性，腹围减少6 cm，腹部震颤消失，血管杂音消失。术后5天复查超声心动图提示右心室较前缩小，术后1个月复查右下肢血管超声未见异常。长期随访无不适症

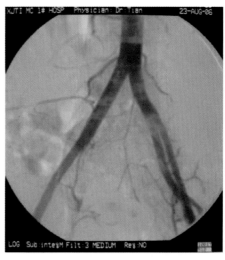

图30-5 右髂动脉植入覆膜支架1枚，
造影示髂动静脉瘘消失

·讨论·

本例中患者于后位入路的腰椎间盘术后出现低血压、胸闷气短、水肿等右心功能不全表现，D-二聚体阳性，肺动脉压轻度升高，结合外院造影结果，肺栓塞诊断先入为主。标准抗凝治疗效果不佳，考虑肺栓塞、肺动脉高压不能完全解释患者症状，因此继续顺藤摸瓜，实际上主要为动静脉瘘所致右心功能不全，医源性动静脉瘘可能性很大，从而导致心功能不全。因此查体很重要，患者病史达半年之久，后续接诊者延续前述思维，造成漏诊。据患者描述，曾有超声医师怀疑过下肢静脉血栓的诊断，仅发现静脉血流缓慢，类似血栓前高凝状态，未见明显静脉血栓形成，但未进一步究其原因。

该病例的临床医生就是因为查体仔细才发现问题，一步步寻根问底，临床症状、查体所见与影像学结合，经与超声医师的面对面沟通，才在非超声常规位置发现了右髂动静脉瘘，找出右心衰竭的主要病因，得出更合理解释。

动静脉瘘（arteriovenous fistula，AVF）是指高压力、高阻力的动脉系统不经毛细血管床直接与低压力、低阻力、高容量的静脉系统异常沟通。主要的血流动力学变化是动静脉瘘形成后，周围血管阻力下降，血容量增多，左心室舒张期末内径增加，为维持正常血压及组织灌注，心脏交感神经兴奋，心肌收缩力增强，心率增快，心输出量增加，明显增加的容积负荷使肺血流量增多，从而导致继发性肺动脉高压。这种左心高输出状态，久而久之导致左心室肥厚，射血分数减少，出现心力衰竭。这种高输出量性心力衰竭不仅见于动静脉瘘，也可见于慢性贫血、败血症、高碳酸血症和甲状腺功能亢进等。

结合该病例的特点，回顾文献发现，腰椎间盘手术常见的血管损伤包括动静脉瘘、血管撕裂及假性动脉瘤，其中，动静脉瘘发生率最高（67%），尤其腰4~5椎间盘水平腰椎手术多见（59%），动静脉瘘最常累及髂总动脉（72%）。这种医源性动静脉瘘所致高输出性心力衰竭可发生在术后数月至数年。同时，这种医源性动静脉瘘也可同时见于肾透析或者外伤患者。Yared K 等人报道了一例33岁的男性患者，30年前右臀部曾受枪伤，后逐渐出现呼吸困难、恶心、呕吐、右腰部疼痛，就诊时快速心房颤动，右下腹可闻及血管杂音，可触及搏动性包块，超声心动图示心脏扩大，右心室肥厚，增强CT腹部可见多个枪弹瘘道、右髂动静脉瘘、右髂总静脉瘤样扩张。杂交手术修补瘘道后各项指标均逐渐恢复正常。因此对这种罕见情况，如果思路局限，就会漏诊或误诊。对于原因不明的心力衰竭，一定要反复探究。

·病例启示·

（1）该例患者给我们的启示在于临床要与影像学充分结合，仔细认真全面查体发现问题，就要寻踪追迹一步步找线索、找原因，最终可通过造影明确诊断。

（2）引起右心功能不全的病因有很多，包括肺栓塞、肺动脉高压等，外周血管动静脉瘘所致右心功能不全却不多见。因此，少见病因更需要扎实的临床功底。

（3）顺行性下肢静脉造影是经典的诊断下肢静脉血栓的方法，因为下肢静脉存在静脉瓣，故逆行性下肢静脉造影可用来评判静脉瓣膜功能，对轴向反流的严重程度进行分析，用来诊断静脉血栓形成，则容易造成假象，由此造成的漏诊可能延误了患者的病情。

孟　燕　田红燕

西安交通大学第一附属医院

主编点评

此患者外科手术后出现低血压、休克、进行性呼吸困难、腹胀，D-二聚体阳性，初期高危肺栓塞未及时处理，导致肺动脉阻力已高；再加上医源性髂动静脉瘘导致腔静脉血流急剧增多，而肺血管阻力增高使回流受限，故而左心未像常规动静脉分流那样增大，而腔静脉通路软组织进行性水肿，呈现顽固性右心衰竭体征。该病例的诊断依赖于过硬的腹部血管杂音听诊基本功和下肢静脉造影技术，给读者很大启示,但如果有右心导管测量肺血管阻力,将使诊断更趋清晰。

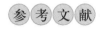

[1] Yared K, Baggish AL, Wood MJ. High-output heart failure resulting from a remote traumatic arteriovenous fistula [J]. Canadian Journal of Cardiology, 2009,25(4): 143 - 144.

[2] Koratala A, Malpartida FR, Kamboj M, et al. Arteriovenous Fistula: an Uncommon Cause of Heart Failure [J]. The American Journal of Medicine, 2017,131(2): 28.

[3] Taeshik Park, Sang-Ho Park, Alok Aroral. Delayed high output heart failure due to arteriovenous fistula complicated with herniated disc surgery [J]. J Korean Med Sci, 2016,31(12): 2051 - 2053.

[4] Mehta PA, Dubrey SW. High output heart failure [J]. QJM, 2009,102: 235 - 241.

[5] Pillet JC, Pillet MC, Braesco J, et al. Vascular complications of lumbar disk surgery. Report of two cases and review of the literature on 122 cases [J]. J Mal Vasc, 1995,20: 219 - 223.

[6] Aitken E, Kerr D, Geddes C, et al. Cardiovascular changes occurring with occlusion of a mature arteriovenous fistula [J]. J Vasc Access, 2015,16(6): 459 - 466.

[7] Dundon BK, Torpey K, Nelson AJ, et al. The deleterious effects of arteriovenous fistula-creation on the cardiovascular system: a longitudinal magnetic resonance imaging study [J]. Int J Nephrol Renovasc Dis, 2014,7(7): 337 - 345.

[8] Kasperczak J, Ropacka-Lesiak M. Definition, classification and diagnosis of chronic venous insufficiency — part II [J]. Ginekol Pol, 2013,84: 51 - 55.

[9] Rosales A. Haemodynamics and catheter-based imaging in the diagnosis of venous disease. An interventional targeted approach [J]. Phlebology, 2013,28(1): 162 - 168.

病例 31 肺动脉内膜剥脱术治疗慢性血栓栓塞性肺动脉高压

关键词 · 呼吸困难；心脏彩超；CTPA；右心导管；肺动脉造影；慢性血栓栓塞性肺高血压；左心病变相关性肺高血压；肺动脉内膜剥脱术

· 病史摘要 ·

患者，女性，53 岁，因"劳力性胸闷、气短 1 年，加重 1 个月"入院。

患者 1 年前于劳累后出现胸闷、气短，感呼吸困难，伴双下肢水肿，无咳嗽、咳痰、咯血，无胸痛、大汗，无头晕、黑矇、晕厥等。曾于当地医院行超声心动图示全心大、肺动脉高压、心功能不全，给予利尿、强心、抗凝等对症治疗后症状稍有缓解。之后间断发作上述症状，尤其在劳累或感冒后为甚，未再诊治。1 个月前于我院行右下肢静脉激光闭合术后症状加重。现为求进一步诊治，遂来我科。

患者既往 8 年前因"结核性胸膜炎"予抗结核治疗 1 年。

· 入院体检 ·

神志清，精神欠佳。口唇发绀，杵状指，颈静脉怒张。双肺呼吸音粗，未闻及干、湿啰音。三尖瓣听诊区可闻及 2/6 级柔和收缩期杂音，P2 亢进。肝颈静脉回流征阳性，肝区压痛阳性。双下肢轻度凹陷性水肿，右下肢可见曲张静脉术后青紫，左下肢可见蚯蚓状静脉团块。

问题与思考 1

· 患者以胸闷、气短起病，病程中反复于劳累后出现胸闷、气短症状，入我科 1 个月前曾于本院血管外科因右下肢静脉曲张行大隐静脉激光闭合手术。既往多次超声心动图提示肺动脉高压，心功能不全，考虑劳力性胸闷、气短症状多与肺动脉高压相关，需进一步明确肺动脉高压的病因。中老年女性肺动脉高压的常见病因主要考虑肺栓塞、呼吸系统疾病相关、左心疾病相关。

①1 个月前于血管外科住院时即发现肺动脉高压，曾行肺动脉造影提示左侧肺动脉及末梢动脉造影剂充盈良好，右侧肺动脉主干闭塞程度约 90%，之后开始口服利伐沙班抗凝治疗，此次来我科就诊需进一步复查肺动脉 CTA 明确肺血管情况；②该患者 8 年前外院曾诊断"结核性胸膜炎"，需排除是否存在慢性肺部疾病相关性肺高血压；③既往多次心超除提示肺动脉高压外，另提示左心室整体收缩功能减低，EF 值明显偏低，需考虑左心疾病相关性肺高血压可能。除此之外，需排除先天性心脏病、风湿疾病、甲状腺功能异常等病因。故针对上述病史及鉴别诊断，予以完善血常规、凝血、血生化、BNP、风湿全套、甲状腺功能、血气分析、心超、双下肢静脉超声、冠状动脉 CTA＋肺动脉 CTA 等辅助检查。

· 辅助检查 1 ·

▷ 血常规：WBC 4.84×10^9/L，NE 51.9%，Hb 176 g/L($\uparrow$)，PLT 121×10^9/L($\downarrow$)。

▷ 动脉血气：pH 7.492($\uparrow$)，PCO_2 27.7 mmHg($\downarrow$)，PO_2 51.6 mmHg($\downarrow$)，SaO_2 84.5%($\downarrow$)，HCO_3^- 23.8 mmol/L。

▷ 肝肾功能：Alb 36.3 g/L($\downarrow$)，GPT 15 U/L，GOT 21 U/L，TB 44.3 U/L($\uparrow$)，Cr 73 μmol/L，UA 648 μmol/L($\uparrow$)，BUN 8.4 mmol/L($\uparrow$)。

▷ NT-proBNP：11 615 pg/ml($\uparrow$)。

▷ 凝血六项：D-二聚体 0.44 mg/L，FDP 1.45 mg/L。

▷ 甲状腺功能、风湿全套均阴性。

▷ 心电图：窦性心律、电轴不偏、右心房肥大。

▷ 超声心动图：室间隔及左心室各壁搏幅普遍减

低;肺动脉高压(收缩压为 63 mmHg);三尖瓣关闭不全(中度);右心房、双心室增大、右心室壁增厚;心包积液(少量);左心室收缩功能减低;彩色血流示三尖瓣反流(中量);EF 值 35%。

▶ 双下肢静脉超声:右侧大隐静脉剥脱术后:未探及大隐静脉主干走行,股部中上段大隐静脉属支曲张并血栓形成致管腔闭塞;右侧股总静脉的静脉瓣功能不全。

▶ 肺动脉 CTA:肺动脉高压,右肺动脉干中远段闭塞,肺内分支未见显影(图 31-1)。

▶ 冠状动脉 CTA:左冠状动脉第六段起始部钙化斑块形成,管腔未见明显狭窄。

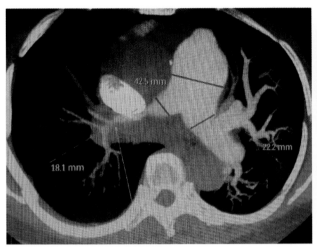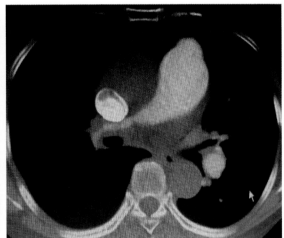

图 31-1 肺动脉 CTA 示右肺动脉主干变细,远端分支几乎不显影

问题与思考2

· 根据以上实验室和影像学检查结果,我们考虑劳累后胸闷、气短症状主要与肺动脉高压和左心功能不全相关。①该患者的肺动脉 CTA 影像很特殊,造影发现右肺动脉主干明显纤细、分支细小,远端几乎不显影,结果示右肺动脉干中远段闭塞,肺内分支未见显影,究竟是慢性血栓栓塞性还是先天性右肺动脉发育不良,其肺动脉狭窄性质待定,需进一步行右心导管及肺动脉造影明确肺血管情况及评估肺压力。而其肺动脉狭窄可能是致其肺高血压的原因。②心超提示左心收缩功能整体偏低,EF 值 35%,BNP 11 615 pg/ml 明显升高,说明存在左心功能不全,左心相关性肺高血压也参与发病。③根据心超及 CTPA 结果,先天性心脏病和呼吸系统相关性肺高血压可以排除。风湿全套、甲状腺功能均正常,可排除此类原因继发的肺高血压。④由于双下肢静脉超声

提示股部中上段大隐静脉属支曲张并血栓形成致管腔闭塞,再结合 CTPA 结果,下一步需在行肺动脉造影同时行下腔静脉造影,明确诊断。

· 辅助检查 2 ·

▶ 右心导管检查:肺动脉主干 62/44/34 mmHg,右肺动脉压 46/35/26 mmHg,左肺动脉压 44/37/31 mmHg。全肺阻力 15.17 WU,肺小动脉阻力 3.1 WU。肺毛细血管楔压为 17 mmHg。并于肺动脉狭窄段、狭窄远端及近段分别测压,压力分别为 20/17/15 mmHg,18/15/14 mmHg,46/35/26 mmHg。

▶ 肺动脉造影:肺动脉及其近中段分支明显扩张,右肺动脉主干次全闭塞,左肺动脉中远段扩张、迂曲,左肺动脉未见明显充盈缺损及狭窄(图 31-2)。

▶ 下腔静脉造影:下腔静脉通畅,未见狭窄及充盈缺损(图 31-3)。

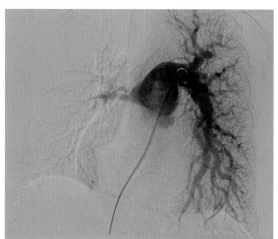
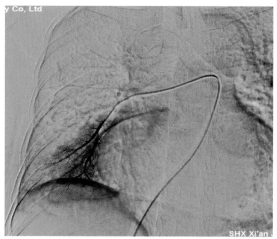

图 31-2　肺动脉造影：右肺动脉主干纤细,远端几乎不显影；对右肺动脉远端行超选择造影发现远端血管床存在

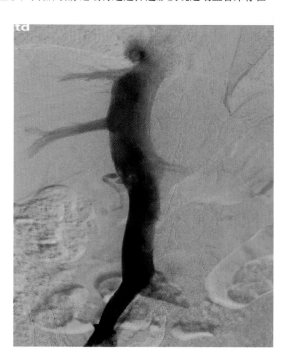

图 31-3　下腔静脉造影：可见下腔静脉侧支显影,说明下腔静脉近右心房侧压力较高

问题与思考3

· 该患者的肺动脉造影很特殊,表现为右肺动脉主干纤细,左肺动脉血管床显影良好,与CTPA图像基本一致,同时我们还对肺动脉远端血管行超选择造影,竟然发现右肺动脉远端血管床是存在的(图31-2)。下腔静脉造影发现下腔静脉侧支亦能显影,说明下腔静脉压力较高,也间接表明远端(右心系统)压力较高。这个时候,我们基

本可以确定该患者为慢性血栓栓塞性肺动脉高压,只是其影像学特点与典型慢性血栓栓塞性肺高血压明显不同而已,先天性发育不良显然不能完全解释该肺血管病变。但由于右心导管测压发现肺压力与全肺阻力明显不匹配,肺阻力过高,且肺毛细血管楔压＞15 mmHg,说明肺部血管被破坏严重,而且肺高血压原因并不单一,再结合心超结果,我们考虑,左心相关性肺高血压

亦参与发病。接下来,经心外科会诊后,我们进一步行肺动脉内膜剥脱术,同时还对手术标本行病理送检(图 31-4、图 31-5)术后患者恢复良好,症状明显改善。

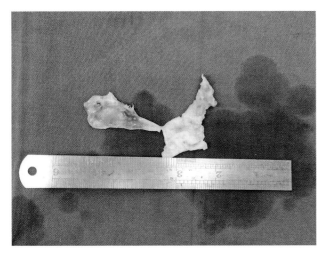

图 31-4 肺动脉血栓内膜剥脱术中所取的机化血栓及剥脱的内膜

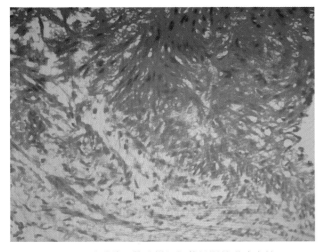

图 31-5 肺动脉血管壁样组织伴局限性黏液变性,纤维组织增生、玻璃样变,淋巴细胞、浆液细胞浸润

·最终诊断·

(1)慢性血栓栓塞性肺动脉高压,合并左心疾病相关性肺高血压(WHO 分类Ⅳ＋Ⅱ类)。

(2)心肌病、心功能不全。

(3)右肺动脉主干重度狭窄。

·治疗方案·

患者予以肺动脉血栓清除＋肺动脉内膜剥脱术后,恢复良好,继续给予长期抗凝治疗,同时给予波生坦 62.5 mg(2 次/日)靶向降肺动脉压治疗,同时嘱其康复锻炼及氧疗。出院后症状明显改善,活动耐力明显恢复,一般日常生活不受限。出院 1 周后复查心超提示右心系统较前明显缩小,估测肺动脉收缩压约 43 mmHg 明显下降,复查 CTPA 示右肺动脉血管床充盈较前明显改善(图 31-6)。

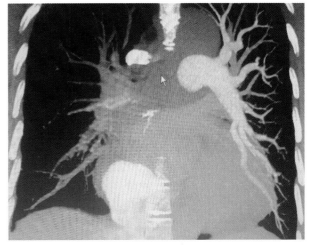

A

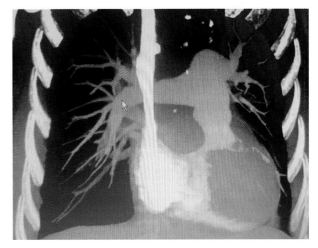

B

图 31-6 术前和术后 CTPA 比较。A. 术前: CTPA 示右肺动脉主干及分支显影不良;B. 术后 1 周: CTPA 示右肺动脉血管床显影明显改善

·讨论·

本例患者劳累后胸闷、气短 1 年,1 周前行大隐

静脉剥脱术后病情加重。根据超声心动图、CTPA及右心导管结果,诊断患者为慢性血栓栓塞性肺动脉高压,同时合并有左心疾病相关性肺高血压。

慢性血栓栓塞性肺动脉高压(chronic thromboembolic pulmonary hypertension,CTEPH)为肺动脉高压的一种类型,是由于肺动脉近端血栓阻塞和远端肺循环重建引起肺动脉压升高和进行性右心室功能衰竭,出现呼吸困难、疲劳、运动耐力降低的一种临床综合征。其典型病理生理变化为进行性肺动脉高压,最终造成右心功能衰竭和呼吸功能衰竭。CTEPH患者的预后与肺动脉平均压的高低有关。有报道肺动脉平均压高于30 mmHg时,5年生存率为30%;高于50 mmHg时,5年生存率为10%。因此,早期发现、早期诊治十分重要。在详细了解病史的基础上,在进一步辅助检查中,如彩色多普勒血管超声发现下肢静脉血栓形成、心超提示右心扩大、三尖瓣反流、肺动脉高压等,我们需高度怀疑肺栓塞可能。而本例患者恰恰符合以上几个特点,于是在进一步CTPA、肺动脉造影+右心导管检查中,我们明确了该患者CTEPH的诊断。同时心超提示室间隔及左心室各壁搏幅普遍减低、左心室收缩功能减低、EF值明显下降,冠状动脉CTA又排除了缺血性心肌病可能,故该患者同时合并左心收缩功能减退所致的肺高血压。

在CTEPH的治疗上,内科药物治疗是可选择的方案之一,国内外报道效果不佳。目前随着手术死亡率的下降,肺动脉内膜剥脱术(pulmonary endarterectomy,PEA)已成为公认的治疗CTEPH的首选治疗方案,尤其对于近端肺动脉的CTEPH患者,近、远期疗效良好。Lopez等对106例接受PEA手术的CTEPH患者进行调查,结果显示,PEA在CTEPH的治疗上显示出良好的效果,有80.2%患者术后肺动脉压降至正常。本例患者经PEA术后,在左心疾病治疗基础上联合靶向降肺动脉压、抗凝药物等治疗,无论从症状、体征或复查的各项辅助检查来看,均取得了不错的恢复和改善。

·病例启示·

(1) 临床上,对CTEPH早发现、早诊治十分重要,以免影响预后及疗效。

(2) CTEPH的CTPA及肺动脉造影图像并不都是十分典型,遇到不典型影像时,要充分开拓思路,在全面结合病史的基础上,综合分析考虑,以便及时对病变做出评估及判断。

(3) PEA可能是目前CTEPH的首选外科治疗方案。

范粉灵 邵珲
西安交通大学第一附属医院

[1] Pengo V, Lensing AW, Prins MH, et al. Incidence of chronic thromboembolic pulmonary hypertension after pulmonary embolism [J]. N Engl J Med, 2004,350(22):2257-2264.
[2] 陈晔,张泽明,杜宇,等. 慢性血栓栓塞性肺动脉高压治疗新进展[J]. 河北医药,2016,(01):114-117.
[3] Lopez Gude MJ, Perez de la Sota E, Forteza Gil A, et al. Pulmonary thromboendarterectomy in 106 patients with chronic thromboembolic pulmonary hypertension [J]. Arch Bronconeumol, 2015,51(10):502-508.
[4] Jenkins DP, Madani M, Mayer E, et al. Surgical treatment of chronic thromboembolic pulmonary hypertension [J]. Eur Respir J, 2013,41:735-742.
[5] 高元明,刘双,甘辉立. 慢性血栓栓塞性肺动脉高压的诊断和治疗体会[J]. 临床肺科杂志,2010,(07):910-912.
[6] Reesink HJ, Surie S, Kloek JJ, et al. Bosentan as a bridge to pulmonary endarterectomy for chronic thromboembolic pulmonary hypertension [J]. J Thorac Cardiovasc Surg, 2010,139:85-91.

病例 32 麻将惹的祸——被"掩盖"的肺栓塞

关键词 · 气促；肺栓塞；溶栓；介入治疗；肺动脉切开取栓术，绒毛膜癌，慢性肺血管阻塞性肺高血压

· 病史摘要 ·

患者，女性，25 岁，因"气喘 6 月余，加重伴心悸 20 余天"收住入院。

患者 6 个月前因"感冒"开始气喘，进行性加重，在当地诊断"肺部感染"，予以抗感染治疗后仍有气喘，活动后明显。入院前 20 天，气喘症状加重，穿衣、如厕即感明显气喘，同时伴有心悸及心前区疼痛，咳嗽，咳少量白色泡沫痰，有时含鲜红色血丝。外院查胸片提示两肺散在炎症，右侧胸腔少量积液；超声心动图提示右心房和右心室增大，重度肺动脉高压。外院予对症治疗后无好转，为求进一步诊治收入我院。

患者既往体健。近四年来平均每天打麻将 10 余小时，20 天前因气喘加重才终止。

· 体格检查 ·

神志清，血压 124/83 mmHg，皮肤、黏膜轻度发绀，两肺呼吸音粗，未闻及干、湿啰音，心率 92 次/min，律齐，P_2 亢进，各瓣膜听诊区未闻及明显病理性杂音，腹平软，肝、脾肋下未触及，双下肢无水肿。

问题与思考1

· 患者为年轻女性，因自觉"感冒"疑诊"肺部感染"在当地抗感染治疗，具体治疗措施不详，但治疗效果不佳，且出现气喘加重，活动后明显，病情发展提示：①可能肺部感染控制不佳，进展为呼吸衰竭；②可能合并有其他心肺疾病。进一步的超声心动图检查发现心脏右心房和右心室增大，重度肺动脉高压，故该患者疑诊为肺高血压。肺高血压的临床症状取决于右心功能衰竭的程度，表现出不同程度的呼吸困难、活动耐量的减退。

超声心动图是简便且无创的筛查肺动脉高压的手段，ESC 指南也推荐对于疑诊肺高血压的患者行超声心动图检查。那么，该患者是否为肺高血压？如是，则其病因是什么？

· 辅助检查 1 ·

▶ 血常规：WBC 12.6×10^9/L(↑)，$NE^{\#}$ 8.66×10^9/L，Hb 101 g/L(↓)，PLT 128×10^9/L。

▶ 空腹血糖：3.69 mmol/L。

▶ 肝功能：GPT 17.0 U/L，GOT 35.7 U/L，TB 22.0 μmol/L，DB 9.2 μmol/L，IB 12.8 μmol/L，TP 59.4 g/L，Alb 31.2 g/L。

▶ 肾功能：Ur 3.94 mmol/L，Cr 44.0 μmol/L。

▶ 血脂：TG 1.54 mmol/L，TC 3.71 mmol/L，HDL 0.91 mmol/L，LDL 2.24 mmol/L。

▶ 心肌标记物：cTnI 阴性，cTnT＜0.1 ng/ml，CK-MB 44.0 U/L，MYO 5 μg/L。

▶ 凝血指标：PT 12.7 s，INR 1.10，APTT 28.4 s，Fg 1.9 g/L，TT 17.9 s，D-二聚体 0.27 μg/ml。

▶ 风湿免疫指标：类风湿因子 10.1 U/ml，抗链球菌溶血素"O"72.80 U/ml，CRP 20.50 mg/L，IgG 11.4 g/L，IgA 1.97 g/L，IgM 2.66 g/L。

▶ NT-proBNP：1 649 ng/L(↑)。

▶ 动脉血气分析(FiO₂ 2 L/min)：pH 7.50(↑)，PO_2 50 mmHg(↓)，PCO_2 26.3 mmHg(↑)，HCO_3^- 20.6 mmol/L，SaO_2 89%(↓)。

· 辅助检查 2 ·

▶ 心电图：V1～V4 导联的 ST 段压低 0.05～0.1 mV，T 波双向、倒置(图 32-1)。

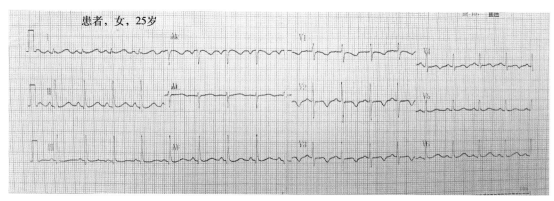

图 32-1　心电图

▷ 超声心动图：左心房内径 22 mm，左心室舒张期末内径 30 mm，右心房内径 40 mm，右心室舒张期末内径 40 mm，肺动脉内径约 40 mm，左肺动脉近端见团块回声，大小约 16 mm×10 mm。估测肺动脉收缩压约为 105 mmHg。

▷ 下肢血管超声：两下肢深浅静脉均未见明显血栓形成。

▷ CTPA：两侧肺动脉内见充盈缺损，右心室增大，提示肺动脉栓塞（图 32-2）。

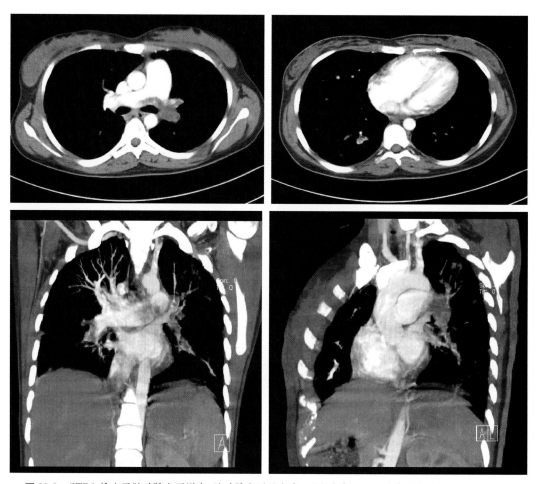

图 32-2　CTPA 检查示肺动脉主干增宽，肺动脉主干及右中、下肺动脉和左肺动脉内多发低密度充盈缺损

问题与思考2

· 根据患者血液学检查指标,除了血常规白细胞升高、NT-proBNP升高及血气分析提示缺氧、呼吸性碱中毒外,生化指标均正常,并不能提供有诊断价值的异常指标。因患者外院超声心动图检查异常,故再次行超声心动图检查,发现了具有诊断价值的阳性表现,提示右心房和右心室增大,肺动脉增宽,最具有阳性意义的是发现了左肺动脉内团块样回声,且估测肺动脉收缩压达105 mmHg。最后行CTPA检查,提示两侧肺动脉内见充盈缺损。故该患者诊断为肺栓塞。因肺栓塞临床表现不典型,根据ESC肺栓塞指南诊断策略,诊断时需根据患者病史进行肺栓塞可能性评估。按照推荐的Well's评分和改良的Geneva评分,该患者为低度可能的肺栓塞,且D-二聚体阴性,为0.27 μg/ml,根据筛查策略,该患者符合排除肺栓塞标准。按照指南推荐的肺栓塞筛查策略,该患者极易漏诊。超声心动图可以检查心脏结构变化,包括有无房室腔增大、大血管增粗、瓣膜异常等,还能动态观察心脏室壁运动,估测肺动脉压力,发现主肺动脉近端的栓子等,且具有无创、可床边检测等优点,是肺栓塞重要的筛查工具,应提高超声心动图在肺栓塞诊断中的地位。

· **辅助检查3** ·

根据CTPA检查结果,患者有长期长时间打麻将的情况,需久坐,有下肢深静脉血栓形成的危险因素,故该患者诊断为肺血栓栓塞症。考虑患者为两侧肺动脉主干骑跨的巨大栓子,且年轻无基础病,排除出血风险后,予以尿激酶2 000 U/kg静滴2 h溶栓,继以序贯华法林3 mg(口服,每日1次)联合低分子肝素4 100 U(皮下注射,每12 h 1次)抗凝治疗,辅以吸氧、控制静脉容量、保护心功能等治疗,同时监测生命体征、凝血指标等。但是随后的一周患者症状并没有明显改善,仍有胸闷、气喘症状,其间还出现了咯血。该患者溶栓和抗凝效果不佳,考虑患者病程较长,从发病至入院共有6月余,存在反复栓

塞、血栓肌化可能,故予以血管内介入治疗。介入行肺动脉造影显示左肺动脉干完全闭塞,左肺未显影,右肺动脉内见充盈缺损(图32-3),测得肺动脉收缩压77 cmH$_2$O。同时下肢血管造影显示右下肢深静脉血栓(图32-4)。

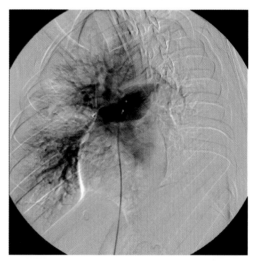

图32-3 肺动脉造影

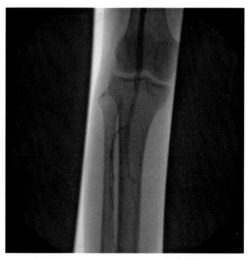

图32-4 下肢静脉造影:右侧小腿深静脉管壁不规则,呈串珠样,局部见充盈缺损

肺动脉造影结果明确患者仍为肺栓塞,但行介入碎栓术时发现栓子质地较硬,碎栓未能成功,遂予以局部动脉溶栓:尿激酶40万U,溶栓后再次行肺动脉造影,肺栓塞好转不明显。

因患者溶栓和介入碎栓均无效果,而CTPA和肺动脉造影均提示肺栓塞,则需考虑:①血栓机化,②其他栓子。进一步治疗需考虑手术取栓。最终胸

心外科在体外循环下行肺动脉切开取栓术,从肺动脉内取出一段长约 10 cm 的白色栓子(图 32-5),质硬。组织病理切片结果提示绒毛膜癌(图 32-6)。

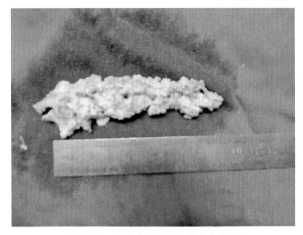

图 32-5 从肺动脉中取出的白色栓子

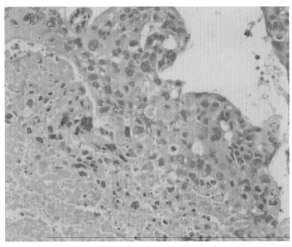

A

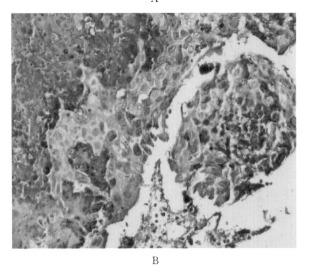

B

图 32-6 组织病理检查结果提示绒毛膜癌。A. HE 染色(×200);B. HCG 免疫组化染色(×200)

问题与思考3

· 该患者经肺动脉切开取栓并病理检查后,确诊为肺栓塞(绒毛膜癌栓)。肺栓塞的栓子 90% 以上为血栓,且 95% 的血栓来源于下肢深静脉血栓,其他栓子包括空气、羊水、脂肪、肿瘤等。空气栓子因密度较低,影像学检查能鉴别;羊水栓塞在分娩时发生,脂肪栓塞则常因长骨骨折时并发,此类栓子临床较易与血栓所致肺栓塞相鉴别。癌栓因组织密度与血栓接近,影像学上很难与血栓鉴别,且癌栓发生率很低,所以往往容易误诊。该病例从发病经过、危险因素、超声心动图、CTPA 都提示了肺栓塞,但栓子的性质不能确定。肺血栓栓塞症采取促血栓溶解的治疗后可使病情得以缓解,因血栓具有自溶性,部分低危肺血栓栓塞症患者不治疗也能缓解,而高危的肺血栓栓塞症因影响血流动力学,需要快速溶解血栓、开通血管,故需要溶栓治疗。该患者按照肺血栓栓塞症进行溶栓、抗凝均无显著效果,应考虑栓子不是血栓。所以对于肺栓塞来说,还需对栓子性质进行必要的可能性筛查。

· **最终诊断** ·

(1)肺栓塞。

(2)绒毛膜癌。

(3)慢性肺血管阻塞性肺高血压(WHO 分类 Ⅳ类)。

(4)心功能Ⅲ级。

· **治疗方案** ·

患者在全麻下体外循环行肺动脉切开取栓,术后持续右心功能不全,血压下降,血流动力学紊乱,最后拒绝行 ECMO 治疗,放弃出院。

· **讨论** ·

肺栓塞是一种常见的急性肺血管疾病,发病率和死亡率居高不下,在美国每年估计有 4 万人死亡。肺栓塞的栓子主要是血栓,绝大部分来自下肢深静脉血栓，但也有很少部分栓子来源于非血栓性因素，如脓毒症、脂肪、空气、羊水和肿瘤栓塞等。肿瘤栓子可来自乳腺癌、胃癌、肝癌、肾癌、绒毛膜癌等多种肿瘤。绒毛膜癌是一种妊娠滋养细胞肿瘤，是由滋养细胞恶性转化形成的高度恶性肿瘤，可发生在异位妊娠、流产，甚至是正常妊娠。绒毛膜癌侵蚀血管能力较强，早期即容易侵入血管发生血行转移，转移至远处的器官如肺、肝脏、大脑等处。绒毛膜癌的癌栓脱落栓塞肺动脉导致肺动脉栓塞相对少见。

肺栓塞的患病率尽管不低，但临床常常较难诊断。因大块肺栓塞容易引起致命性心律失常和猝死，故快速、及时的诊断至关重要。虽然按照肺栓塞的诊断策略，可有效进行诊断，但并不能通过影像学检查来鉴别栓子的性质。本例患者CTPA和肺血管造影均明确为肺栓塞，但是何种栓子却不能通过影像学方法确定。根据该患者发病前有长时间打麻将久坐的血栓形成的危险因素，入院后进一步的下肢血管造影提示有深静脉血栓，极易诊断为最多见的肺血栓栓塞症，而"掩盖"了其他原因所致的肺栓塞。最后追溯病史，该患者月经尚规则，但有3次流产史，未生育。绒毛膜癌最常见的远处转移为肺部转移，故对于育龄期女性有呼吸困难、胸痛、咳嗽、咯血等症状者，需注意排除绒毛膜癌。血清和尿高水平的HCG是绒毛膜癌的可靠指标。同时，虽然肿瘤亦为肺血栓栓塞症的高危诱因，但肿瘤患者出现的肺栓塞还需考虑是否为癌栓所致的可能。

为鉴别栓子性质，正电子发射断层摄影（PET-CT）是一种可行的检查方法，因其对鉴别恶性组织比较敏感，是区分肿瘤和血栓栓子的方法。虽然非血栓性肺栓塞的发生率远远低于血栓性肺栓塞，但临床上仍需对栓子性质进行必要的鉴别，以免误诊、误治。

·病例启示·

（1）肺栓塞临床上无典型临床表现，发病隐匿，极易误诊、漏诊。超声心动图检查是一种无创、可床边检测的简便有效的筛查手段。对于临床上疑诊肺栓塞的患者，推荐行超声心动图检查。

（2）CTPA为确诊肺栓塞敏感且有效的检查。对于有右心扩大、肺动脉扩张的肺高血压患者，应行CTPA检查，以明确肺高血压原因。

（3）溶栓和抗凝为肺血栓栓塞症患者的有效治疗手段，如溶栓或抗凝治疗效果不佳，需排除非血栓性栓子的可能。

（4）诊断肺栓塞的患者，需对栓子性质进行必要的筛查，尤其是要鉴别是否是癌栓可能。

孙 凯 解卫平
江苏省人民医院

参 考 文 献

［1］Heit JA. The epidemiology of venous thromboembolism in the community ［J］. Arterioscler Thromb Vasc Biol, 2008,28(3)：370-372.

［2］Montagnana M, Cervellin G, Franchini M, et al. Pathophysiology, clinics and diagnostics of non-thrombotic pulmonary embolism ［J］. J Thromb Thrombolysis, 2011,31(4)：436-444.

［3］Watanabe S, Shimokawa S, Sakasegawa K, et al. Choriocarcinoma in the pulmonary artery treated with emergency pulmonary embolectomy ［J］. Chest, 2002,121(2)：654-656.

［4］Dhanda S, Ramani S, Thakur M. Gestational trophoblastic disease：a multimodality imaging approach with impact on diagnosis and management ［J］. Radiol Res Pract, 2014,13：1-12.

［5］Pollack CV, Schreiber D, Goldhaber SZ, et al. Clinical characteristics, management, and outcomes of patients diagnosed with acute pulmonary embolism in the emergency department：initial report of EMPEROR ［J］. J Am Coll Cardiol, 2011,57(6)：700-706.

［6］Lewis JL Jr. Diagnosis and management of gestational trophoblastic disease ［J］. Cancer, 1993,71：1639-1647.

［7］Sone T, Yoshikawa K, Fukunaga M. Pulmonary tumor embolism from choriocarcinoma detection with F-18 FDG positron emission tomography ［J］. Clin Nucl Med, 2008,33(11)：773-774.

病例 33　腹痛、腹泻、胸闷、气急——肺血管腔内充盈缺损合并肺动脉高压的思辨

关键词·腹痛/腹泻；低氧；肺动脉高压；肺栓塞；心脏彩超；CTPA；肺动脉切开取栓术；肺动脉内膜肉瘤

·病史摘要·

患者，女性，40 岁，因"反复腹痛、腹泻 10 余天，加重 2 天"于 2013 年 8 月 28 日入院。

患者 10 余天前在无明显诱因下出现上腹部持续性胀痛，程度不剧可忍，解稀便及泡沫水样便，每日 2~3 次，伴恶心，无呕吐，无畏寒、发热，无胸闷、气急，无双下肢水肿。至当地医院就诊，予药物对症治疗（具体不详）后症状无明显缓解。2 天前患者自觉恶心症状加重，并出现呕吐，呕吐物为胃内容物。遂至我院急诊科就诊，心超提示"右心扩大，重度三尖瓣反流伴重度肺动脉高压（RVSP 103 mmHg），心包少中量积液"。现为进一步诊治，收入我院。既往史及个人史无殊。

·入院体检·

体温 36.6 ℃，脉搏 109 次/min，呼吸 18 次/min，血压 104/48 mmHg，鼻导管吸氧 3 L/min 下，指测氧饱和度 100%。神清，精神软。双肺呼吸音清，未闻及干、湿啰音和胸膜摩擦音。心前区无隆起，心律齐，P2＞A2。腹平软，无明显压痛、反跳痛，肠鸣音无殊，双下肢无水肿。

·辅助检查 1·

▶ 大便常规：隐血（＋），红细胞、白细胞、脓细胞均阴性。

▶ 血常规：WBC $11.6×10^9$/L（↑），RBC $6.18×10^{12}$/L（↑），Hb 16.0 g/L，PLT $175×10^9$/L，NE 93.0%（↑）。

▶ CRP：47 mg/L（↑）。

▶ PCT：0.2 ng/ml。

▶ NT-proBNP：4 654 pg/ml（↑）。

▶ cTnI：0.14 ng/ml（↑）。

▶ 凝血功能：Fg 4.45 g/L，D-二聚体 3.28 μg/ml（↑）。

▶ 桡动脉血气分析（鼻导管吸氧 3 L/min）：pH 7.426，$PaCO_2$ 28 mmHg，PaO_2 142.3 mmHg，HCO_3^- 20.7 mmol/L，SaO_2 90%。

▶ 双下肢深静脉彩超：血流通畅，未见明显异常。

▶ CTPA：肺动脉主干、左右肺动脉及右肺各叶动脉近端大片状充盈缺损，远端分支变细，考虑肺栓塞，建议治疗后复查；肺野未见明显异常；纵隔内未见肿大淋巴结（图 33-1）。

问题与思考 1

·患者中年女性，以腹痛、腹泻起病，起病前否认不洁饮食史，病程中无发热，无里急后重，无黏液脓血便等表现。外院药物治疗无好转，且症状逐渐加重。急性胃肠炎、炎症性肠病仍不能完全排除，可行大便常规等检查以辅助诊断。结合患者病史特点及我院心超检查结果，腹痛、腹泻需首先考虑重度肺动脉高压致右心功能不全，引起胃肠道淤血水肿可能。而肺动脉高压病因，需进一步行 CTPA 等检查以明确。

问题与思考 2

·患者大便常规未见明显红细胞、白细胞、脓细胞，急性胃肠炎及炎症性肠病等依据不足。患者 D-二聚体偏高，CTPA 表现为肺动脉内充盈缺损，首先考虑肺栓塞，故入院后开始予普通肝素钠抗凝治疗。但患者症状无明显改善，且逐渐出现胸闷气急。考虑抗凝治疗效果不佳，并于 2013 年 8 月 30 日行溶栓治疗，患者症状仍无明显改善，且胸闷、气急进行性加重。因此考虑予复查心超及 CTPA 以明确肺栓塞情况。

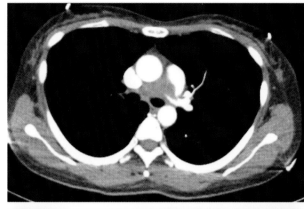

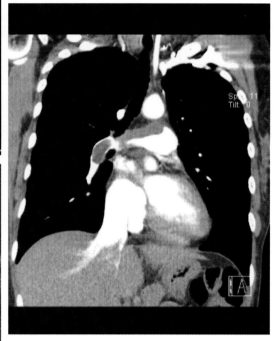

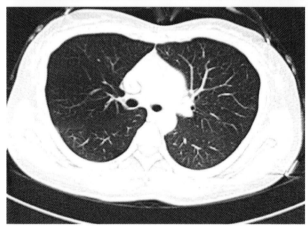

图 33-1 肺动脉主干、左右肺动脉及右肺各叶动脉近端大片状充盈缺损，肺野未见明显异常

· 辅助检查 2 ·

心超：提示右心增大，中重度三尖瓣反流伴中重度肺动脉高压，心包积液。

CTPA：肺动脉主干、左右肺动脉及右肺叶动脉多发充盈缺损，对比前片基本相仿。

问题与思考 3

患者入院后初步诊断为肺栓塞，先后予抗凝及溶栓治疗，症状无明显改善，复查心超及 CTPA 较前基本相仿。2013 年 9 月 2 日患者胸闷、气急进一步加重，鼻导管 5 L/min 吸氧下，SaO_2 降至 80%，需储氧面罩维持。多学科讨论后考虑患者急性肺栓塞（高危），内科治疗效果不佳，拟行体外循环下肺动脉切开取栓术，同时进一步明确栓塞性质，排除其他占位性病变可能。

· 辅助检查 3 ·

术后病理：肺动脉内膜肉瘤；免疫组化：Vimentin＋，SMA＋，Ki-67 约 80%＋，CD99 部分弱＋，DES－（图 33-2）。

· 最终诊断 ·

（1）原发性肺动脉内膜肉瘤。

（2）继发性肺动脉高压（WHO 分类 Ⅳ 类）。

（3）右侧肾上腺转移。

· 治疗方案 ·

住院后予以普通肝素抗凝治疗，症状改善不明显，于 2013 年 8 月 30 日予阿替普酶 50 mg，持续静脉泵注 2 h 溶栓治疗。后患者出现进行性胸闷、气急，血氧饱和度及血压下降，复查心超及 CTPA 较前相仿。经多学科讨论后于 2013 年 9 月 3 日行急诊体外循环下肺动脉切开取栓术，术中见肺动脉管壁增厚，

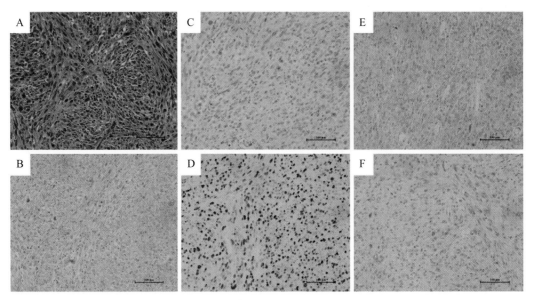

图33-2　术后病理及免疫组化。A. HE染色提示肿瘤细胞呈片状,局部呈束状分布,伴大片坏死,
细胞呈梭形或多边形,异型明显,可见瘤巨细胞,核分裂易见;B~F. 各免疫组化表现

内膜显著增厚与栓塞物融合机化,肺动脉内栓塞物为黄白色,填塞肺动脉主干远段、右肺动脉、右下肺动脉近段、右上肺动脉开口、左上肺动脉开口。术后病理诊断为原发性肺动脉内膜肉瘤。术后患者的胸闷、气急、腹痛、腹泻等症状改善。查PET-CT未发现其他部位病灶。该患者于术后半年出现肺动脉内膜肉瘤复发,术后11个月发现右侧肾上腺转移性肉瘤(经穿刺活检病例确诊),进行了索拉菲尼靶向治疗、^{125}I放射粒子植入术及其他对症治疗。患者术后生存期为17个月。

·讨论·

患者主要因"腹痛、腹泻"来我院就诊,以右心功能不全为首发症状,结合影像学表现,起初误诊为肺栓塞,经充分抗凝、溶栓治疗无效后选择了手术治疗,术后病理证实为肺动脉内膜肉瘤。

肺动脉内膜肉瘤(pulmonary artery intimal sarcoma, PAIS)是一种临床罕见的恶性肿瘤,多起源于近端肺动脉的内膜下间充质细胞。PAIS发病年龄多集中在45~55岁,女性多于男性。其发病机制目前尚不十分清楚,大多数病例确诊依靠手术病理或者尸检标本。目前国内外报道不足300例。

PAIS起病隐匿,临床特征不典型,多表现为右心功能不全、肺动脉高压、肺功能不全等,因此极易误诊为肺血栓栓塞、慢性血栓栓塞性肺动脉高压等其他肺血管疾病。

PAIS影像学多无明显特异性。但双下肢深静脉B超常无明显血栓发现。CTPA表现为肺血管内低密度充盈缺损,病变多发生于主肺动脉并向远处延伸,累及左右肺动脉及右心室流出道,肿块常呈膨胀性生长,边界多不规则,多呈息肉状或分叶状,部分可突向血管腔外生长,累及肺及纵隔。以上表现可与肺栓塞相鉴别。

外科手术切除病灶仍是目前PAIS的首选治疗方法。有研究认为术后辅助化疗或放疗有助于进一步延长患者生存期,但目前尚存在争议,尚需更多病例进一步研究证实。

PAIS预后极差,若无手术干预,诊断后平均生存时间仅1.5个月,而手术切除病灶患者生存时间则可延长近12个月,因此早期诊断及早期治疗至关重要。

·病例启示·

(1) PAIS的临床及常规影像学表现无明显特异性,临床极易误诊为肺栓塞,但是PAIS患者通常没有明确的血栓栓塞及下肢深静脉血栓,CTPA表现具有恶性肿瘤特征,溶栓或抗凝治疗无效,临床上应注意鉴别。

（2）PAIS预后不佳，手术治疗可明显延长生存期，放化疗以及靶向治疗的疗效仍存在争议。临床医生应加强对该病的认识，提高对该病的诊治水平，争取延长患者的生存期。

章锐锋

浙江大学医学院附属邵逸夫医院

［1］Cox JE，Chiles C，Aquino SL，et al. Pulmonary artery sarcomas：A review of clinical and radiologic features［J］. J Comput Assist Tomogr，1997，721：750－755.

［2］Nonomura A，Kurumaya H，Kono N，et al. Primary pulmonary artery sarcoma. Report of two autopsy cases studied by immunohistochemistry and electron microscopy, and review of 110 cases reported in the literature［J］. Pathology International，1988，38(7)：883－896.

［3］Han HW，Gounaris I，Mccormack A，et al. Presentation and management of pulmonary artery sarcoma［J］. Clinical Sarcoma Research，2015，5(1)：382－385.

［4］Krüger I，Borowski A，Horst M，et al. Symptoms, diagnosis, and therapy of primary sarcomas of the pulmonary artery［J］. Thoracic & Cardiovascular Surgeon，1990，38(2)：91－95.

病例 34　气促、咳嗽、头晕——肺动脉内膜肉瘤引起肺动脉占位与肺高血压

关键词·呼吸困难；肺动脉高压；肺动脉栓塞；心脏彩超；CTPA；PET-CT；心脏 MRI；肺动脉内膜剥脱术；肺动脉内膜肉瘤；肺动脉栓塞鉴别诊断

·病史摘要·

患者，女性，37 岁，因"活动后气促 2 年，加重伴背痛 5 天"入院。

患者 2 年前出现活动后气促，多于爬 4 层楼后出现，走平路时无气促，未就诊。3 个月前无明显诱因出现咳嗽，咳少量白痰，伴后背部疼痛，无发热。外院门诊行胸片示右上肺野炎症，予"头孢"类药物抗感染治疗后症状好转。2 个月前患者于爬山时出现严重头晕、气促，伴一过性黑朦，无晕厥。休息 10 余分钟后症状好转。以后气促逐渐加重，走平路约 20 min 亦出现气促症状。5 天前患者再发气促并加重，伴发热，体温最高为 38.2 ℃，伴咳嗽、背痛、口唇发绀。至外院就诊，肺动脉 CT 提示肺动脉主干及右肺动脉干起始部血栓形成，双肺多发栓塞。

起病以来无皮疹、脱发、口腔溃疡，无光过敏、关节痛、雷诺现象，无单侧下肢肿痛。大小便正常，体重未见明显变化。

既往史：无特殊病史。否认长期口服避孕药、激素类药物，非妊娠或产褥期。个人、婚育、家族史等无特殊。

·入院查体·

体温 36.4 ℃，脉搏 98 次/min，呼吸 24 次/min，血压 130/80 mmHg，SpO_2 100%（FiO_2 29%）。神志清，口唇无明显发绀，浅表淋巴结未及肿大；双侧颈动脉搏动强，颈静脉无怒张，未闻及血管杂音；胸廓无畸形，右肺呼吸音减低，双肺未闻及明显干、湿啰音，无胸膜摩擦音；心律齐，各瓣膜听诊区未闻及明显杂音。腹软，无压痛、反跳痛，肝、脾肋下未及，肝肾区叩痛阴性；四肢肌力 5 级；病理征未引出。

·辅助检查 1·

（1）实验室检查

▸ WBC 14.75×10^9/L（↑），NE 78.6%（↑），Hb、PLT 均在正常范围。CRP 164.00 mg/L（↑），PCT 0.33 ng/ml（↑）（参考值 0～0.05 ng/ml）。

▸ 凝血指标正常范围，D-二聚体 740 μg/L（↑）（参考值 0～500 μg/L）。

▸ Tn（−），NT-proBNP：5 382 pg/ml（↑）。

▸ 动脉血气分析：pH 7.47（↑），PCO_2 28 mmHg（↓），PO_2 151 mmHg（↑），BE −3.3 mmol/L，Lac 0.6 mmol/L，SO_2 99%，FiO_2 29%。

（2）影像学检查

▸ 床边胸片：心影稍大，考虑右下肺少许渗出。

▸ 急诊心脏 B 超（图 34-1）：肺动脉主干及右肺动脉起始部大片团块影形成，考虑肺动脉新鲜血栓形成；肺动脉高压（重度，CW 测肺动脉收缩压 85 mmHg）；三尖瓣反流（轻度）；右心房、右心室增大；左心室舒张功能减退，LVEF 60%。

问题与思考 1

气促的诊断与鉴别诊断如下。

·患者中年女性，慢性起病，进行性加重，临床特点如下：①进行性加重的活动后气促，伴发热、反复咳嗽、一过性头晕、背痛及活动后发绀；②静息时低流量给氧条件下血氧饱和度好。病程中患者出现多种症状，但气促为贯穿始终的主要症状并逐渐加重。

·气促根据其发病机制可以分为心源性、肺源性、中毒性、神经精神性、血液性及其他少见原因引起的气促。从病史上，患者无相关颅脑外伤、

脑血管疾病或中枢神经系统感染病史,发病与场景、情绪无相关性,无中毒或严重贫血史;查体无局灶性神经功能缺失或定位体征;常规抽血检查证实无贫血、肝肾功能异常、明显酸碱失衡或电解质紊乱。经过病史、查体及初步检查后,气促的病因缩小到呼吸、循环两大系统疾病。可引起气促的心肺疾病,包括肺实质、间质炎症或纤维化,肺血管栓塞,气管及支气管病变,先天性心脏病、心脏瓣膜病、心肌病及冠状动脉病变。

· 外院肺动脉 CTA 提示双肺多发栓塞,心脏 B 超提示右心系统改变,结合临床症状,肺栓塞作为危急重症被放在首位进行鉴别。

·辅助检查2·

▶ 肺动脉增强 CT(图 34-2):主肺动脉、右上肺动脉内见条状无强化低密度影,右上肺动脉部分血管截断。右肺上、中、下可见散在楔形、斑片状实性密度影。左肺下叶胸膜下可见数个直径为 3～5 mm 的小结节状影,边界清晰,余双肺未见异常密度影。气管、支气管尚通畅。双侧肺门和纵隔未见增大淋巴结。考虑主肺动脉及右肺动脉栓塞;右肺多发梗死灶。左肺结节考虑炎性肉芽肿。双肺散在纤维灶。

▶ 18F-FDG PET-CT:体部扫描未见实体恶性肿瘤代谢影像;脑形态、结构及脑功能代谢未见异常;右肺动脉狭窄,主肺动脉-右肺动脉起始部内病变,局部葡萄糖未见异常,考虑血栓形成,右肺动脉分支

检查参数:

AO:22	AAO:25	LA:26	LVDd:36
LVDs:25	LVEF:60	IVS厚:9	LVPW厚:9
RV常规:22	MPA:28	PV:1.63	AV:1.13
MV E:0.66	MV A:0.66	TV E:0.63	RA:52
			RV:61

检查图象:

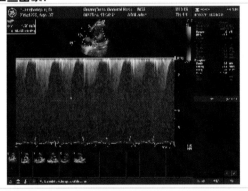
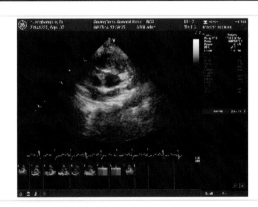

图 34-1　心脏超声结果

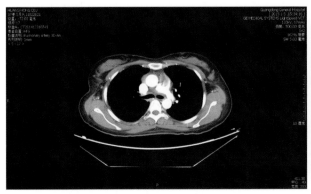
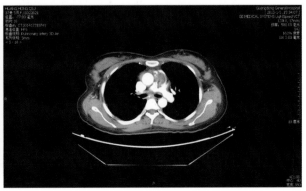

A　　　　　　　　　　　　　　　　　B

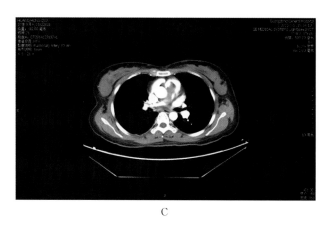

C

图 34-2 A、B. 显示肺动脉主干在增强 CT 上出现充盈缺损；
C. 显示充盈缺损自肺动脉主干延续至右肺动脉起始部

内多发肺栓塞。右肺中叶胸膜下团片，边缘糖代谢轻度增高，考虑肺梗死，双肺多发斑片，糖代谢未见增高，考虑炎性病变，左肺下叶结节，糖代谢未见增高，考虑炎性肉芽肿。

· 心脏 MRI：肺动脉主干及右肺动脉内见充盈缺损，增强扫描未见异常强化，PSIR 序列为低信号。肺内多发异常信号，考虑肺梗死。右心房及右心室改变，考虑继发于肺动脉高压。

问题与思考2

肺血栓栓塞症的诊断固然依靠肺动脉造影或无创的肺动脉增强 CT，但明确病因、危险分层也应当包括在诊断内容之中。进一步分析发现患者的临床特点与典型肺血栓栓塞症表现并不完全一致。

（1）肺栓塞的诊断疑虑

· 患者并无明确肺栓塞高危因素。肺血栓栓塞与深静脉血栓实为同一种疾病的不同阶段表现，其发病机制主要包括静脉血流缓慢、血管内皮系统损伤和高凝倾向。回顾患者病史，并无单侧下肢肿胀病史，无长期制动、骨折、手术等高危因素；无长期口服激素、雌激素类药物史，非妊娠或产褥期。起病前后无长期消耗症状，筛查肿瘤指标如 CA 系列、CEA、AFP、NSE 及非小细胞肺癌相关抗原未见异常。中年女性，临床无脱发、口

腔溃疡等典型免疫表现，ANA/抗 ds-DNA/抗 ENA（－），抗凝脂综合征抗体（－），血管炎指标＋，早期类风湿指标（－）。遗传性高凝倾向方面，因时间所限，急诊室并未完善相关检查。无论是根据 Wells 还是 Geneva 评分预测，患者都属于肺栓塞低风险组。

· 患者病程、临床特点与辅助检查结果不符。心脏彩超提示重度肺高血压、右心房室大，CTPA 提示大面积主干及分支肺动脉新鲜血栓形成。新鲜血栓提示起病急，但患者活动后气促已经 2 年。如果肺栓塞诊断成立，则患者病初栓塞的肺血管床面积不大，心肺功能处于代偿期，临床表现仅有活动后气促。2 个月前开始症状明显加重，考虑肺动脉血栓短期内迅速增大或栓塞面积超过了心肺代偿范围，因此患者的血栓负荷在近期明显增加。但是入院后多次复查（开始抗凝治疗前）D-二聚体均处于 500～1 000 μg/L 范围。肺血栓栓塞时，大量血栓形成激活内源性纤溶系统，而 D-二聚体是最简单的一种 FDP，反映体内内源性纤溶亢进。大量临床研究证实，在 50 岁以下非妊娠期人群中，以 500 μg/L 作为诊断临界值，对急性肺栓塞的阴性预测值达到 99% 以上。虽然 D-二聚体的绝对值与血栓负荷之间没有明确的相关性，但已有国外研究显示对于肺栓塞预测低风险患者，适当提高 D-二聚体诊断临

界值有助于提高诊断特异性。肺动脉主干大面积栓塞、右心房室大、重度肺高压提示患者心肺功能严重失代偿,如果是肺血栓栓塞,严重的急性右心功能不全一般会引起临床血流动力学不稳定,但患者静息时血氧饱和度好、血流动力学稳定。

· 因此,肺血栓栓塞的诊断仍存疑虑,即患者肺栓塞的先验概率属于低风险,病程、临床表现和D-二聚体水平均与影像学上明确的肺动脉主干病变不相符。

(2)肺栓塞的鉴别诊断

· 肺动脉干及右肺动脉的栓塞,除了血栓栓塞,还有瘤栓、空气栓塞、脂肪栓塞或羊水栓塞可能。从病史和临床表现上看,后三者暂时可以除外,鉴别诊断在瘤栓和血栓之间展开。

· 肺动脉瘤栓往往是瘤体部分组织经血液循环滞留在肺循环中,可以在滞留部位继续生长、浸润、破坏,甚至继发血栓形成。因此,肺动脉瘤栓在分布上特点是多发的,可以栓塞较大的肺段动脉,也可以栓塞外周的分支小动脉。肺动脉增强CT在血栓与瘤栓的鉴别上不如肺通气/灌注显像有优势,但后者检查时间长,并不适用于较危重患者。瘤栓在 MRI 上表现为不同程度的强化,特异的 PSIR 序列可以较好地区别血栓与瘤栓。18F-FDG PET-CT 也有助于鉴别占位性病变的良恶性。然而,患者的 PET-CT、MRI 结果并不支持肺动脉病变为恶性来源,原有的疑虑仍无法解释。

· 介入及外科干预 ·

(1)右心室造影:患者气促逐渐加重,出现肺部感染、心力衰竭等症状。予华法林抗凝治疗后,INR波动大,大部分时间未达治疗窗。经科室讨论后,行右心室造影协助诊疗。术中测得下腔静脉压力 14/9/11 mmHg,右心室压力 104/3/46 mmHg;右心室造影示肺动脉主干及右肺动脉内可见充盈缺损,并随肺动脉瓣运动而摆动,右上肺动脉未见造影剂显影。因占位性质不明,考虑风险高,未能行介入下活检。

(2)外科手术:右心室造影仍未能解开疑虑,为明确诊断及协助治疗,与我院心外科多次沟通病情。在取得患者家属同意的情况下,患者于入院 4 周后在全麻下接受 CPB(肺动脉栓塞内皮剥脱术+肺动脉黏液瘤切除术)+ECMO 建立术(图 34-3)。术中病理诊断:肺动脉黏液瘤。术后病理诊断:结合免疫组化及分子病理检测结果,符合肺动脉内膜肉瘤(图 34-4)。

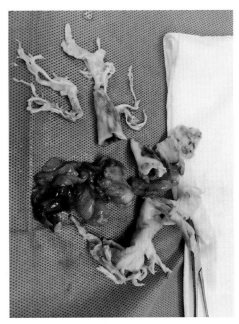

图 34-3　剥离的肺动脉内膜肉瘤

· 最后诊断 ·

(1)肺动脉内膜肉瘤。

(2)肺动脉高压(WHO 分类Ⅳ类)。

· 讨论 ·

自 1923 年 Mandelstamm 报道人类首例原发性肺动脉内膜肉瘤至今,国内外文献报道 200 余例,非常罕见,同时恶性度极高。临床上极易被误诊为肺栓塞,需要手术或死亡后病理方能确诊。明确诊断时 50% 患者已发生肺和纵隔的转移,未经手术治疗者平均生存时间 3 个月,肺动脉内膜剥脱术后生存时间可延长至 12～36 个月。肺动脉内膜肉瘤主要侵犯大的肺动脉干,有研究显示肺动脉内膜肉瘤约 85% 发生在主肺动脉干,71% 发生于右肺动脉干,

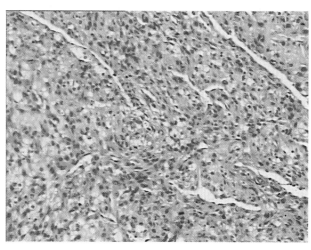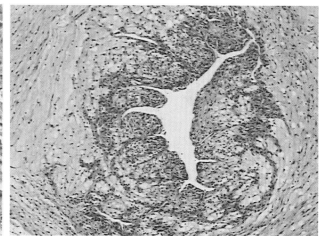

图 34-4　肿瘤组织,间质明显黏液样变,肿瘤细胞分布不均匀,大部分区域稀疏分布,少数区域瘤细胞较密集。肿瘤细胞形态不一,大小不等,核圆形、卵圆形或梭形,核仁不明显,胞质少或中等,弱嗜碱性或粉染。可见少数瘤巨细胞。核分裂象易见。可见内皮下聚集或围血管生长

65％发生在左肺动脉干。同时,肺动脉肉瘤可以逆血流生长,侵犯肺动脉瓣和右心室流出道。其临床表现缺乏特异性,呼吸困难最常见,其次是胸痛、咳嗽、咯血、消瘦、晕厥和发热。

典型的肺动脉内膜肉瘤与肺血栓栓塞仅凭临床症状很难区分,但肺动脉内膜肉瘤患者的右心功能不全多为慢性进展性,而肺血栓栓塞多为急性右心衰竭。国内外文献报道的肺动脉内膜肉瘤患者 D-二聚体均<500 μg/L,部分患者可能会出现 LDH 水平明显升高。在肺动脉增强 CT 上肺动脉肉瘤表现为典型的膨胀性生长、可浸润动脉壁或逆血流方向生长至右心室,且主要累及肺动脉干。MRI 上肺动脉内膜肉瘤多有不同程度的强化。肺动脉内膜肉瘤转移早,因此 PET-CT 常可见到胸廓内或其他部位的高代谢征象,其 SUV 值远远大于血栓。本例患者影像学上的非典型表现推测可能与瘤体黏液部分比例较大相关。

表 34-1　肺动脉内膜肉瘤(PAIS)与肺血栓栓塞(PTE)的鉴别要点

		PAIS	PTE
临床症状		难以区分,呼吸困难、胸痛、咳嗽、咯血	
实验室指标		D-二聚体正常	
影像学特点	部位	主肺动脉干(85％)、双侧肺动脉干(右侧 71％多于左侧 65％),可累及肺动脉瓣及右心室流出道(10％),肺内/纵隔转移	主肺动脉干相对少累及
	形态	迎血流面光滑并可外凸,可分叶,易钙化,CT 值不均一性强;扩张性生长;管外	杯口状充盈缺损
	PET-CT	高代谢,SUV↑	SUV 无明显↑
	Gd-DTPA MRI	强化	无强化

肺动脉内膜肉瘤的治疗首选手术切除,术后可配合放化疗,但总体预后极差,生存期短。患者术后转至中山大学附属肿瘤医院行放化疗,术后半年时随访患者气促症状改善明显。

· 病例启示 ·

(1) 以进行性加重的气促为主要表现,影像学提示肺动脉占位性病变的患者,在诊断时要注意非血栓性疾病的可能。

（2）原发性肺动脉内膜肉瘤是罕见病例，对于具有肺动脉高压、肺动脉栓塞的患者，在溶栓治疗无效或既往没有下肢深静脉血栓病史，应该考虑肺动脉内膜肉瘤可能。

（3）对于不能鉴别慢性肺栓塞（CPTE）或原发性肺动脉内膜肉瘤的患者，应积极行肺动脉内膜剥脱术，明确病因，改善预后。

谭 虹 李明敏

广东省人民医院，广东省心血管病研究所

主编点评

慢性气促基础上急性加剧，肺动脉高压伴 D-二聚体增高，肺动脉 CTA 等检查提示肺动脉栓塞，很简单就给出 CTEPH 的诊断……但本文作者不放过临床上的一个个疑点，通过层层思辨，最后依托外科诊断性手术，明确了罕见的肺动脉内膜肉瘤，彰显作者深厚的临床功底。

参考文献

［1］Pasha SM, Klok FA, Snoep JD, et al. Safety of excluding acute pulmonary embolism based on an unlikely clinical probability by the Wells rule and normal D-dimer concentration：a meta-analysis［J］. Thromb Res, 2010,125(4)：e123-127.

［2］Jaff MR, McMurtry MS, Archer SL, , et al. Management of massive and submassive pulmonary embolism, iliofemoral deep vein thrombosis, and chronic thromboembolic pulmonary hypertension：a scientific statement from the American Heart Association［J］. Circulation, 2011,123 (16)：1788-1830.

［3］Konstantinides SV, Torbicki A, Agnelli G, et al. Corrigendum to：2014 ESC Guidelines on the diagnosis and management of acute pulmonary embolism［J］. Eur Heart J, 2014,35(45)：3145-3146.

［4］郭雯，张维君，黄小勇，等. 原发性肺动脉肉瘤九例临床特点分析［J］. 中华心血管病杂志,2014,42(1)：38-42.

［5］Restrepo CS, Betancourt SL, Martinez-Jimenez S, et al. Tumors of the pulmonary artery and veins［J］. Semin Ultrasound CT MR, 2012,33 (6)：580-590.

［6］Yi CA, Lee KS, Choe YH, et al. Computed tomography in pulmonary artery sarcoma：distinguishing features from pulmonary embolic disease［J］. J Comput Assist Tomogr, 2004,28(1)：34-39.

病例 35　集思广益查肺动脉高压——IgG4 相关性疾病引起肺动脉高压

关键词·肺动脉高压；肺动脉内肿块；IgG4 相关性疾病；磁共振；肺血管内组织活检；慢性肺血管阻塞性肺动脉高压

·病史摘要·

患者，男性，32 岁，主因"活动后气短 6 月余"于 2015-09-16 入院。

现病史：患者 6 个月前开始出现活动后气短，活动后明显加重，无法重体力劳作或运动，伴有胸前区疼痛，伴心慌、乏力，无胸背部放射性痛，无恶心、呕吐，无头晕、黑矇，无咳嗽、咳痰、咯血，休息后可缓解。相继就诊于某 Y 医院、F 医院、Z 医院，影像学提示纵隔内占位，右心导管检查示重度毛细血管前肺高血压，初步考虑诊断：肺栓塞？纤维性纵隔炎？给予利尿、抗凝等保守治疗，症状未缓解，上述症状进行性加重，1 个月前患者缓步慢行 10 m 即感喘憋，伴腹胀、纳差、恶心，继而出现双下肢水肿，再次就诊于 F 医院，给予利伐沙班抗凝治疗，因考虑"纵隔占位，纤维性纵隔炎不除外"转入我院胸外科行纵隔内肿物活检以明确诊断。自发病以来，患者神志清，精神差，饮食可，睡眠差，二便如常，自觉消瘦，未监测体重。

既往史：肺结核病史 5 年，规律抗结核治疗半年，现已痊愈；否认高血压、糖尿病、冠心病、肺气肿、哮喘等病史。吸烟史 10 年，每日 20 支。

·入院体检·

体温 36.7 ℃，脉搏 74 次/min，呼吸 20 次/min，血压 130/80 mmHg。神清，精神差，查体合作。全身皮肤、黏膜正常，全身浅表淋巴结未及肿大，肝颈回流征（＋），双肺呼吸音清，未闻及干、湿啰音及胸膜摩擦音。心率 74 次/min，律齐，P2＞A2，胸骨左缘第二肋间（肺动脉瓣听诊区）可闻及 4/6 级收缩期喷射样杂音，第五肋间（三尖瓣听诊区）可闻及 2/6 级收缩期吹风样杂音，未及心包摩擦音。腹平软，无压痛，右锁骨中线肋下一横指可触及肝缘，脾未触及，肝区无叩痛，Murphy 征（－），双下肢中度可凹性水肿。

·辅助检查 1·

▷ 胸部 CT（2015-03，Y 医院）：纵隔内中等密度影，密度均匀，包绕主肺动脉及右肺动脉致管壁明显不规则改变，与管壁界限不清；左肺动脉主干及段分支未见显影。

▷ 胸部增强 CT（2015-04，F 医院）：主肺动脉及右肺动脉干中等密度影包绕，右肺动脉干局部重度狭窄，左肺动脉及段分支未见显影，病源性质待定。考虑：纤维纵隔炎可能性大，左肺动脉干及分支闭塞（图 35-1）。

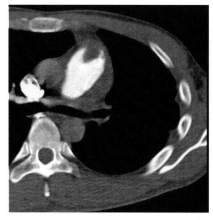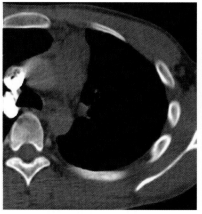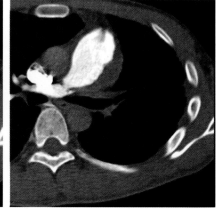

图 35-1　胸部 CT（纵隔窗）

▶ PET-CT(2015-04，F 医院)：右肺动脉狭窄、左肺动脉闭塞，符合肺动脉高压表现。主肺动脉明显增宽。标准摄取值(standard uptake value，SUV)平均 2.4，最高 3.4，未见恶性肿瘤迹象。

▶ 超声心动图(2015-04，F 医院)：诊断肺栓塞，右肺动脉狭窄，右心扩大，右心功能减低，三尖瓣中量反流，肺动脉高压。

▶ 下肢静脉超声(2015-04，F 医院)：未见异常。

▶ 实验室检查(2015-04，F 医院)：IgG 17.5 g/L (↑)；D-二聚体 1.2 μg/ml(↑)；BNP 5 137 ng/ml(↑)。

▶ 肺通气-灌注显像(2015-06，Z 医院)：左肺上叶、中叶放射性缺损；左肺下叶及右肺下叶放射性减低。符合肺栓塞征象。

▶ 右心导管检查(2015-06，Z 医院)：右心房压 14/12/12 mmHg，右心室压 110/11/20 mmHg，肺动脉压 97/13/48 mmHg，肺毛细血管楔压 15/10/15 mmHg。

▶ 实验室检查(2015-09，F 医院)：IgG 18.4 g/L (↑)；肿瘤标志物未见明显异常。

▶ 入院血气分析(FiO₂ 27%)(2015-09)：pH 7.52，pCO₂ 101 mmHg，pO₂ 133 mmHg，Lac 2.1 mmol/L，K⁺ 3.2 mmol/L，BE 4.0 mmol/L。

▶ 入院心电图(2015-09)：窦性心律，心率 74 次/min，电轴右偏，完全性右束支传导阻滞，肺性 p 波：Ⅱ、aVF(右心房肥大)。

问题与思考1

· 患者青年男性，慢性病程，进行性加重，主要表现为活动耐力进行性下降，提示心排血量下降，体格检查为右心功能不全及肺高血压表现，结合影像学考虑与肺动脉狭窄所致右心功能不全有关。导致肺动脉狭窄的软组织肿物的位置(血管内？血管外？)及其实质(血栓？肿瘤？炎症？)需进一步明确。

问题与思考2

· 若软组织肿物位于血管外，应考虑：①患者既往有肺结核病史，可累及纵隔导致纵隔纤维化，即纤维性纵隔炎，需进一步完善结核相关试验(结

核抗体试验、PPD 试验、T-SPOT 试验)以及病理活检以明确诊断。②还应考虑纵隔内(前、上纵隔)肿瘤可能，根据其位置考虑淋巴源性肿瘤(淋巴肉瘤、霍奇金淋巴瘤等)、畸胎瘤及皮样囊肿可能不除外，但其影像学表现暂不支持，可完善肿瘤标志物检查及病理活检以排除之。

· 辅助检查 2 ·

▶ 超声心动图右心造影(图 35-2)：左肺动脉未显示，主肺动脉血管内异常团块状回声，性质待定(考虑肺栓塞)。右肺动脉内异常回声致管腔重度狭窄。

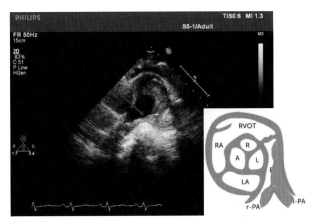

图 35-2 超声心动图右心造影

▶ 右心室高压(重度)，右心扩大，右心室壁运动正常，三尖瓣反流(中量)，心包积液(少量)。

▶ 磁共振心脏平扫(图 35-3)：左肺动脉缺如，肺动脉主干增宽，最大径约 4.3 cm，其内见附壁团片样低信号充盈缺损。

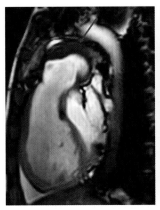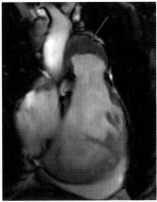

图 35-3 磁共振心脏平扫

▶ 明确软组织肿物位置为血管内,转入呼吸内科进一步诊治。

问题与思考3

血管内肿物性质待定,考虑如下。

· 肺栓塞:患者青年男性,无长期手术史及长期制动史,下肢血管未见血栓形成;肿物位置位于主肺动脉,血流速度快,不易形成湍流,综合上述情况,考虑肺栓塞可能性小。

· 肿瘤:患者青年男性,慢性病程进行性加重,肿物累及主肺动脉,且为单发,CT 示肿物中低密度,无明显强化,MRI 示低信号,PET-CT 未见恶性肿瘤迹象,肿瘤标志物无明显异常,血管内肿

瘤的诊断依据不足,可行血管内肿物活检,完善组织病理学检查,进一步除外诊断。

· IgG4 相关性疾病:患者青年男性,表现为肺动脉血管内局部软组织肿物形成,IgG 进行性升高(17.5～18.4 g/L),可行 IgG4 测定及血管内肿物活检,进一步明确诊断。

· **辅助检查3** ·

▶ IgG 亚型测定:IgG4 2 850 mg/L。

▶ 右心导管下肺血管内组织活检(图 35-4):肺动脉内局限性新生物病理示有明显的淋巴细胞、浆细胞浸润,IgG4⁺ 浆细胞浸润;IgG4/IgG 阳性比在40%以上。

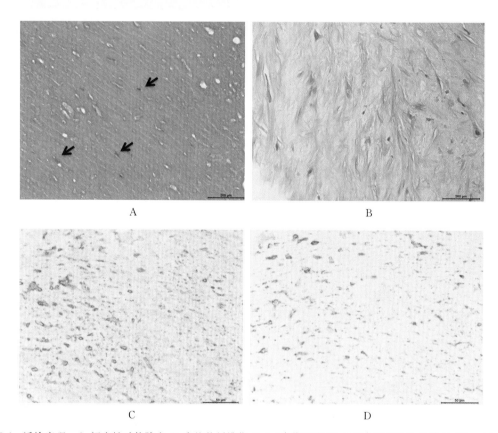

A   B

C   D

图 35-4　活检病理。A. 闭塞性动静脉炎;B. 席纹状纤维化;C. IgG⁺ 浆细胞;D. IgG4⁺ 浆细胞(IgG4⁺/IgG⁺ =46.39%)

· **最终诊断** ·

(1) IgG4 相关性疾病。

(2) 慢性肺血管阻塞性肺高血压(WHO 分类 IV 类)。

(3) 慢性心功能不全,心功能 IV 级(NYHA 分级)。

· **治疗经过** ·

2015-10-19:开始予糖皮质激素治疗,逐渐减量,目前用量醋酸泼尼松龙 15 mg,每日 1 次。

2015-10-20:加用环磷酰胺,后因患者耐受性差停用,累计用量 1 600 mg(图 35-5)。

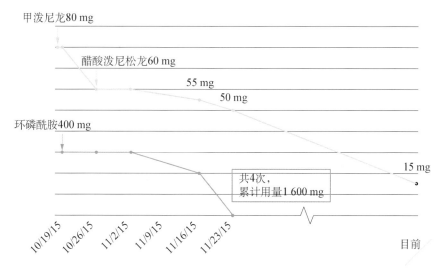

图 35-5　治疗经过

血清 IgG4 检查结果：IgG4 2 850 mg/L→1 680 mg/L（用药 1 周）→833 mg/L（用药 4 周）。

超声心动图：左肺动脉未显示，主肺动脉血管内异常团块状回声，范围较前缩小（35 mm×18 mm→26 mm×10 mm），右肺动脉内异常回声致管腔重度狭窄（较前无好转，峰值流速 461 cm/s→484 cm/s），右心室高压（重度），右心扩大，右心室壁运动幅度减低，三尖瓣反流（中量），心包积液（少量）。

MRI：肺动脉干处病变较治疗前明显好转（图 35-6）。

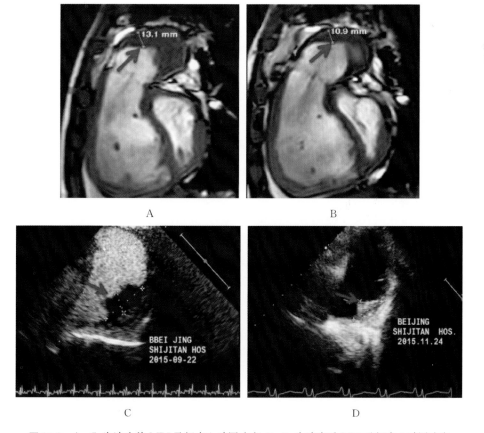

图 35-6　A、C. 为治疗前 MRI 及超声心动图改变；B、D. 为治疗后 MRI 及超声心动图改变

·讨论·

IgG4 相关性疾病(IgG4-related disease,IgG4-RD)是一种由免疫介导的纤维炎症反应,可侵犯多器官,导致肿胀、组织损伤及器官衰竭。累及部位以腺体为主,如腮腺、下颌下腺、唾液腺等,首次发现于胰腺,血管主要累及体循环,本例为首次发现 IgG4-RD 累及肺动脉。IgG4 相关性疾病可能机制:内外因素刺激激活固有免疫。

Th 细胞及 Treg 细胞活化并产生细胞因子(IFN-γ、IL-4、IL-10、IL-5、IL-13 等),进而驱使 B 淋巴细胞选择性分化为 IgG4+ 浆细胞并大量增殖,同时募集嗜酸性粒细胞并活化成纤维细胞;活化的成纤维细胞及巨噬细胞形成席纹状纤维化;某些 IgG4 抗体及 IgE 抗体可识别自身抗原,造成组织损伤。IgG4 相关性疾病诊断标准:①单个/多脏器呈弥漫/局限性肿胀或肿块形成为特征;②血清 IgG4 升高(≥135 mg/dl);③组织病理检查:大量淋巴细胞和浆细胞浸润及纤维化;IgG4+ 浆细胞浸润:IgG4+/IgG+ > 40%,且 > 10 个 IgG4+ 浆细胞/HPF;①+②表示可能(possible);①+③表示很大可能(probable);①+②+③表示确诊(definite)。本例符合确定诊断标准。对于无症状 IgG4 相关性疾病患者的治疗(如无症状淋巴结肿大)建议随诊观察;有症状患者建议积极治疗:一线用药为糖皮质激素,常用为泼尼松,起始量 30~40 mg/d,后逐渐减量至维持剂量(目前建议 5 mg/d,尚需更多数据支持);存在糖皮质激素禁忌证或单用糖皮质激素效果不佳者,可考虑加用免疫抑制剂,如环磷酰胺、硫唑嘌呤等;有研究表明,B 淋巴细胞清除剂(利妥昔单抗)可以有效控制疾病进展,改善预后;对于停药后疾病复发患者,仍推荐糖皮质激素(泼尼松)为一线用药。

·病例启示·

(1) IgG4-RD 作为一种累及多系统的新型实体性疾病日益得到医学界关注。

(2) 当出现不明原因的脏器肿胀或肿块形成,IgG 明显升高,临床上应怀疑 IgG4-RD 可能,可进一步完善 IgG4 测定及组织病理学检查以明确诊断。

(3) 目前 IgG4-RD 的诊断仍依赖于组织病理学检查,无论是其机制、累及部位、临床表现、治疗等方面都存在诸多空白值得挖掘、探讨、填补。

(4) 本例在区分肿物位于血管内、外时,MRI、超声心动图声学造影发挥了重要作用。

潘 磊 王 勇 薛新颖 张婧媛 邓 会
首都医科大学附属北京世纪坛医院

主编点评

进行性加重的活动后气促,多家医院诊断为纵隔占位和肺动脉高压,进一步行 MRI,明确为肺动脉腔内肿块。作者并不止步,继续深入寻找病因,通过免疫检查及右心导管下肺动脉组织活检,最终确认为 IgG4 相关性疾病。诊断实属不易,更添精彩的是药物治疗有效且随访到位。关于本病例分类,根据 2015 年 ESC 指南,属第四大类慢性血栓栓塞性肺高血压和其他肺动脉阻塞性疾病中的 4.2.2 分类,即其他血管内肿瘤;也可归属第五大类不明病因和/或多种机制的肺高血压中 5.2 分类。通过本病例,认识 IgG4-RD 作为一种累及多系统的新型实体性疾病,可以累及肺血管,进而导致肺动脉高压。

[1] Jingjing Zhang, Hua Chen, Zhaohui et al. Characterizing IgG4-related disease with 18F-FDG PET/CT: a prospective cohort study [J]. Eur J Nucl Med Mol Imaging, 2014,41: 1624-1634.

[2] Stone JH, Zen Y, Deshpande V. IgG4-related disease [J]. N Engl J Med, 2012,366: 539-551.

[3] Wolfson AR, Hamilos DL. Recent advances in understanding and managing IgG4-related disease [J/OL]. https://f1000research.com/articles/6-185/v1. DOI: 10.12688/f100 0research.9399.1,2017-06.

[4] Umehara H, Kazuichi O, Yasufumi M, et al. Comprehensive diagnostic criteria for IgG4-related disease (IgG4-RD), 2011 [J]. Mod Rheumatol, 2012,22: 21-30.

[5] Khosroshahi A, Wallace ZS, Crowe JL, et al. International consensus guidance statement on the management and treatment of IgG4-related disease [J]. Arthritis & Rheumatology, 2015,67(7):1688-1699.

病例 36 隐藏在"上呼吸道感染"背后的罕见疾病——多发性大动脉炎引起肺动脉高压

关键词·上呼吸道感染；胸闷；肺动脉高压；降主动脉造影；右心导管；肺动脉造影；多发大动脉炎；经皮肺动脉血管成形术

·病史摘要·

患者，女性，46 岁。因"胸闷、气促、乏力 1 月余"收住入院。

1 个月前患者着凉后出现咳嗽、咳痰，伴胸闷、气促、乏力。登一楼以上即感气促，休息后缓解。外院拟"上呼吸道感染"予以抗感染治疗后（具体不详），咳嗽、咳痰稍好转，气促症状无明显改善。转至我院呼吸科门诊，胸部 CT 显示"左肺上叶散在大小不等钙化灶伴纤维条索影，右肺区血管影明显迂曲增粗，右肺底散在小斑片影"，超声心动图显示"重度肺动脉高压（肺动脉收缩压 97 mmHg）伴轻度三尖瓣反流，右心增大"。拟诊"肺动脉高压（原因待查）"收入我院。

患者既往发现血压升高 5 年，近期服用"雷米普利"，血压控制尚可。余否认其他不良嗜好和慢性病史。

·体格检查·

神情，口唇稍紫，血压 135/80 mmHg，心率 92 次/min，两肺呼吸音低，未及干、湿啰音，主动脉瓣区可闻及 4/6 级收缩期杂音，向颈部传导，P2 亢进，双下肢水肿（－）。

问题与思考 1

·患者中年女性，因呼吸道症状伴胸闷、气促、乏力就诊，曾拟诊"上呼吸道感染"，经抗感染对症治疗效不佳，进一步行超声心动图检查发现"重度肺动脉高压"。肺高血压可由多种病因导致，临床上缺乏典型性症状，容易漏诊或误诊；仔细的体格检查可发现疑问或蛛丝马迹，超声心动图

是一种简便常用的筛查手段，因此，临床上对于"胸闷、气促"经常规诊治无法缓解或给予解释的患者，有必要行超声心动图检查。除外近期"上呼吸道感染"史和既往高血压病史，该患者病史资料有限，无法用呼吸道疾病或左心相关疾病来解释肺高血压。那么，该患者属于哪一类型的肺高血压？具体病因又是什么呢？

·辅助检查 1·

▶ 血常规：Hb 142 g/L，WBC 7.32×10⁹/L，PLT 266×10⁹/L。

▶ 肝功能：GPT 12 U/L，GOT 19 U/L，TB 18.1 μmol/L，DB 3.3 μmol/L，TP 67 g/L，Alb 37 g/L。

▶ 肾功能：Ur 4.2 mmol/L，Cr 61 μmol/L，UA 340 μmol/L。

▶ 空腹血糖：4.56 mmol/L；糖化血红蛋白：5.8%。

▶ 血脂：TG 0.91 mmol/L，TC 4.32 mmol/L，HDL 1.41 mmol/L，LDL 2.39 mmol/L。

▶ 出凝血功能（DIC）：D-二聚体 0.21 mg/L。

▶ 心肌蛋白全套：CK 43 U/L，CK-MB 0.7 ng/ml，cTnI 0.02 ng/ml。

▶ 动脉血气分析：pH 7.42，PO_2 10.87 kPa，PCO_2 4.24 kPa，SaO_2 95%。

▶ 甲状腺功能：FT_3 4.09 pmol/L，FT_4 12.27 pmol/L，TSH 1.815 5 μU/ml。

▶ 超敏 C 反应蛋白（hsCRP）：0.53 mg/L。

▶ 血沉（ESR）：5 mm/h。

▶ BNP：857.2 pg/ml（↑）。

▶ 风湿免疫学检查：抗核抗体（－），抗 RNP/Sm 抗体（－），抗 Sm 抗体（－），抗 SSA 抗体（－），抗

SSB 抗体(-),抗 SCL-70 抗体(-),抗 Jo-1 抗体(-),抗双链 DNA-IgG 81.0 U/ml,抗心磷脂 IgM 3.5 MPL/ml。

·辅助检查 2·

▶ 心电图显示:V1 导联 R/S>1,Ⅱ、Ⅲ、aVF、V1~V5 导联的 ST 段压低 0.05~0.1 mV,伴 T 波低平、双向或倒置改变(图 36-1)。

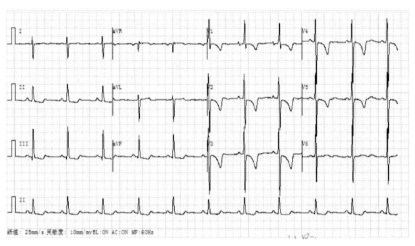

图 36-1　心电图:V1 导联 R/S>1,ST-T 改变

▶ 超声心动图:左心房内径 32 mm,左心室舒张期末内径 43 mm,右心房和右心室增大,肺动脉主干增宽(内径约 30 mm),重度肺动脉高压(肺动脉收缩压 93 mmHg)伴轻度三尖瓣反流,肺动脉主干疑似可见一细窄低速非连续性逆向血流束(动脉导管未闭不能排除)。左心室射血分数 60%。

▶ 双下肢静脉多普勒超声检查无异常。

▶ 肺通气弥散功能检查:中度混合性肺通气功能障碍,总弥散量中度下降,单位弥散量轻度下降。

▶ 核素通气灌注扫描:双肺多发肺段通气与灌注不匹配,肺栓塞高度可能(图 36-2)。

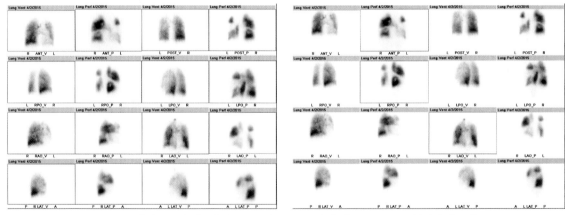

图 36-2　核素肺通气灌注扫描:双肺多发肺段通气与灌注不匹配,肺栓塞高度可能

问题与思考2

▶ 综合实验室检查和无创性辅助检查结果,尽管有高血压病史,但是左心功能正常,不支持第二大类(左心疾病相关性肺高血压)可能;尽管存在肺功能异常,但是结合动脉血气、胸部 CT 等结果,不支持第三大类(肺部疾病相关性肺高血压)可能;风湿免疫学指标、血沉、肝功能、甲状腺功能属于正常范围,可排除结缔组织疾病、门脉分流、甲状腺功能异常导致的肺动脉高压可能。尽管 D-二聚体<0.5 mg/L,超声多普勒未显示双下肢静脉血栓形成,但是核素通气灌注扫描提示肺栓塞高度可能,需要进一步排除第四大类慢性血栓栓塞性肺动脉高压可能;体检闻及心脏杂音,超声心动图显示肺动脉主干疑似可见一细窄低速非连续性逆向血流束(动脉导管未闭不能排除),需要进一步排除先天性心脏病相关性肺动脉高压可能。因此,右心导管检查和肺动脉造影或肺动脉 CTA 对于明确诊断至关重要。

患者入院后给予氧疗,继续雷米普利 5 mg/d 降压、低分子肝素抗凝、利尿剂减轻容量负荷,在完善相关实验室和无创性辅助检查后,择期行右心导管检查。

考虑到体检发现主动脉瓣区存在心脏杂音,超声心动图提示动脉导管未闭不能除外,疑诊"先天性心脏病(动脉导管未闭可能)、重度肺动脉高压",故计划选择右侧股动静脉穿刺置鞘以便明确诊断。术中因双侧股动脉无法清晰扪及,转而选择经左侧桡动脉穿刺置鞘,行降主动脉造影排除了动脉导管未闭可能,但却意外发现存在降主动脉缩窄,狭窄近远端压差约 55 mmHg(图 36-3)。

经股静脉径路以 Swan-Ganz 导管行右心导管检查,测得各腔室收缩/舒张/平均压分别为:肺动脉(PA)94/27/55 mmHg,右心室(RV)102/17/46 mmHg,右心房(RA)14/7/9 mmHg,肺小动脉楔压(PAWP)14/7/10 mmHg,心排量 3.5 L/min。各腔室氧饱和度(SaO$_2$)分别为:上腔静脉(SV)70.2%、RA 66.4%、RV 67.4%、PA 68.7%,也进一步排除了先心分流性肺动脉高压(图 36-4)。

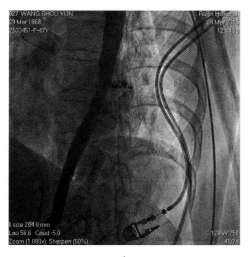
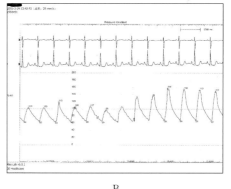

A   B

图 36-3 A. 造影显示降主动脉缩窄;B. 降主动脉狭窄远端压力 100/65/81 mmHg,近端压力 155/68/97 mmHg,压差约 55 mmHg

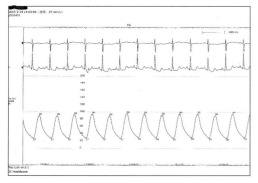
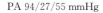
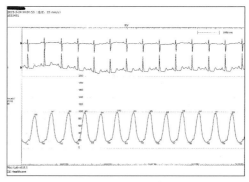

PA 94/27/55 mmHg   RV 102/17/46 mmHg

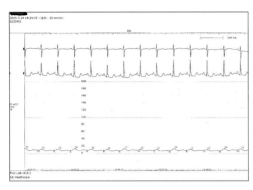
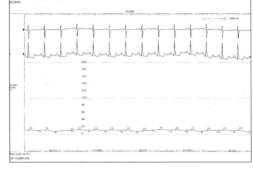

RA 14/7/9 mmHg　　　　　　　　　　　　PAWP 14/7/10 mmHg

图36-4　右心导管检查测得各腔室压力

右心导管检查结果：心排量 3.5 L/min。

肺动脉造影显示：右下肺动脉重度狭窄，左下肺外基底段及后基底段动脉重度狭窄（图 36-1，视频 36-1～视频 36-3）。

术后进一步追问病史获悉，患者 10 多岁时曾因关节酸痛拟诊风湿性关节炎，未予以正规诊治，平素有双下肢无力但尚不影响活动。补充体格检查显示患者双侧上肢血压均明显升高，无明显压差。补充完善了 6 min 步行试验为 297 m。下肢多普勒超声检查显示双侧股动脉探查不清，双侧下肢腘、足背及胫后动脉呈现狭窄后表现，流速明显减低；双侧颈动脉、锁骨下动脉等超声多普勒检查未见明显异常。肺动脉 CTA 再次证实存在肺动脉严重狭窄病变，CTA 显示双侧髂动脉存在弥漫性严重狭窄病变（图 36-6）。

问题与思考3

• 由此，该患者肺高血压的诊断明确。结合其为中年女性、体检和影像学检查发现多发性动脉受累（降主动脉、髂动脉、肺动脉），因此，可以诊断为"多发性大动脉炎（主要累及肺动脉和腹主动脉、髂动脉）"。因肺动脉受累严重狭窄导致了肺动脉高压和右心功能不全，分类上应属于第四大类其他肺血管阻塞性疾病。从该病例诊治过程看，尽管严格按照国内外指南推荐循序渐进展开，最终明确了诊断，但是，仍应吸取经验教训，即需要强调仔细采集病史资料和详细认真体格检查，不放过任何有价值的蛛丝马迹！右心导管检查和（或）肺血管造影在肺高血压诊治中至关重要！

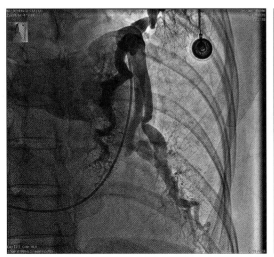
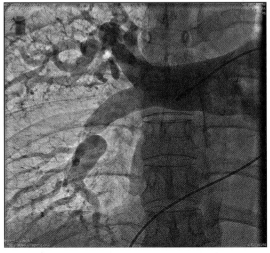

图36-5　肺动脉造影：左下肺外基底段及后基底段动脉重度狭窄，右下肺动脉重度狭窄

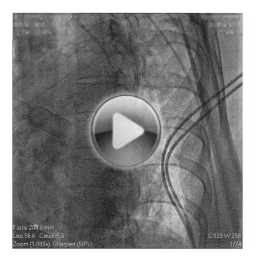

视频 36-1 降主动脉
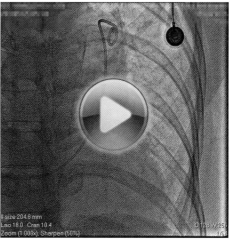

视频 36-2 左肺动脉

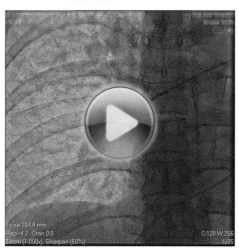

视频 36-3 右肺动脉术前

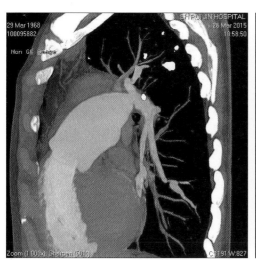
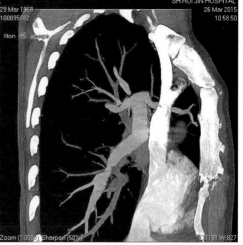

图 36-6 肺动脉 CTA：左下肺外基底段及后基底段动脉重度狭窄，右下肺动脉重度狭窄；肺动脉高压；降主动脉缩窄；降主动脉多发钙化斑块

·最终诊断·

（1）大动脉炎：累及肺动脉、腹主动脉、髂动脉。

（2）重度肺动脉高压（WHO分类Ⅳ类）。

（3）继发性高血压。

（4）心功能Ⅱ～Ⅲ级。

·治疗方案·

目前患者血沉、hsCRP水平在正常范围内，无大动脉炎（takayasu arteritis，TA）活动性证据；因肺动脉受累导致严重狭窄合并重度肺动脉高压和右心功能不全，故需要行肺动脉血运重建术。

术前再加用氯吡格雷、阿司匹林双联抗血小板聚集治疗，拟成功介入术后至少维持应用6个月；为防止成功血运重建后围术期狭窄远端肺毛细血管压突然升高导致严重咯血，术前1周加用小剂量西地那非25 mg，每日3次，口服，旨在降低肺动脉压力；因患者术前ESR、hsCRP在正常范围，无大动脉炎活动性证据，故仅给予小剂量糖皮质激素泼尼松每日10 mg，口服，旨在抑制机体炎症反应，预防介入术后再狭窄发生。

完善上述术前准备后，介入治疗当天在给予安定（5 mg，口服）镇静下，成功行右下肺动脉球囊扩张术，并置入自膨胀型支架 Wallstent 40 mm×12 mm（图36-7，视频36-4、视频36-5）。术后即刻肺动脉压

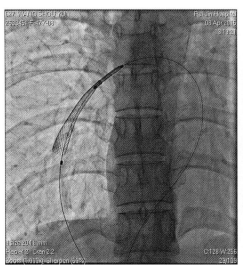
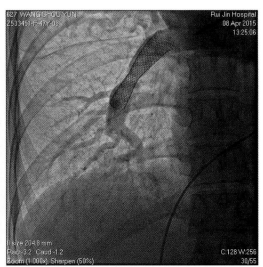

图36-7　右下肺动脉成功置入自膨胀型支架 Wallstent 40 mm×12 mm

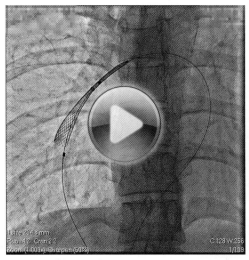
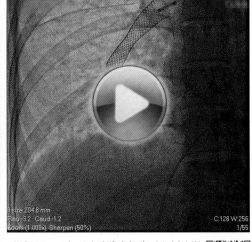

视频36-4　右下肺动脉支架释放　　视频36-5　右下肺动脉支架术后即刻造影

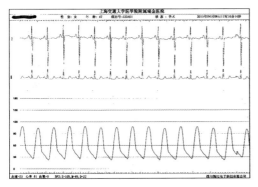

术前肺动脉压力(PA)105/22/49 mmHg

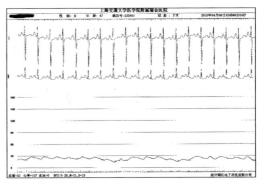

术前右下肺动脉狭窄远端压力 29/19/21 mmHg

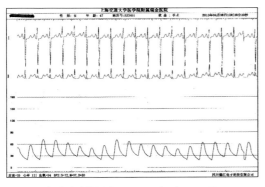

术后肺动脉压力(PA) 72/20/37 mmHg

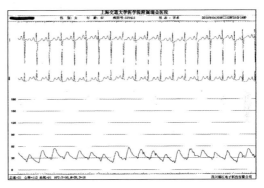

术后右下肺动脉狭窄远端压力 50/18/28 mmHg

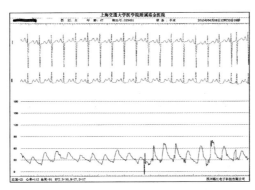

术后右下肺动脉狭窄远近端压差

图 36-8 术前和术后肺动脉压力变化

力由术前 105/22/49 mmHg 下降至 72/20/37 mmHg;右下肺动脉狭窄远端压力由 29/19/21 mmHg 上升至 50/18/28 mmHg,狭窄近远端收缩压压差由 76 mmHg 下降至 22 mmHg(图 36-8)。

术后患者胸闷、气促症状明显改善,围术期(术后 1 周)患者有轻度咯血伴低热(体温<38 ℃),经对症处理(西地那非 25 mg,每日 3 次,1 周)后顺利出院。继续给予氯吡格雷 75 mg/d、阿司匹林 100 mg/d 双联抗血小板聚集,雷米普利 5 mg/d 降压,泼尼松 10 mg/d 抑制炎症反应。

术后 1 个月复查超声心动图显示肺动脉收缩压下降至 48 mmHg,6 min 步行试验结果提高至 362 m;术后 3 个月复查超声心动图显示肺动脉收缩压稳定于 46 mmHg。因费用问题,患者暂不考虑行降主动脉和髂动脉血运重建术。术后 6 个月复查肺动脉 CTA(图 36-9)显示右下肺动脉支架通畅,左下肺动脉和降主动脉病变同前,超声心动图显示肺动脉收缩压稳定于 38 mmHg。

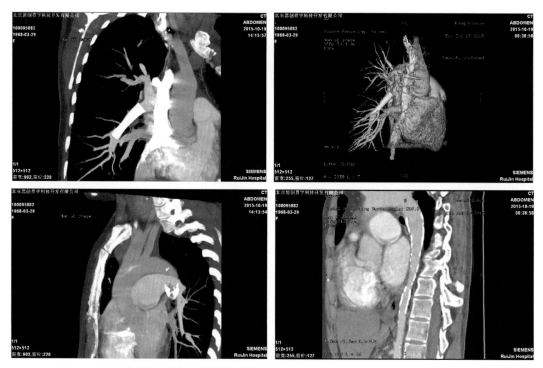

图36-9 肺动脉CTA显示右下肺动脉支架通畅,左下肺外基底段及后基底段动脉重度狭窄,
降主动脉缩窄,降主动脉多发钙化斑块

·讨论·

多发性大动脉炎是一种累及主动脉及其主要分支和肺动脉的慢性进行性非特异炎性疾病。该疾病最早由日本医生高安右人(Mikito Takayasu)在1908年首次报告,因此又被称为Takayasu arterifis。

大动脉炎在亚洲地区较多见,多发于年轻女性,男女发病比例为1∶(8~9),女性的发病高峰在20岁左右,在30岁以前发病约占90%,40岁以后较少发病,而男性并没有准确的发病年龄高峰。大动脉炎的病因迄今尚不明确,可能与感染引起的免疫损伤或遗传因素等因素有关。患者因自身免疫因素或遗传因素在主动脉及其主要分支或肺动脉出现动脉壁全层炎。早期血管壁可见大量炎性细胞浸润,以淋巴细胞、浆细胞为主,偶见多形核中性粒细胞及多核巨细胞,后期受累动脉壁广泛纤维化及瘢痕形成。受累血管内膜增厚,导致血管狭窄、闭塞或血栓形成,部分患者因炎症破坏动脉壁中层,弹力纤维及平滑肌纤维坏死,导致动脉扩张、假性动脉瘤或主动脉夹层。

多发性大动脉炎患者全身症状无特异性,局部症状大多表现为受累血管所供应脏器的缺血症状;实验室检查同样无特异性,因此,给临床上早期诊断和早期干预带来了困难,易漏诊、误诊。目前大动脉炎的诊断标准采用1990年美国风湿病学会提出的分类标准:①发病年龄在40岁以下;②肢体间歇性运动障碍:活动时一个或多个肢体出现逐渐加重的乏力和肌肉不适,以上肢明显;③一侧或双侧肱动脉搏动减弱;④双侧上肢收缩压差大于10 mmHg;⑤一侧或双侧锁骨下动脉或腹主动脉闻及杂音;⑥血管造影异常:主动脉一级分支或上下肢近端的大动脉狭窄或闭塞,病变常为局灶或节段性,而且不是由动脉硬化、纤维肌发育不良或类似原因引起。满足上述3条或以上即可诊断为大动脉炎,这个诊断标准的敏感性为90.5%,特异性为97.8%。

大动脉炎根据病变部位可分为4种类型:头臂动脉型(主动脉弓综合征)、胸-腹主动脉型、广泛型和肺动脉型。大动脉炎最常累及颈动脉或锁骨下动脉,既往研究显示肺动脉受累并不少见,占50%左右,且右肺动脉受累更多见。

肺动脉受累选择何种治疗方式主要取决于肺动脉狭窄所致患者缺血、缺氧的程度及病变的活动性。大动脉炎早期、活动期和慢性期不伴肺动脉高压或右心功能不全的患者应给予抗感染治疗（糖皮质激素、免疫抑制剂等），慢性期伴有肺动脉高压或右心功能不全的患者则需行血运重建治疗。血运重建的主要目的在于重建狭窄或闭塞肺动脉的血运、改善患者的临床症状、降低肺动脉高压和改善右心功能。目前，肺动脉血运重建治疗包括外科手术和经皮介入治疗。外科手术包括狭窄近端与远端搭桥手术、切除狭窄段动脉并端端吻合、扩大补片术和分流手术等，但吻合口出血、动脉瘤、移植物闭塞等并发症发生率高，手术创伤大和死亡率较高限制了其在临床上的应用。近年来，随着经皮介入技术的广泛应用，提供了一种微创且疗效可靠的治疗手段。

既往的文献报道显示，肺循环因其特殊的血流动力学机制，介入治疗围术期的管理对于减少并发症和不良反应的发生至关重要。研究显示围术期介入血管相关咯血较常见，其发生机制为肺毛细血管压的突然升高。靶病变管腔直径增加70%和远端肺动脉压升高20 mmHg是患者发生咯血的高危因素。当然，绝大多数围术期咯血为一过性，适当辅以镇静药和降肺动脉高压药物治疗可明显减少或减轻咯血发生；术中如发生咯血，即刻造影发现介入动脉相关肺野出现少量造影剂外渗，可给予球囊低压压迫动脉的近端、吸氧、鱼精蛋白中和肝素、多巴胺静脉泵入等治疗来对症处理。

由于缺乏大样本对照研究，对于大动脉炎累及肺动脉狭窄介入治疗的长期疗效尚有待进一步论证。单纯球囊扩张还是置入支架？选择哪种类型支架？术后是否需要长期抗感染治疗？这些问题尚不明确。目前一般认为，单纯球囊扩张后，如残余狭窄<30%且无明显影响血流的夹层时，则可以不应考虑置入支架。因为大动脉炎属于血管炎症性病变，支架为异物，可加重炎症反应，再狭窄率和闭塞率高，而单纯球囊扩张术不残留异物，可反复施行，宜作为首选；如需置入支架，首选自膨胀型支架，因其自膨胀能力和支撑力较强、血管壁贴覆性好，可避免支架贴壁不良引起的血栓形成；因手术可能激发或加重此类患者体内的炎症反应，故术后应给予规律的抗感染、抗血小板等药物治疗，这对于维持已开通血管的长期通畅至关重要。

·病例启示·

（1）肺高血压是一种隐匿性、缓慢进展性疾病，无典型临床表现，容易漏诊或误诊。超声心动图检查是一种简便有效的筛查手段，对于临床上表现为不明原因胸闷、气促，经常规诊治不能缓解或常见病因无法解释的患者，推荐行超声心动图检查。

（2）导致肺高血压的病因众多，遵循国内外指南循序渐进地从无创到有创开展检查，有助于明确肺高血压病因。右心导管检查和肺CTA/肺血管造影是肺高血压诊治中的关键。

（3）详细采集病史资料和仔细全面体格检查，挖掘有价值的信息，不放过任何蛛丝马迹，有助于尽早明确诊治。

杨震坤
上海交通大学医学院附属瑞金医院

主编点评

通过一例上呼吸道感染后胸闷、气促患者，从体格检查发现杂音的蛛丝马迹入手，层层追踪，最后通过心脏和大血管导管检查，明确大血管炎，其诊断过程已是滴水不漏；再加上完美的介入治疗过程及监测，使本病例更是无懈可击，值得借鉴和学习。

［1］Galiè N, Humbert M, Vachiery JL, et al. 2015 ESC/ERS Guidelines for the diagnosis and treatment of pulmonary hypertension［J］. Rev Esp Cardiol (Engl Ed)，2016，69(2)：177.
［2］Arend WP, Michel BA, Bloch DA, et al. The American College of Rheumatology 1990 criteria for the classification of Takayasu arteritis［J］.

Arthritis Rheum，1990,33(8)：1129-1134.

［3］中华医学会风湿病学分会.2011 大动脉炎诊断及治疗指南[J].中华风湿病学杂志,2011,15(2)：119-121.

［4］Qin L，Hong-Liang Z，Zhi-Hong L，et al. Percutaneous transluminal angioplasty and stenting for pulmonary stenosis due to Takayasu's arteritis：clinical outcome and four-year follow-up [J]. Clin Cardiol，2009,32(11)：639-643.

［5］Keser G，Direskeneli H，Aksu K. Management of Takayasu arteritis：a systematic review [J]. Rheumatology (Oxford)，2014,53(5)：793-801.

病例 37 抽丝剥茧查肺动脉高压——肺血管炎引起肺高血压

关键词 · 呼吸困难；肺动脉高压；右心导管；肺动脉造影；肺血管 OCT；肺血管炎；肺动脉血栓

· 病史摘要 ·

患者，女性，70 岁，因"活动后呼吸困难 2 年，加重 1 周"入院。

患者于 2 年前出现呼吸困难，日常活动后可出现，休息后缓解，发作时伴有胸痛，性质为钝痛，不伴有后背及左肩放射痛，无头晕、头痛，无畏寒、发热，无咳嗽、咳痰，无黑矇、晕厥及抽搐，无腹胀、纳差，无恶心、呕吐，伴双下肢水肿，未进行系统治疗。近 1 周，患者活动耐量下降，低于日常活动时出现呼吸困难，伴有胸痛，性质为钝痛，无放射痛，无晕厥、黑矇，无咳嗽、咳痰及咯血。今为进一步明确诊治来我院就诊，门诊以"呼吸困难待查"收入院。

患者平素体健，否认高血压、糖尿病、冠状动脉粥样硬化性心脏病及心脏瓣膜病病史，无药物及食物过敏史，无输血史、外伤史和手术史，有甲状腺功能减退症病史 5 年。

· 入院体检 ·

呼吸 16 次/min，血压 122/66 mmHg，脉搏 64 次/min，体温 37.0 ℃，神清语明，表情自如，口唇未见发绀，未见蜘蛛痣、肝掌，未见鼻翼煽动，无颈静脉充盈，胸廓对称，呼吸运动规整，双肺呼吸音粗，未闻及干、湿啰音及异常呼吸音。心前区无异常搏动，心率 64 次/min，律齐，P2 亢进，三尖瓣听诊区可闻及 2/6 级收缩期杂音，肝脏肋下 1 cm 可触及，无移动性浊音。双下肢水肿，无杵状指。

问题与思考1

· 患者以"活动后呼吸困难 2 年，加重 1 周"入院。引起呼吸困难的原因繁多，主要有呼吸系统、循环系统、中毒和血液病等，患者既往无慢性支气管炎及慢性阻塞性肺疾病病史，查体未发现桶状胸，未闻及干、湿啰音及异常呼吸音，呼吸困难的原因暂时不考虑与常见的呼吸系统疾病有关；患者既往无高血压、冠状动脉粥样硬化性心脏病及心脏瓣膜病病史，肺部听诊无湿啰音，二尖瓣和主动脉瓣听诊区未闻及杂音，常见的心源性的呼吸困难也不列入考虑；查体发现 P2 亢进，说明肺动脉压力较高，三尖瓣听诊区闻及 2/6 级收缩期杂音，右心室可能扩大，引起三尖瓣相对关闭不全。需完善相关检查进一步提供诊断线索。

· 辅助检查 1 ·

▸ 血常规：Hb 140 g/L，RBC 4.66×10^{12}/L，WBC 5.2×10^9/L，NE 56.9%，PLT 252×10^9/L。

▸ 动脉血气分析：pH 7.44，PCO₂ 40 mmHg，PO₂ 61 mmHg(↓)，SO₂ 92%(↓)。

▸ NT-proBNP：206 pg/ml(↑)。

▸ cTnI：<0.017 μg/L。

▸ 肝肾功能：GPT 24 U/L，GOT 23 U/L，TB 10.3 μmol/L(↑)，TP 74.3 g/L，Alb 39.2 g/L，UA 357.5 μmol/L，Cr 93 μmol/L。

▸ 凝血象：均阴性。

▸ 甲状腺功能：FT₃ 4.26 pmol/L，FT₄ 15.26 pmol/L，TSH 6.482 5 mU/L(↑)。

▸ 心电图：窦性心律，S1Q3T3，V1～V3 导联 T 波倒置。

▸ 超声心动图：①重度肺动脉高压(PASP 80 mmHg)，右心房、右心室轻大，右心室稍厚；三尖瓣中度反流，肺动脉主干扩张；②左心室舒张功能减退。

▸ 胸部 X 线：两肺纹理增强，肺动脉段突出，心影增大。

问题与思考2

· 超声心动图提示肺高压。胸部 X 线心影增大，NT-proBNP 轻度升高，提示可能有心功能不全，应进行右心导管检查及肺动脉造影，明确是否存在肺高血压以及判断肺高血压的性质，进一步提供诊断线索。如果右心导管检查提供的血流动力学参数可以确诊肺高血压，那么胸部 X 线心影增大，NT-proBNP 升高就可得以解释。

·辅助检查2·

· 右心导管检查：肺动脉压 67/28/42 mmHg,此时的体循环压力 131/72 mmHg,右心室压力 69/3/26 mmHg,右心房压力 8/4/6 mmHg, CO 3.7 L/min, CI 2.1 L/(min·m²)。

问题与思考3

· 右心导管检查明确诊断肺高血压，胸部 X 线心影增大以及 NT-proBNP 升高可能与肺动脉压力增高导致的右心室后负荷增加有关。肺动脉造影（图 37-1）显示肺动脉管腔粗细不均，局限性狭窄、阻塞多见，瘤样扩张，造成患者肺血管改变及肺高血压的原因是什么呢？鉴别诊断考虑：①慢性血栓栓塞性肺高血压（CTEPH）：表现为叶、段肺动脉及其以下分支血管完全阻塞，杯口状充盈缺损，突然狭窄，血管内膜不规则等。②肺动脉发育不良：表现为一侧肺动脉缺如或者肺动脉发育细小。③肺血管炎：表现为管腔狭窄、闭塞、扩张和动脉瘤形成等多种病变形式。肺血管炎表现可以解释肺血管病变，考虑诊断为血管炎。

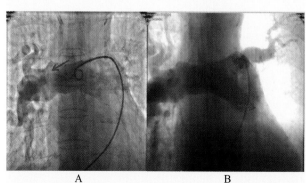

A   B

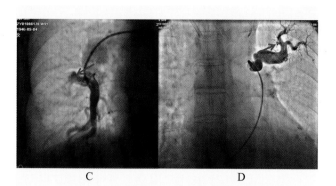

C   D

图 37-1 肺动脉造影显示肺动脉管腔粗细不均、瘤样扩张、局限性狭窄、阻塞多见。A. 右肺动脉起始端瘤样扩张；B. 左下肺动脉闭塞

问题与思考4

· 肺动脉造影未显影处，通过导丝试探性探查，进行局部显影，意外地发现血管再通（图 37-2），对再通的血管进行 OCT 检查（图 37-3），证实肺动脉内血栓形成。肺血管广泛不规则性增厚、纤维组织收缩造成不同程度的动脉狭窄，可引起肺血管内血栓形成。需要进一步进行风湿全套检查，明确诊断疾病。

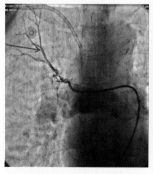
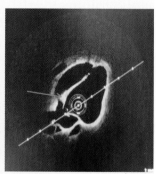

图 37-2 对肺动脉未显影处进行导丝试探性探查，局部造影意外发现血管再通

图 37-3 对再通的血管进行 OCT 检查，证实肺动脉内血栓形成

·辅助检查3·

▷ 风湿全套：ANA 谱：抗 Ro-52 抗体（＋＋＋），ANCA 等检测均阴性。

▷ C 反应蛋白：16.8 mg/L（↑）。

问题与思考5

· ANA 谱：抗 Ro-52 抗体（＋＋＋），ANCA 系列等均阴性考虑肺血管炎处于非活动期。有报道肺血管炎 ANCA 检验阴性率可高达 30％，容易造成漏诊。疾病处于非活动期时，ANCA 可以为阴性，随着病情进展，其病变累及肺、肾等重要脏器时，ANCA 可出现阳性，故动态监测 ANCA 有助于肺血管炎的诊断和病情观察。多数肺血管炎的确诊需要组织病理学检查结果的支持。尽管 ANCA 测定在血管炎的诊断中有重要地位，但仍不能取代组织学检查。但是由于组织病理学检查为有创操作，患者接受程度较低。

· **最终诊断** ·

（1）肺高血压（WHO 分类 Ⅳ 类）。

（2）肺血管炎合并肺动脉血栓形成。

（3）亚临床甲状腺功能减退症。

· **治疗方案** ·

抗凝药物治疗：利伐沙班 20 mg，每日 1 次，口服。

靶向药物治疗：波生坦 62.5 mg，每日 2 次，口服。

· **讨论** ·

患者主诉"活动后呼吸困难 2 年，加重 1 周"入院。查体发现 P2 亢进，提示肺动脉压力较高，超声心动图进一步提示肺高血压。胸部 X 线心影增大，NT-proBNP 升高，提示可能有心功能不全，需要进行右心导管检查及肺动脉造影，明确是否存在肺高血压以及判断肺高血压的性质。右心导管获得的血流动力学参数明确诊断肺高血压，所以心影增大和 NT-proBNP 升高的原因很可能与肺高血压有关。肺动脉造影符合肺血管炎的表现，行 OCT 检查发现右上肺动脉有血栓形成，血栓形成与肺血管广泛不规则性增厚、纤维组织收缩造成不同程度的动脉狭窄有关。进一步检测 ANA 谱、ANCA 系列等风湿免疫指标，通过结果判读肺血管炎处于非活动期。

血管炎是一组自身免疫性疾病，为血管壁炎症和坏死导致的多系统损害。肺血管炎是系统性坏死性血管炎累及肺血管的一类疾病的总称，表现为以肺动脉及其主要分支为主的慢性进行性、非特异性炎性改变。疾病处于非活动期时 ANCA 可以为阴性，随着病情进展，其病变累及肺、肾等重要脏器时，ANCA 可出现阳性，故动态监测 ANCA 有助于肺血管炎的诊断和病情观察。肺血管炎发病原因、发病机制不明，疾病早期临床表现不典型，易漏诊和误诊。

· **病例启示** ·

（1）逐层筛查，层层剥离，规范诊断路径，避免漏诊和误诊。

（2）合理地运用辅助检查，明确诊断疾病。

孙彬峰　吴炳祥
哈尔滨医科大学附属第二医院

［1］Toledano K, Guralnik L, Lorber A, et al. Pulmonary Arteries involvement in Takayasu's Arteritis: Two Cases and Literature Review［J］. Semin Arthritis Rheum, 2011, 41: 461 - 470.

［2］Mukhtyar C, Guillevin L, Cid MC, et al. EULAR recommendations for the management of large vessel vasculitis［J］. Ann Rheum Dis, 2009, 68: 318 - 323.

［3］熊长明. 如何鉴别肺血管炎和肺血栓栓塞症［J］. 中国循环杂志, 2007, 22: 232 - 233.

［4］连希艳, 黄胜华. 原发性小血管炎的早期诊断和治疗［J］. 中国医师进修杂志, 2010, 33(16): 71.

病例 38　多发性大动脉炎合并肺动脉高压

关键词 · 活动后气促；肺动脉高压；通气血流灌注；肺动脉造影；大动脉炎

· 病史摘要 ·

患者，女性，36 岁。6 年前（2009 年）剧烈运动后出现胸闷、气促，休息后可缓解，半年前患者感冒出现活动后气喘症状加重，伴双下肢水肿、面部水肿，夜间尚可平卧，就诊当地医院，超声心动图示重度肺动脉高压（PASP 134 mmHg），少量心包积液；心电图示右心室大，V1～V2 导联 ST 段下降；胸片示全心大；CTA 示右下肺动脉轻度狭窄，右肺上叶肺动脉重度狭窄，左肺上叶肺动脉迂曲扩张，左肺下叶肺动脉闭塞。给予扩冠、抗凝、强心、利尿、抗肺动脉高压及对症支持治疗，患者病情好转出院。出院后给予华法林 3 mg、贝前列素钠 20 μg（每日 3 次）、呋塞米 20 mg（每日 1 次）、螺内酯 20 mg（每日 1 次）。患者自觉尚可爬二层楼，爬至三层楼或快步行走几分钟即感胸骨后胀痛，休息 5 min 可缓解。患者出院后自行停用利尿剂、华法林及贝前列素钠片。之后多次出现活动后气促加重，再次行超声心动图示 PASP 106 mmHg 伴右心扩大。患者为进一步治疗入院。

既往史：无殊。

· 入院体检 ·

体温 36.5 ℃，脉搏 90 次/min，呼吸 24 次/min，血压 126/75 mmHg。神清，精神可，口唇无发绀，颈静脉无充盈。右侧锁骨下可闻及明显收缩期杂音。双肺呼吸音清，未闻及干、湿啰音。右肺可闻及弥漫性收缩期杂音。心率 75 次/min，律齐，P2 亢进，各瓣膜区未闻及病理性杂音。肝脾肋下未触及。双下肢无水肿，无杵状指。

问题与思考 1

· 患者为年轻女性，活动后胸闷气促起病，症状逐渐加重，多次心超检查考虑重度肺动脉高压，首先需明确是否为肺动脉高压，并需查找肺动脉高压的原因。患者为年轻女性，无心肺疾病病史，第二、第三大类肺高血压可能性较小，心超未发现先天性心脏病，因此第一大类中的特发性肺动脉高压、结缔组织病相关肺动脉高压及第四大类慢性血栓栓塞性肺高血压（CTEPH）可能性较大。下一步需要行通气灌注扫描及风湿全套检查。

· 辅助检查 1 ·

▷ 动脉血气分析：pH 7.40，PCO_2 35.5 mmHg，PO_2 69 mmHg（↓），SO_2 93.5%（↓）。

▷ 血常规：Hb 126 g/L，WBC 4.63×10^9/L，NE 47.1%（↓），PLT 133×10^9/L，ESR 2 mm/h。

▷ 血凝：PT 11.3 s，IRN 1.08，Fg 2.44 g/L，APTT 30.6 s，TT 16.4 s，AT-Ⅲ 99.0%，FDPs 0.72 μg/ml。

▷ NT-proBNP：2 271 pg/ml（↑）。

▷ 生化：γ-GT 26 U/L，GPT 25 U/L，GOT 23 U/L，TP 52 g/L（↓），G 16 g/L（↓），A/G 2.4（↑），UA 281 μmol/L，BUN 5.0 mmol/L，Cr 56 μmol/L，Glu 4.6 mmol/L，钾 4.0 mmol/L。

▷ 风湿全套、甲状腺激素和性腺激素：阴性。

▷ 肺功能：肺通气功能轻度减退（限制性），残气及残总比增高，弥散功能轻度减退，气道阻力增高。外周气道阻力增高，中央气道阻力增高。

▷ CPET：受试者行功率踏车试验，经 3 min 零功率热身后，以每分钟 15 W 递增，运动至 74 W 时因腿部酸痛、力竭终止运动，测试者尽全力完成测试，负荷运动时间 5 min 10 s。运动能力减低，呼吸及循环功能受限，运动中见心肌氧供需不平衡。结论：CPET 心肺功能下降，考虑循环功能受限所致。

▷ 肺动脉血管成像（CTPA）：①右心室明显增大，伴肺动脉高压。②左下肺动脉主干完全性闭塞，上叶肺动脉扩张。③右肺上叶肺动脉闭塞，中叶及下叶主干近端局限性狭窄（图38-1）。

▶ 超声心动图：①重度肺动脉高压，右心增大，右心室收缩功能正常；重度三尖瓣关闭不全；主肺动脉扩张。②左心房室大小正常，左心室受压，内径缩小，左心室收缩功能正常。③二尖瓣和主动脉瓣未见明显异常。

▶ 肺灌注显像：双肺血流灌注功能受阻区存在，对照通气显像不匹配，提示肺栓塞可能。2015年8月6日肺通气显像：双肺散在性轻度通气功能受阻区存在（图38-2）。

▶ 6 min 步行试验：340 m。

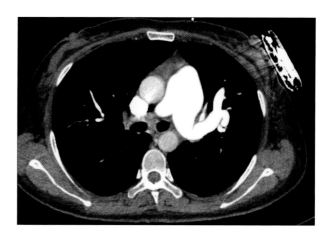

图38-1 肺动脉血管成像显示左下肺动脉主干完全性闭塞，上叶肺动脉扩张，右上叶肺动脉闭塞，中叶及下叶主干近端局限性狭窄

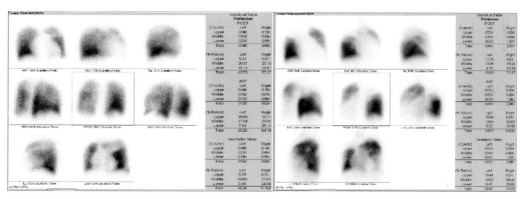

图38-2 通气灌注显像不匹配

问题与思考2

· 患者风湿全套及甲状腺激素水平均正常，基本不考虑结缔组织病相关肺高血压及甲状腺功能亢进相关性肺高血压，通气灌注显像不匹配，提示可能为慢性血栓栓塞性肺高血压，下一步需要行右心导管检查明确肺动脉高压，并行肺动脉造影明确诊断。

· 辅助检查2 ·
见表38-1。

表38-1 血流动力学及血气分析指标

血流动力学指标	单位	基线	吸入20 µg万他维10 min
HR（心率）	次/min	77	80
BP（血压）	mmHg	94/57/70	84/52/59

（续表）

血流动力学指标	单位	基线	吸入20 µg万他维10 min
SVC（上腔静脉压）	mmHg	10/1/4	—
RAP（右心房压）	mmHg	10/1/4	12/2/6
RVP（右心室压）	mmHg	131/3/7	148/5/10
MPAP（主肺动脉压）	mmHg	146/32/72	132/26/63
PAWP（肺动脉楔压）	mmHg	17/9/13	13/9/10
CO（心输出量）	L/min	3.57	3.80
CI（心指数）	L/(min·m²)	2.27	2.42
PVR（肺血管阻力）	WU	16.53	13.95
TPR（全肺阻力）	WU	20.17	16.58
SVR（体循环阻力）	WU	18.49	13.95
血气指标			
SVC（上腔静脉）	%	61.8	—
RA（右心房）	%	65.6	59.4

（续表）

血气指标	单位	基线	吸入 20 μg 万他维 10 min
RV（右心室）	%	65.1	—
PA（肺动脉）	%	60.2	61.8
SaO₂（桡动脉）	%	94.5	92.3

右心导管提示毛细血管前肺动脉高压，急性血管扩张试验阴性。

肺动脉造影：肺动脉主干明显增粗，右上叶及左下叶肺动脉缺如，左上肺动脉瘤样扩张、扭曲，灌注略稀疏，右中下肺动脉近端多处狭窄，未见明显充盈缺损，远端灌注良好（图 38-3）。

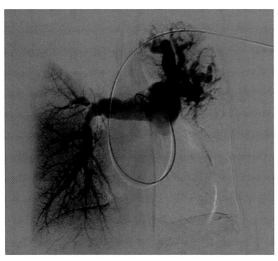 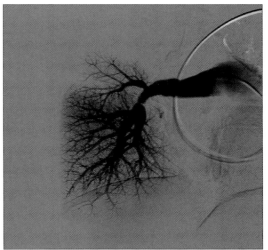

图 38-3　肺动脉造影显示右上叶及左下叶肺动脉缺如，左上肺动脉瘤样扩张、扭曲，灌注略稀疏，右中下肺动脉近端多处狭窄

问题与思考 3

· 患者右心导管明确毛细血管前肺动脉高压，肺动脉造影表现与慢性血栓栓塞性肺高血压（CTEPH）有较大差异。首先患者出现多个叶段肺动脉缺如，这在 CTEPH 中较少见。其次，肺动脉狭窄呈串珠样，部分呈瘤样扩张，且无明显充盈缺损。再者，肺动脉远端灌注尚可，未见明显缺失，只是稍有稀疏。以上这些表现均非 CTEPH 典型表现。结合患者体检中发现的右侧锁骨下可闻及明显收缩期杂音，需要高度关注是否为大动脉炎所致肺动脉高压。下一步需要测量上下肢血压，行主动脉造影。

· 进一步体检 ·

右上肢血压 70/45 mmHg，左上肢血压 95/60 mmHg，右下肢血压 110/60 mmHg，左下肢血压 105/60 mmHg。

左右上肢血压存在明显差异。

· 辅助检查 3 ·

DSA 主动脉、肾动脉造影：两侧锁骨下动脉、主动脉纤细，右侧锁骨下动脉节段性狭窄，最窄处狭窄 70% 左右，肋间动脉、支气管动脉与肺静脉交通开放。胸主动脉、腹主动脉未见明显狭窄（图 38-4）。

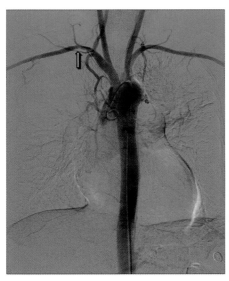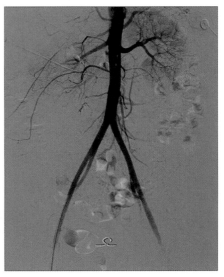

图38-4 DSA主动脉、肾动脉造影：两侧锁骨下动脉、主动脉纤细，右侧锁骨下动脉
节段性狭窄，最窄处狭窄70%左右，肋间动脉、支气管动脉与肺静脉交通开放。
胸主动脉、腹主动脉未见明显狭窄

问题与思考4

· 患者出现双上肢差异性血压，主动脉造影见右侧锁骨下动脉节段性狭窄，最窄处狭窄70%，听诊右侧锁骨下可闻及明显收缩期杂音，请风湿科会诊明确诊断为多发性大动脉炎，累及肺动脉及锁骨下动脉。同时肺动脉造影的表现完全可以解释通气灌注显像的不匹配。需要警惕的是大动脉炎累及肺动脉所致肺动脉高压和CTEPH在肺动脉造影图像上有一定相似性，甚至CTPA及通气灌注显像也有迷惑性，因此需要仔细加以鉴别。

· 最终诊断 ·

（1）多发性大动脉炎（锁骨下动脉、肺动脉）。

（2）肺动脉高压（WHO分类Ⅳ类），WHO功能分级Ⅳ级。

· 治疗方案及随访 ·

患者入院后给予强心（地高辛0.125 mg，每日1次）、利尿（呋塞米20 mg，口服，隔日1次；托拉塞塞5 mg，口服，隔日1次）、补钾（氯化钾缓释片1.0 g，每日3次，口服），依诺肝素钠抗凝，左卡尼汀（可益能）营养心肌，法舒地尔缓解肺血管痉挛等治疗。明确诊断后给予波生坦62.5 mg，每日2次（1个月后加量为125 mg，每日2次），泼尼松40 mg＋CTX 0.8 g抗感染治疗，异烟肼0.3 g（每日1次）预防抗结核。患者因住院治疗后症状明显好转，拒绝进一步行介入治疗，出院。

一年后到我院随访，复查NT-proBNP、超声心动图、运动心肺测定、6MWT，较前无明显改变，故增加靶向药物西地那非，再次请外院风湿科会诊，因血沉、CRP不高，且每个月规律环磷酰胺冲击治疗后，病情未见好转，考虑环磷酰胺对患者无效，予以停用并改为羟氯喹。半年后患者因经济问题自行停用靶向及利尿补钾药物。之后患者出现月经过多，并伴胸闷、气促加重，胸痛及双下肢水肿，再次就诊于我科，行超声心动图、NT-proBNP等生化标志物提示心功能恶化，血常规提示严重贫血，考虑慢性失血。故给予输血改善贫血对心脏功能的恶化作用，并重新服用西地那非及波生坦等药物。住院期间患者水肿明显、小便量少，每日给予强心、强化利尿治疗，但效果仍差。患者因经济困难放弃治疗，出院。2个月后猝死。

·讨论·

大动脉炎病因迄今未明，多数学者认为本病为自身免疫性疾病，与体内产生免疫反应相关。该病多见于年轻女性，男女比例约为1∶3。这种慢性非特异性血管炎主要累及主动脉及其分支的近端，也累及冠状动脉、心脏瓣膜和肺动脉。各研究报道的肺动脉受累发生率差别较大，从14%～86%不等，头臂动脉型、胸腹主动脉型、混合型均可合并肺动脉受累，单纯肺动脉受累极其罕见，仅为4%。个别病例以单纯肺动脉受累为首发临床表现。肺动脉高压为大动脉炎肺动脉受累的一种晚期并发症，约占1/4，多为轻度或中度，重度肺动脉高压极少见。

大动脉炎患者临床症状复杂多样，根据累及血管的不同而异。当累及肺动脉时，随着病情进展，肺动脉因病变加重而产生狭窄或闭塞，从而导致肺动脉压力增高，右心室后负荷增加，右心腔扩大，室间隔向左移位，左心室呈"D"形，左心室舒张受限。因此，大动脉炎累及肺动脉一经诊断，应积极控制病情进展。目前大动脉炎累及肺动脉治疗方法包括药物、介入和手术治疗。选择何种治疗取决于血管狭窄所致患者缺血程度和疾病活动程度，活动期的患者应以激素及环磷酰胺治疗，病变处于稳定期后再考虑行介入治疗。大动脉炎合并严重血管狭窄，特别是重要部位的血管狭窄，药物治疗效果不肯定，预后较差。近年来，经皮介入治疗（球囊成形术和支架置入术）为大动脉炎的治疗开辟了一条新途径，目前已应用于治疗肾动脉狭窄、腹主动脉及锁骨下动脉狭窄等，疗效较好。本中心有两例患者行腹主动脉及肾功能扩张，疗效较好，也有一例行肺动脉扩张的，合并使用靶向药物，至今已随访6年，心功能维持在Ⅰ～Ⅱ级，效果佳。与传统药物治疗相比，经皮介入治疗创伤小，恢复快，是治疗多发性大动脉炎血管狭窄或闭塞的安全有效的治疗方法。国外报告5例单纯肺动脉受累患者接受肺动脉球囊成形术和（或）支架置入术，单纯球囊成形术再狭窄率较高，支架置入术远期疗效优于单纯球囊扩张成形术。但是，对于重症肺动脉高压患者，由于右心功能差，容易因感染或体力透支而出现心功能恶化，甚至死亡，长期预后不佳，因此肺移植或心肺联合移植，是这种终末期肺病最有效的办法。

大动脉炎合并肺动脉高压的患者，肺动脉高压的药物治疗非常重要，需要持续用药，而且调整药物治疗方案需要慎之又慎，切不可随意停药。本例患者因症状稳定停药，仅一周即出现心功能恶化，进而肺动脉高压进行性发展，最终死亡。同时患者肺动脉高压右心衰竭的基础治疗同样非常重要，地高辛、利尿剂、抗凝药等需要根据病情持续使用，一旦出现心功能持续恶化，治疗将非常棘手。

·病例启示·

（1）通气灌注显像不匹配不一定是CTEPH，再多问几个为什么。

（2）大动脉炎所致肺动脉高压与CTEPH非常相似，需要仔细鉴别。

宫素岗　刘锦铭
同济大学附属上海市肺科医院

[1] Mukhtyar C, Guillevin L, Cid MC, et al. EULAR recommendations for the management of large vessel vasculitis [J]. Ann Rheum Dis, 2009, 68: 318-323.

[2] Fujita K, Nakashima K, Kanai H, et al. A successful surgical repair of pulmonary stenosis caused by isolated pulmonary Takayasu's arteritis [J]. Heart Vessels, 2012, 28: 264-267.

[3] Ogino H, Matsuda H, Minatoya K, et al. Overview of late outcome of medical and surgical treatment for Takayasu arteritis [J]. Circulation, 2008, 118: 2738-2747.

[4] Nakajima N, Masuda M, Imamaki M, et al. A case of pulmonary artery bypass surgery for a patient with isolated Takayasu pulmonary arteritis and a review of the literature [J]. Ann Thorac Cardiovasc Surg, 2007, 13: 267-271.

[5] Rothman A, Levy DJ, Sklansky MS, et al. Balloon angioplasty and stenting of multiple intralobar pulmonary arterial stenoses in adult patients [J]. Catheter Cardiovasc Interv, 2003, 58: 252-260.

[6] Tyagi S, Mehta V, Kashyap R, et al. Endovascular Stent Implantation for Severe Pulmonary Artery Stenosis in Aortoarteritis (Takayasus Arteritis) [J]. Catheter Cardiovasc Interv, 2004, 61: 281-285.

病例 39 　肺血管炎误诊为肺栓塞

关键词 · 呼吸困难；腹腔积液；CTPA；右心导管；肺动脉造影；肺栓塞；肺血管炎；纤维素性纵隔炎

· 病史摘要 ·

患者，女性，24 岁，因"活动后呼吸困难 40 天，加重伴腹胀、少尿 20 天"入院。

患者于入院前 40 天无明显诱因突然出现呼吸困难，多于活动后出现，伴有恶心、呕吐、心悸、乏力等，休息后可缓解，无咳嗽、咳痰，无头晕、头痛，无畏寒及发热，无晕厥及抽搐，未予重视。20 天前，患者感冒后自觉呼吸困难加重，伴有腹胀、少尿，并伴有咳嗽、咳痰，痰为黄色黏痰，偶有痰中带血丝，伴有大汗，夜间不能平卧，在当地诊所给予抗生素静点，症状未见好转，就诊于我院，以"呼吸困难待查"收入我科。

患者平素健康状况良好，否认高血压、糖尿病、冠心病病史，否认肝炎、梅毒等传染病史，无药物及食物过敏史，无输血史、外伤史，43 天前行剖宫产手术，既往结核性胸腔积液病史 2 年。

· 入院体检 ·

呼吸 26 次/min；血压，右上肢 109/79 mmHg，左上肢 100/72 mmHg；脉搏 118 次/min；体温 36.9 ℃。神清语明，表情自如，口唇发绀，未见鼻翼煽动，颈静脉充盈。胸廓对称，呼吸运动急促，双肺呼吸音粗，可闻及湿啰音。心前区抬举性搏动，心界扩大，心率 118 次/min，律齐，P2 亢进，三尖瓣听诊区可闻及 3/6 级收缩期杂音，不伴有震颤，双侧锁骨下及后背部未闻及血管杂音，腹部膨隆，肝、脾不可触及，移动性浊音阳性。双下肢中度水肿，无杵状指。

问题与思考1

· 患者产后突发呼吸困难，既往否认高血压、糖尿病、冠心病病史，有静脉血栓的危险因素，简化

版 Wells 评分 2 分，肺栓塞可能性高，入院后行凝血象、血常规、血气分析、心脏超声、双下肢深静脉彩超等检查，同时患者腹腔大量积液，既往结核性胸腔积液病史，为明确腹腔积液性质，应完善腹水常规检查、结核抗体及结核 T-SPOT 检查。

· 辅助检查1 ·

▶ 血常规：Hb 105 g/L（↓），RBC 4.2×10¹²/L，WBC 11.3×10⁹/L（↑），NE 68.7%，LY 2.72×10⁹/L，PLT 125×10⁹/L。

▶ 动脉血气：pH 7.43，PCO₂ 36 mmHg，PO₂ 60 mmHg（↓），SO₂ 90%（↓）。

▶ NT-proBNP：2 646 pg/ml（↑），cTnI：< 0.017 μg/L。

▶ 肝肾功能：GPT 13 U/L，GOT 14 U/L，TB 62.5 μmol/L（↑），DB 42.8 μmol/L（↑），TP 59.5 g/L（↓），Alb 31.3 g/L（↓），UA 683.4 μmol/L（↑），Cr 100 μmol/L。

▶ 血糖：4.91 mmol/L。

▶ 乙肝五项＋丙肝抗体＋梅毒抗体＋HIV 抗体：均阴性。

▶ 凝血象：D-二聚体 2 510 ng/ml（↑）。

▶ 甲状腺功能：正常。

▶ 腹水化验：CEA 阴性。

▶ 一般性状：黄色透明。

▶ 李凡他试验：阳性。

▶ 多个核白细胞：15%。

▶ 单个核白细胞：85%（↑）。

▶ 间皮细胞：未检出。

▶ 结核抗体：弱阳性。

▶ 结核感染 T 细胞 B 抗原：阴性。

‣ 结核感染 T 细胞 A 抗原：阴性。

‣ 血沉：14 mm/h。

‣ 心电图：窦性心动过速，V1～V5 导联 T 波倒置，电轴右偏，右心室高电压。

‣ 超声心动图：右心房、右心室明显扩大，三尖瓣重度反流，肺动脉增宽，肺动脉高压（重度），少量心包积液。

‣ 三维肝胆胰脾彩超：肝弥漫性改变，肝静脉内径增宽（考虑淤血肝声像图），胆囊缩小，胆囊受累，脾高值，胰腺正常范围声像图，腹水大量，盆腔深径 93 mm。

问题与思考 2

• 根据以上辅助检查，高度怀疑肺栓塞，应立即

行肺动脉 CTA 检查以明确诊断，且患者腹腔大量积液，腹水性质为渗出液，由于患者既往结核性胸腔积液病史，因此考虑腹腔积液是否有结核性浆膜炎所致的可能，请消化科会诊。根据腹水常规的检验，单个核白细胞大于 85%，建议抗结核治疗，但患者抗结核治疗效果不佳，考虑是否合并其他病因所致腹腔积液，应择期行右心导管检查明确诊断，观察血流动力学指标的改变是否参与腹腔积液的形成过程。

·辅助检查 2·

‣ 肺动脉 CTA（图 39-1）：左下肺动脉充盈缺损，分支未见造影剂充填，右下肺动脉可疑栓塞，双侧胸腔积液。

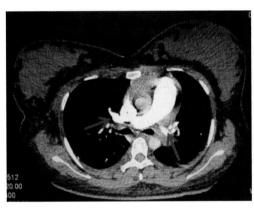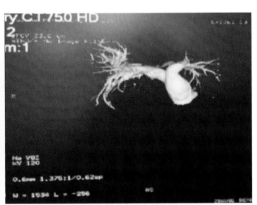

图 39-1　肺动脉 CTA：左下肺动脉充盈缺损，分支未见造影剂充填，右下肺动脉可疑栓塞

问题与思考 3

• 患者肺动脉 CTA 报告有肺动脉充盈缺损，分支闭塞，仔细阅片后，考虑有肺血管炎的可能，应继续完善相关辅助检查，且为了明确腹腔积液的病因，应立即行右心导管检查，完善血流动力学指标及肺动脉造影以充分评估病情。

·辅助检查 3·

‣ 肿瘤系列：CA125 396.40 U/ml（↑），余均阴性。

‣ 抗心磷脂抗体：阴性。

‣ 风湿系列：CRP 55.80 mg/L（↑），余阴性。

‣ ANA 谱：均阴性。

‣ ANCA 系列：均阴性。

‣ 免疫球蛋白 A、G、M 结果均阴性，补体 C3 0.720（↓），补体 C4 正常。

‣ 右心导管检查：肺毛细血管楔压 18/14/15 mmHg，肺动脉压力 57/24/37 mmHg，右心室压力 58/10/32 mmHg，右心房压力 32/15/25 mmHg，心排血量 2.3 L/min，心指数 1.5 L/(min·m²)，全肺阻力 16.09 WU，肺血管阻力 9.66 WU。

‣ 肺动脉造影：右下肺动脉充盈缺损，部分分支闭塞，左下肺动脉闭塞（图 39-2，视频 39-1、视频 39-2）。

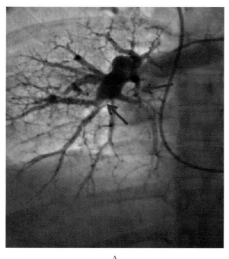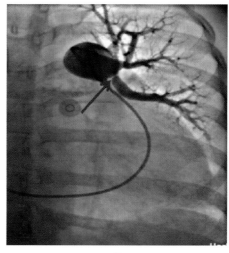

A　　　　　　　　　　　　　B

图 39-2　A. 右下肺动脉分支闭塞,远端血管纤细、稀疏;B. 左下肺动脉闭塞,左上肺动脉远端血管
纤细、稀疏

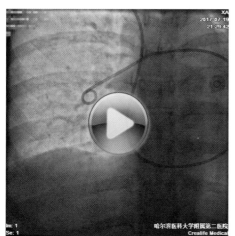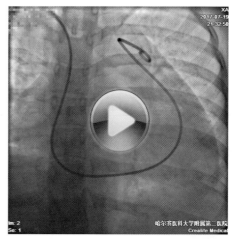

视频 39-1　肺动脉造影(一)　　　　　　　　视频 39-2　肺动脉造影(二)

问题与思考4

·根据患者右心导管检查,患者的右心房压力高于正常值,考虑是右心房压力过高导致肝脏门脉系统回流障碍,且患者存在低蛋白血症,因此考虑是多重因素造成的腹腔积液。根据患者肺动脉造影的影像,不能仅仅用肺动脉血栓栓塞来解释,患者既往结核性胸腔积液病史,因此考虑患者是否有纤维性纵隔炎或肺血管炎的可能,结合患者肺动脉三维重建的影像,排除纤维性纵隔炎的可能,因此考虑患者是既往结核感染导致肺血管炎的可能性大。患者血沉 14 mm/h,疾病不处于活动期,因此治疗上暂时不给予激素治疗,仅给予抗凝及降肺动脉压力治疗。

问题与思考5

·一个经肺动脉CTA确诊的肺栓塞患者在进行肺动脉造影检查后,结果示右下肺动脉充盈缺损,部分分支闭塞,左下肺动脉闭塞,不能单纯用肺血栓栓塞来解释影像学的变化,结合患者病史,患者 24 岁年轻女性,既往结核病史,符合肺血管炎流行病学特征,且患者肺动脉 CTA 示肺动脉管腔狭窄、闭塞,结合肺动脉造影结果,符合肺血管炎的影像学特点,但由于缺乏病理学证据,不能完全除外其他血管炎,结合文献资料及既往诊断肺血管炎经验,诊断为肺血管炎的可能性较大。肺血管炎的诊断困难,应与以下疾病鉴别:①慢性血栓栓塞性肺高压;②先天性单侧肺动脉缺如和先天性肺动脉狭窄等。患者病程 40 天,既往体健,可排除先天性单侧肺动脉缺如和先天性肺动脉狭窄及慢性血栓栓塞性肺高压的诊断。虽然肺动脉造影有助于诊断,但病理学检查为金标准,患者一般状态较差,为安全起见,未行肺活检,待一般状态好转后择期行病理学检查。

·最终诊断·

(1) 血管炎。

(2) 肺动脉高压(WHO 分类Ⅳ类)。

(3) 心功能不全,心功能Ⅲ级。

(4) 腹腔积液。

·治疗方案·

抗凝治疗:达比加群酯 150 mg,每日 2 次,口服。

靶向药物治疗:波生坦 62.5 mg,每日 2 次,口服。

对症治疗:双氢克尿噻 25 mg,每日 1 次,口服;螺内酯 20 mg,每日 1 次,口服。

·讨论·

当以呼吸困难为主诉的患者首选肺动脉 CTA 提示为肺动脉闭塞后,不能贸然诊断肺栓塞,特别是患者既往结核性胸腔积液病史,要考虑到肺血管炎及纤维性纵隔炎可能,肺血管炎的临床表现多样化,常与多种疾病混淆,需要鉴别诊断的疾病有多种,以

发热、咳嗽、咯血、胸腔积液为主要表现者易误诊为胸肺疾病,如肺炎、肺结核等,以肺动脉狭窄、闭塞为主要表现者易误诊为肺栓塞、先天性肺动脉缺如或狭窄,以肺动脉高压为主要表现者易误诊为其他类型肺动脉高压。

肺血管炎导致肺动脉狭窄或闭塞容易误诊为肺栓塞,肺血管炎临床上相对少见,临床医师对其认识不足,当肺血管炎导致肺动脉狭窄或闭塞时,与肺栓塞有许多相似之处,如劳力性气短,心电图表现为右心室肥厚,超声心动图表现为右心房、右心室增大、肺动脉高压,核素肺通气灌注扫描表现为典型的肺灌注缺损。但通过仔细分析,也可发现一些不同之处:①肺栓塞多有深静脉血栓形成的易患因素;②肺血管炎多为中青年,且女性多见;③肺血管炎患者查体肺野可闻及血管杂音;④肺血管炎病程中患者多有发热、咳嗽、乏力等全身症状;⑤肺血管炎可有血沉快、C 反应蛋白增高、类风湿因子阳性等异常,而肺栓塞一般不会出现这些炎性指标增高;⑥肺血管炎导致肺动脉高压的胸片可见右心房、右心室增大,肺动脉段突出,但肺动脉没有相应的增宽,而是出现变细,为减少误诊,必要时做肺动脉增强 CT 和肺动脉造影来进行鉴别,肺栓塞表现为肺动脉内充盈、缺损,肺血管炎表现为肺动脉多发狭窄、扭曲,管腔变细和扩张并存,管壁增厚,管腔呈鼠尾状改变,少数患者可见肺动脉内继发血栓形成。

因患者既往结核性胸腔积液病史,还需与纤维性纵隔炎进行鉴别,纤维性纵隔炎是由纵隔内胶原和纤维组织聚集引起的一种罕见疾病,可表现为局灶性或弥漫性纵隔改变,局灶型呈肺门或纵隔软组织肿块,弥漫型为纵隔增宽。感染性病因与局灶型有关,荚膜组织胞浆菌和结核分枝杆菌所致的肉芽肿性感染是最常见病因。纤维组织堆积导致纵隔结构如上腔静脉、肺动静脉、中央气道和食管受压或因纵隔纤维化导致上述部位缩窄,从而引起临床症状。胸部增强 CT 及胸部 MRI 有助于鉴别诊断。

肺血管炎目前的治疗比较棘手,因为目前仍然缺乏一个可靠的、能充分反映病变活动性的评判标准,药物治疗建议小剂量激素联合应用免疫抑制剂

作为长期治疗策略的选择，必要时可联合生物制剂。有时即便给予足疗程、足量激素，甚至联合免疫抑制剂及生物制剂治疗，仍有一半的肺血管炎患者病情得不到良好的控制，等肺血管炎进入慢性期，各种药物治疗疗效均较差时，严重的肺动脉狭窄可通过导管介入的方法进行肺动脉再通治疗，以改善血流灌注，包括经皮球囊肺动脉成形术和经皮肺动脉支架植入术，一般在血管炎症得到有效控制的前提下进行。当肺血管炎导致近端明显狭窄，也可行外科手术治疗，如肺动脉异体血管移植、修补、旁路移植等手术治疗，当以上治疗效果欠佳时可进行肺移植评估。

·病例启示·

（1）呼吸困难患者经肺动脉 CTA 检查诊断肺动脉闭塞后，不能贸然诊断肺栓塞，应行右心导管检查，特别是合并大量腹腔积液时，单一因素不能完全解释时，更应积极行右心导管检查，以明确各血流动力学指标对机体的影响及肺血管整体情况。

（2）肺动脉造影对肺血管疾病的诊断作用依然不可替代，应引起大家重视。

（3）肺血管炎并非罕见病，特别是既往结核病史，肺动脉 CTA 提示肺动脉闭塞时，要想到肺血管炎及纤维性纵隔炎可能，常规行肺动脉造影，结合影像学资料，充分评估病情。

景　驰　吴炳祥
哈尔滨医科大学附属第二医院

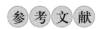

［1］Wang X, Dang A, Chen B, et al. Takayasu arteritis-associated pulmonary hypertension［J］. J Rheumatol，2015，42：495-503.

［2］Hamamoto M. Pulmonary artery replacement for pulmonary Takayasu's arteritis［J］. Gen Thorac Cardiovasc Surg，2012，60：435-439.

［3］Jiang W, Yang Y, Lv X, et al. Echocardiographic characteristics of pulmonary artery involvement in Takayasu arteritis［J］. Echocardiography，2017，34：340-347.

［4］熊长明，柳志红，何建国，等. 41 例肺血管炎临床分析［J］. 中国循环杂志，2010，25，(1)：44-46.

［5］刘秀云. 肺血管炎的研究进展［J］. 中华实用儿科临床杂志，2014，29，(8)：405.

［6］刘玉清，荆宝莲，凌坚，等. 大动脉炎肺动脉病变的血管造影诊断［J］. 中国循环杂志，1990，22，(5)：433-436.

第五章

不明病因和/或多重机制导致的肺高血压

　　临床上不少肺高血压均是由多种因素共同作用下产生，如以下疾病：①血液系统疾病：慢性溶血性贫血、骨髓增生性疾病、脾切除后；②系统性疾病：结节病、肺朗格汉斯组织细胞增生症、淋巴管肌瘤病；③代谢性疾病：糖原累积病、戈谢病、甲状腺疾病；④其他：肺肿瘤栓塞性微血管病、纤维性纵隔炎、慢性肾衰竭、节段性肺动脉高压。

　　这一类肺高血压，血流动力学改变可以是毛细血管前肺动脉高压和/或毛细血管后肺高血压。

　　本章收入骨髓增生性疾病 3 例、糖原累积病 1 例、肺微血管病 1 例、多重机制肺高血压 2 例、线粒体肌病 1 例。

病例 40 **谍影重重**——室间隔缺损合并纤维素性纵隔炎致肺动脉高压

关键词 · 心脏杂音；低氧；肺 CTA；肺通气灌注显像；肺功能；右心导管；肺动脉造影；混合性肺动脉高压；纤维素性纵隔炎

· 病史摘要 ·

患者，女性，25 岁，因"发现心脏杂音 24 年，活动后气短 7 年"入院。

患者 24 年前因感冒就诊时发现心脏杂音，未治疗。7 年前出现活动后气短、活动耐力下降，平地慢走不受限，可登二层楼。2013 年至某 A 医院检查，超声心动图诊为"先天性心脏病，室间隔缺损，肺动脉高压"（资料丢失），给予西地那非 50 mg，每日 2 次，口服，效果好，患者活动耐力改善，可登四层楼。2015 年 5 月患者无诱因突发活动耐力显著下降，平地步行距离不足 100 m，至某 B 医院复查超声心动图示 LA 25 mm、LV 41 mm、RV 16 mm，室间隔膜周部回声中断 16 mm，估测 sPAP 108 mmHg，提示先天性心脏病、室间隔缺损（膜周部）、室水平双向分流、肺动脉高压（重度）。停用西地那非，给予波生坦 125 mg（口服，每日 2 次）治疗约 2 个月后活动耐力改善，可平地步行 2 km。2016 年 7 月复查超声心动图估测 sPAP 83 mmHg。为进一步诊治来我院。

既往史：2016 年 11 月至 2017 年 3 月，反复因肺炎接受抗生素治疗，目前无咳嗽、咳痰。否认肝炎、结核等传染性疾病史，无手术外伤史，无输血史，无食物及药物过敏史。

个人史：生于原籍，无外地久居史，无疫区及疫水接触史，否认毒物及放射性物质接触史，无吸烟、嗜酒等不良嗜好。

月经婚育史：月经 13 岁（5～7/30），LMP 2017 年 5 月 20 日，月经规律，21 岁结婚，未育。

· 入院体检 ·

体温 36.5 ℃，脉搏 78 次/min，呼吸 18 次/min，血压 112/68 mmHg。神志清，精神好，口唇发绀，颈静脉未见充盈。右肺呼吸音清，左下肺呼吸音低，可闻及 Velcro 啰音。心率 78 次/min，律齐，P2 亢进，各瓣膜听诊区未闻及病理性杂音。肝、脾肋下未触及，双下肢无水肿，见杵状指（趾）。

问题与思考1

· 患者有明确的先天性心脏病、室间隔缺损病史，先天性心脏病相关性肺动脉高压的诊断似乎毫无疑问，进一步完善超声心动图、血气分析等相关检查，择期行右心导管检查。但查体发现患者左下肺呼吸音显著减低，可闻及 Velcro 啰音，有反复感染史，需进一步检查排除是否合并肺疾病。

· 辅助检查 1 ·

▷ 血常规：Hb 161 g/L，RBC 4.88×10^{12}/L，WBC 4.88×10^9/L，NE 51.9%，PLT 152×10^9/L。

▷ 桡动脉血气分析（不吸氧）：pH 7.40，PCO_2 33.6 mmHg，PO_2 57.6 mmHg，SO_2 89.9%。

▷ 桡动脉血气分析（面罩吸氧 10 L/min，10 min）：pH 7.41，PCO_2 31.2 mmHg，PO_2 92.1 mmHg，SO_2 96.0%。

▷ 肝功能：GPT 18 U/L，GOT 17 U/L，TB 14.74 μmol/L，TP 60.6 g/L，Alb 39.4 g/L。

▷ 肾功能：BUN 5.0 mmol/L，Cr 69.31 μmol/L，UA 339 μmol/L。

▷ 血糖：3.24 mmol/L（↓）。

▷ D-二聚体：0.14 μmol/L。

▷ NT-proBNP：131 pg/ml。

▷ 超声心动图：左心房 25 mm，左心室 41 mm，LVEF 65%，右心室 20 mm。室间隔膜周部回声中断约 19 mm,三尖瓣隔叶及周围组织遮挡致右心室面有效分流口约 4 mm,收缩期室水平探及双向分流信号。超声印象:先天性心脏病,室间隔缺损(膜周部),室水平双向分流,肺动脉高压(未估测)。

▶ 胸片:左下肺纹理增重,呈网格状、蜂窝状改变;中心肺动脉扩张,外周肺纹理相对纤细;左上肺野透光度增高;主动脉结不宽;肺动脉段凸出;右心圆隆;心胸比 0.53。左下肺陈旧病变。

问题与思考2

· 患者超声心动图检查提示室间隔缺损虽有 19 mm,但有效分流口仅 4 mm,分流量不大,不能完全解释目前的重度肺动脉高压。胸片提示左肺病变,不能排除合并低氧相关性肺动脉高压。进一步行胸部 CT、肺功能及心脏结构 CT 检查。

· 辅助检查 2 ·

▶ 肺功能:FVC 1.78 L,FEV1 占预计值 29%,FEV1/FVC 48%,RV/TLC 35%,DLCO 45%。提示重度混合性通气功能障碍,以阻塞为主,小气道功能严重减退,肺弥散量中度下降,气道阻力增高,弹性阻力显著增大,肺顺应性低于正常范围。

▶ 肺灌注显像:右肺放射性分布不均匀,可见小片状放射性稀疏区;左肺未见明显显影。肺通气显像:右肺放射性分布欠均匀,灌注/通气大致匹配;左肺可见模糊显影。报告:右肺符合肺动脉高压改变;左肺未见明显血流灌注,通气功能受损。

▶ 肺高分辨 CT 及肺血管 CTA:①左肺肺气肿、多发肺大泡及间质性改变,支气管壁多发增厚,管腔不规则闭塞,伴斑片及致密影。②先天性心脏病:室间隔缺损,肺动脉高压。③后纵隔-左肺门多发软组织密度影,包绕肺门动脉及静脉,同时包绕降主动脉。左肺动脉主干偏细、分支明显细小;左肺静脉未见明确显影(图 40-1、图 40-2)。

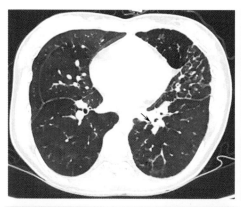
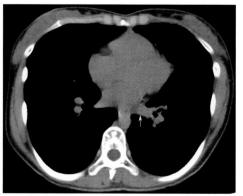
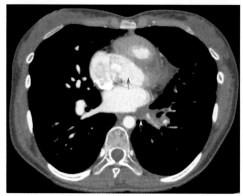

图 40-1　HRCT 及 CTPA:支气管壁多发增厚,管腔不规则闭塞(黑色箭头);后纵隔-左肺门多发软组织密度影,包绕肺门动脉及静脉,同时包绕降主动脉(白色箭头);室间隔缺损(红色箭头)

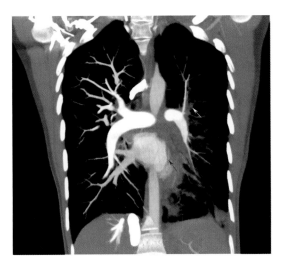

图 40-2 CTPA 冠状位重建；左肺动脉纤细、
周围纤维组织包绕（白色箭头），
左肺静脉闭塞（红色箭头）

问题与思考3

· 患者肺功能检查显示重度混合性通气功能障碍，肺通气显像提示左肺通气显著受损，提示存在气道完全或部分阻塞，支持低氧相关性肺动脉高压诊断。出乎意料的是，肺灌注显像时左肺几乎不显影，还提示左肺血管阻塞性疾病，如肺栓塞、肺血管炎、慢性血栓栓塞性肺动脉高压等。患者肺CT显示左肺实质破坏及支气管阻塞，与通气功能障碍、通气受损相符。肺动脉CTA各亚段及以上肺动脉内未见栓塞征象，排除慢性血栓栓塞性肺动脉高压。纵隔内及左肺门弥漫的密度均匀软组织团块包绕并压迫肺门结构，导致左肺动脉狭窄、左肺静脉闭塞及右主支气管狭窄。异常增生的软组织形成鞘样结构、沿血管及支气管走形向外周延伸，导致外周血管纤细、气管狭窄甚至闭塞。

· 后纵隔占位常见的神经源性肿瘤，该患者影像学表现不支持。纵隔及肺门软组织团块密度均匀、增强扫描无强化，提示纤维素性纵隔炎可能性大。为进一步明确诊断，行抗核抗体谱、ANCA、ENA检查、T-SPOT、右心导管及肺动脉造影。

· **辅助检查 3** ·

抗核抗体谱、ANCA、抗 ENA 抗体、T-SPOT 均阴性。
右心导管检查：见表 40-1 和表 40-2。

表 40-1　血流动力学

检测指标	单位	基础	面罩吸氧 10 L/min 10 min
HR（心率）	次/min	81	74
BP（血压）	mmHg	103/72/84	91/60/69
SVC（上腔静脉压）	mmHg	9	8
IVC（下腔静脉压）	mmHg	8	6
RAP（右心房压）	mmHg	15/12/10	9/7/7
RVP（右心室压）	mmHg	87/0/9	98/2/9
PAP（肺动脉压）	mmHg	91/49/67	102/45/67
PAWP（肺小动脉楔压）	mmHg	14/13/12	10/10/9
Qp（肺循环血流量）	L/min	4.53	6.93
Qs（体循环血流量）	L/min	3.05	3.79
Qp/Qs（分流比例）		1.49	1.83
PVR（肺血管阻力）	WU	12.14	8.37
TPR（全肺阻力）	WU	14.79	9.67
SVR（体循环阻力）	WU	24.28	16.35

表 40-2　血氧饱和度（%）

		基础		面罩吸氧 10 L/min 10 min	
		测定值	平均值	测定值	平均值
SVC（上腔静脉）		59.0	59.0	73.0	73.6
		58.9		74.2	
IVC（下腔静脉）		77.4	78.8	84.5	84.9
		80.2		85.3	
RV（右心房）	上	—	68.2	—	—
	中	68.2		—	
	下	—		—	
RV（右心室）	流入道	—	73.4	—	—
	中部	73.4		—	
	流出道	—		—	
PA（肺动脉）	左	—	79.5	—	86.4
	主	83.5		86.8	
	右	75.4		85.9	
SaO₂（股动脉）		91.5	91.5	98.5	98.5

导管诊断：①毛细血管前肺高血压；②先天性心脏病，室间隔缺损，基线状态下室水平双向分流，吸氧后左向右分流增加，肺血管阻力下降。

肺动脉造影：右肺动脉扩张，左肺动脉主干偏细，右肺动脉各叶段远端分支迂曲。左肺动脉各叶段管腔明显纤细，血流速度显著减慢，左肺上叶肺静脉回流明显延迟，左肺舌叶及下叶未见肺静脉回流（图40-3）。

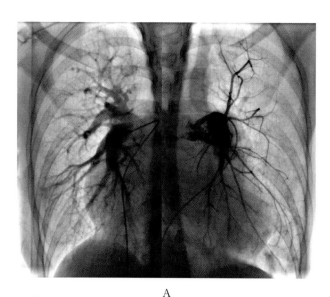

A

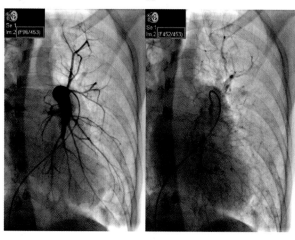

B

图40-3　选择性肺动脉造影：A.右肺动脉扩张，右肺动脉各叶段远端分支迂曲，左肺动脉主干偏细，左肺动脉各叶段管腔明显纤细；B.左肺造影剂流空显著延迟，左肺舌叶及下叶未见肺静脉回流

问题与思考4

· 追问病史，患者无脱发、光过敏、复发性口腔溃病、午后低热、盗汗、咯血、胸痛史。抗核抗体谱、ANCA、ENA检查、T-SPOT均阴性，患者无组织胞浆菌病高发区居住史，结缔组织病、结核、组织胞浆菌病基本可排除。

· 该患者肺动脉造影显示左肺动脉各叶段管腔均匀弥漫纤细，上叶肺静脉回流明显延迟，舌叶及下叶未见肺静脉回流，与CT所见肺动脉管壁弥漫增厚、左下肺静脉闭塞相印证。

· **最终诊断** ·

（1）主要诊断：肺动脉高压（混合性）。

（2）次要诊断

1）先天性心脏病，室间隔缺损。

2）纤维素性纵隔炎？左肺动脉狭窄，左肺静脉闭塞。

3）慢性阻塞性肺疾病。

4）心脏扩大。

5）心功能Ⅱ级（NYHA分级）。

· **治疗方案** ·

（1）生活方式指导：长期家庭氧疗；避免感染、剧烈运动及前往高海拔地区；严格避孕。

（2）药物治疗：①靶向药物治疗肺动脉高压：安立生坦5 mg（每日1次，口服），他达拉非10 mg（每日1次，口服）；②吸入药物改善肺功能：布地奈德福莫特罗粉吸入剂1吸，每日2次，思力华1吸，每日1次。

（3）建议行支气管镜下纵隔针吸活检术进一步明确诊断，患者因费用原因暂不考虑。

· **随访** ·

治疗6个月后电话随访，患者活动耐力明显改善，平地步行不受限。

· **讨论** ·

（1）诊断讨论：该患者为典型的多种病因导致的肺动脉高压，包括：①第一大类肺动脉高压：室间隔缺损、肺血流量增多、肺血管重构；②第二大类肺高血压；左侧肺静脉闭塞致肺静脉回流障碍、肺动脉压力增高；③第三大类肺高血压：肺通气功能障碍、低氧相性肺动脉高压；④第四大类肺高血压：左侧肺动脉弥漫狭窄致肺血管阻力增加；其中，左侧肺动脉狭窄、肺静脉闭塞、支气管狭窄及阻塞高度怀疑为纤维素性纵隔炎所致。

纤维素性纵隔炎（fibrosing mediastinitis）是一类少见的、以纵隔内纤维组织过度增生为特征的良性疾病，主要累及纵隔及肺门周围。过度增生的纤维组织包绕血管及支气管形成套管样结构，随病情进展，可压迫或阻塞支气管、肺血管及食管，引起相应临床症状。纤维素性纵隔炎常见病因包括结节病、结核、组织胞浆菌病、放疗、外伤、自身免疫病等，亦有部分不明原因的特发病例。目前该疾病尚无公认的诊断标准，主要依据病史、影像学表现和实验室检查等诊断。影像学特征主要包括纵隔内软组织呈现弥漫性纤维化、纵隔内多发血管和气管狭窄。值得注意的是，纤维素性纵隔炎并不局限于纵隔和肺门，亦可沿肺血管及支气管向外周蔓延，表现为弥漫的肺动脉外压性狭窄，尤其是有单侧弥漫性肺动脉狭窄报道。由于同时存在肺灌注及通气受损，导致部分患者被误诊为慢性血栓栓塞性肺动脉高压。病理活检是确定诊断慢性纤维性纵隔炎的重要方法。

该患者影像学表现支持纤维素性纵隔炎诊断，但病因尚不明确，已有病史及检查结果不支持结节病、结核、组织胞浆菌病、放疗、外伤等常见病因诊断。

（2）治疗讨论

1）存在肺静脉闭塞是否应该口服靶向药物治疗肺动脉高压？单纯肺静脉闭塞患者服用肺血管扩张药物时，可能因肺血流增加导致急性肺水肿。该患者肺动脉造影时右肺静脉回流正常，左侧肺静脉虽未显影、左肺动脉造影剂消退缓慢但彻底，提示侧支循环存在，且左肺动脉弥漫外压性狭窄、血流减少、血管舒张受限，故该患者应用靶向药物是安全的。患者同时存在室间隔缺损所致肺动脉高压，为靶向

药物的适应证，入院前长期口服波生坦活动耐力改善可为佐证。

2）纤维素性纵隔炎的治疗：纤维素性纵隔炎尚无有效治疗方法，除淋巴瘤等特殊病因外，糖皮质激素的治疗作用仍存在争议，外科手术切除能改善部分仅肺门受累患者的预后。该患者左肺血管及支气管弥漫受累，不适合手术切除，目前尚无纤维素性纵隔炎患者接受肺移植的报道。

已有报道显示通过支架植入术治疗纤维素性纵隔炎所致肺静脉狭窄成功率低且支架内再狭窄发生率高，而已闭塞的肺静脉无法行支架植入术。

3）室间隔缺损的治疗：该患者右心导管检查显示 Qp/Qs 1.49，虽然肺动脉压较高，但肺血管阻力＜体循环阻力的 2/3，且吸氧后 PVR 由 12.14 WU 降至 8.37 WU，单从血流动力学指标分析，如果为单纯室间隔缺损患者，有接受室间隔修补术的机会。但该患者同时合并了肺动脉狭窄、肺静脉闭塞及肺通气受损导致的血流动力学异常，且患者室间隔缺损有效分流面积仅 4 mm，经外科会诊评估后不建议行修补术，另外也未必能耐受手术。

· 病例启示 ·

（1）该患者给我们的启示是肺动脉高压可能由多种原因导致，每一例患者均应进行详细的病史询问和查体，避免漏诊。

（2）纤维素性纵隔炎并不局限于纵隔和肺门，亦可沿肺血管及支气管向外周蔓延，表现为弥漫的肺动脉外压性狭窄，由于同时存在肺灌注及通气受损，导致部分患者被误诊为慢性血栓栓塞性肺动脉高压。

（3）肺通气灌注扫描异常的患者接受肺高分辨CT检查有助于减少纤维素性纵隔炎累及肺血管患者的误诊。

崔晓霈 高 鑫 荆志成
中国医学科学院阜外医院

主编点评

好一个重重谍影！明明是先天性室间隔缺损，却左心室不大；明明分流量不大，却是严重肺高压双向分流，严重低氧；明明见肺大泡、肺气肿、通气功能障碍，却又肺动脉、肺静脉阻塞……通过抽丝剥茧，

层层揭秘,发现酷似纤维素性纵膈炎的多因素累及导致混合性肺动脉高压。每一个精彩病例背后,都有一双福尔摩斯的眼睛和严谨的治医,值得学习和深思!

有一个小小的疑问,也许这个患者除了心室水平分流(右心室氧高于右心房 5%)外,还有肺动脉水平分流,因为肺动脉氧饱和度大于右心室氧饱和度 3% 以上,不能排除先天性分流,或左肺静脉闭塞后侧支开放吻合到肺动脉,是一种代偿机制,这是一个悬念……

［1］Berry DF, Buccigrossi D, Peabody J, et al. Pulmonary vascular occlusion and fibrosing mediastinitis ［J］. Chest, 1986,89(2): 296 - 301.

［2］Kaya H, Rider K, Cho H A, et al. The role of PET scan in monitoring the progression of fibrosing mediastinitis ［J］. Clin Imaging, 2016,40 (1): 177 - 179.

［3］Kinugasa S, Tachibana S, Kawakami M, et al. Idiopathic mediastinal fibrosis: report of a case ［J］. Surg Today, 1998,28(3): 335 - 338.

［4］Maalej S, Zidi A, Ayadi A, et al. Idiopathic mediastinal fibrosis ［J］. Rev Pneumol Clin, 2009,65(3): 159 - 163.

［5］Peikert T, Colby TV, Midthun DE, et al. Fibrosing mediastinitis: clinical presentation, therapeutic outcomes, and adaptive immune response ［J］. Medicine (Baltimore), 2011,90(6): 412 - 423.

［6］Ponamgi SP, DeSimone CV, Lenz CJ, et al. Catheter-based intervention for pulmonary vein stenosis due to fibrosing mediastinitis: The Mayo Clinic experience ［J］. Int J Cardiol Heart Vasc, 2015,8: 103 - 107.

［7］Seferian A, Steriade A, Jais X, et al. Pulmonary Hypertension Complicating Fibrosing Mediastinitis ［J］. Medicine (Baltimore), 2015,94 (44): e1800.

病例 41 气促、发绀、呼吸暂停——糖原累积病合并肺高血压

关键词·气促；发绀；低通气综合征；睡眠呼吸暂停（SAS）；低氧相关性肺高血压；肌活检；糖原累积病

·病史摘要·

患者，女性，28 岁，因"活动后气促、下肢水肿 1 个月"于 2009 年 3 月 6 日入院。

患者于 2008 年底上呼吸道感染后出现咳嗽、咳痰，夜间平卧后咳嗽加剧，至当地医院行 X 线透视示"肺炎"，予抗感染治疗后症状好转。2009 春节后受凉再次出现上述症状，伴活动后气促、嗜睡、乏力，随之出现双下肢水肿。当地医院予补液治疗（具体不详）后症状有所缓解。外院胸片示"肺动脉段膨隆，心影增大，主动脉结缩小"；心超示"右心房（46 mm×48 mm）和右心室（76 mm×42 mm）增大，中量三尖瓣反流，估测肺动脉收缩压约 76 mmHg，少量心包积液（6～7 mm）"。遂转来本院进一步诊治。

否认高血压、糖尿病史。曾有甲肝史，无慢性肝脏、肾脏疾病史。平素无特殊药物服用史，无毒物接触史；家族中无心脏病史。

·入院体检·

消瘦，轻度发绀，颈静脉无怒张；双肺呼吸音粗，未及啰音；心率 74 次/min，律齐，肺动脉瓣区可及 3/6 级收缩期杂音；腹软，无压痛，未及明显包块；双下肢轻度凹陷性水肿。

问题与思考 1

·患者气促来院，外院心超提示肺高血压，临床上需进行系列检查，以排除左心疾病相关性肺高血压，肺部疾病及低氧所致肺高血压，慢性血栓栓塞性肺高血压，血液疾病、代谢性疾病及系统性疾病所致的肺高压等，故入院后我们进行了相关检查。

·辅助检查 1·

▶ 肝肾功能：Alb 41.2 g/L，GPT 138.0 U/L（↑），GOT 133.0 U/L（↑），LDH 635 U/L（↑），DB 5.1 μmol/L（↑），TB 22.40 μmol/L（↑）；Cr 34.4 μmol/L（↓）。

▶ 肝炎指标阴性。

▶ 心肌酶谱：CPK 695 U/L（↑），CK-MB 31.3 U/L（↑），LDH 635 U/L（↑），AST 133 U/L（↑）。

▶ 结缔组织疾病相关免疫指标：阴性。

▶ HIV：阴性。

▶ 动脉血气：pH 7.384，PaCO$_2$ 70.6 mmHg（↑），PaO$_2$ 56.6 mmHg（↓），SaO$_2$ 86.4%（↓），HCO$_3^-$ 41.2 mmol/L。

▶ EKG：见顺钟向转位，右胸导联 T 波倒置（图 41-1）。

▶ 胸部正侧位片：见肺动脉段突出及胸廓凹陷（图 41-2）。

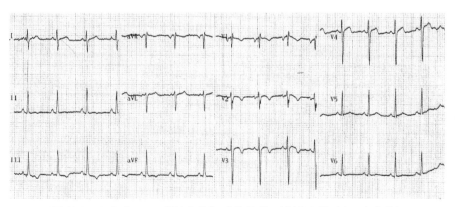

图 41-1　入院时 EKG：顺钟向转位，右胸导联 T 波倒置，提示右心负荷增加

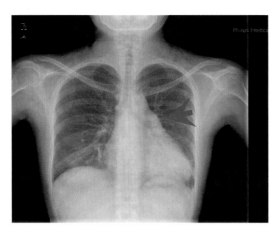
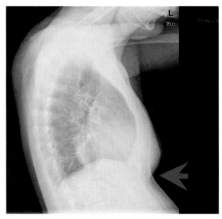

图 41-2 胸部正侧位片提示肺动脉段凸出及胸廓下部轻度凹陷畸形(红色箭头所指)

▸ 腹部 B 超:肝、胆、胰、脾正常。

▸ 心彩超:右心房(47.6 mm),右心室(42.1 mm)增大,肺动脉收缩压 90 mmHg,左心室后壁稍增厚(11.7 mm),EF 77%,少量心包积液(图 41-3)。

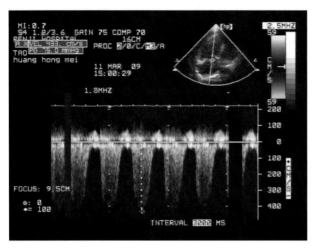

图 41-3 三尖瓣反流跨瓣压差达 75 mmHg,
估测肺动脉收缩压 90 mmHg

问题与思考 2

▸ 根据患者病史、胸片、心电图、心超,肺高血压高度可疑,进一步按流程筛查肺高血压病因,必要时行右心导管检查。心超已排除先天性体-肺分流性疾病、瓣膜病;左心室壁稍增厚,心肌酶谱稍高,左心病变相关性肺高血压暂不能排除;免疫指标正常、HIV 抗体阴性,结合病史可排除结缔组织及 HIV 相关性肺高血压;实验室检查无

肝脏疾病依据,影像学检查亦未见肝硬化征象,门脉高压所致肺高血压可排除;而动脉血气提示的低氧似乎是患者给我们的唯一线索,能否顺藤摸瓜解开肺高血压的谜底呢?

·治疗经过·

入院后予低浓度吸氧、强心、利尿治疗,患者气促较院前稍改善,但于入院第 7 日症状加重,动脉血气提示严重 CO_2 潴留(PaCO$_2$ 达 112 mmHg),呼吸性酸中毒(pH 7.247),予可拉明、洛贝林、毛花苷丙(西地兰)、呋塞米治疗后症状未见明显好转,于次日转入监护室,入监护室时患者明显发绀,未吸氧时 SpO_2 仅 69%,动脉血气提示 Ⅱ 型呼吸衰竭。心电监护见午休时出现显著呼吸暂停伴 SpO_2 明显下降。患者入院后病情的急剧变化似乎又将我们带入了层层迷雾。

·辅助检查 2·

▸ 床旁多导睡眠监测(PSG):提示 AHI(暂停低通气指数)17.7 次/h,23.7 min 测试时间内,7 次呼吸暂停,均为阻塞性,无中枢性睡眠呼吸暂停(此时呼吸兴奋剂使用中)。

▸ 动脉血气(入监护室时):pH 7.247(↓),PaCO$_2$ 112 mmHg(↑↑),PaO$_2$ 145 mmHg(面罩吸氧中),SaO$_2$ 99%,HCO_3^- 47.2 mmol/L。

问题与思考 3

• 根据患者病史、实验室检查（CO₂潴留、低氧、呼吸暂停），患者存在慢性低通气状态及睡眠呼吸暂停（SAS），至此，实验室检查高度提示低氧性肺高血压，且由于患者血流动力学不稳定，家境贫寒，故不考虑右心导管，而是准备对于低氧的原因进行深入探寻。对于一个没有慢性阻塞性肺疾病、消瘦、28岁的年轻女性，究竟是什么原因导致她的这种状况呢？我们知道，低通气状态可由呼吸驱动损害、呼吸神经肌肉系统缺陷、通气器官（胸壁、气道和肺）损害引起，于是我们进行了相应筛查。

· 辅助检查 3 ·

▸ 肺功能：提示中到重度限制性通气功能障碍。

▸ 胸部HRCT及肺动脉重建：左上肺炎症，左肺下叶节段性不张，心影增大，心包积液，肺动脉高压；双侧肺动脉及其分支充盈显示，未见明显不规则低密度影。

▸ 五官科检查：双扁桃体（一），会厌无充血肿胀，双声带活动好，无充血肿胀，咽喉部未见明显梗阻性病变。

▸ CT气管三维重建上气道未见明显阻塞平面。

▸ 神经科体检：三角肌、肱二头肌、髂腰肌、股后肌肌力3～4级，余肌肉肌力正常。

▸ 头颅MRI平扫（一）。

问题与思考 4

• 根据以上资料，可以做出初步的鉴别诊断：患者的头颅MR阴性，脑干呼吸神经问题所致的呼吸驱动损害可暂时排除；肺HRCT无严重间质改变或肺实质病变，上气道重建亦未见梗阻平面，所以，气道、肺部疾病引起的低氧及CO₂潴留可排除，而CTPA也不支持CTEPH；患者存在胸廓内陷，但属轻度，不至于引起如此严重的肺高血压；SAS是否就是病因呢？事实上，情况并非如此简单，肺高血压专家意见指出，"即使对于严重的睡眠呼吸暂停的患者，其肺高血压往往也仅是中度的，如存在严重的肺高血压，一定要评估是否存在其他潜在的病因"。

• 患者运动不耐受，体检存在肌力下降，发育轻度异常，实验室检查示肌酶升高，并存呼吸异常及低氧，且家族中存在近亲婚配史。据此，我们高度怀疑其存在代谢性肌病，遂行右股四头肌肌腹活检。

· 辅助检查 4 ·

肌活检病理：镜下PAS染色示肌纤维内糖原分布不均；电镜示糖原明显增多并见糖原自噬体。病理诊断：肌源性损害，糖原累积病。

至此，基本明确诊断。

· 最后诊断 ·

（1）糖原累积病（累及呼吸肌、心肌、骨骼肌等）。

（2）睡眠呼吸暂停综合征（SAS），慢性低通气状态，Ⅱ型呼吸衰竭。

（3）肺高血压，糖原累积病相关性（WHO分类Ⅴ类）。

· 治疗及随访 ·

入监护室当晚予患者无创通气（BiPAP模式）＋呼吸兴奋剂维持，其间仍反复出现呼吸暂停，但动脉血气逐步好转，患者症状明显改善。其后以无创通气支持，逐步停用呼吸兴奋剂，患者低氧及CO₂潴留逐步纠正。鉴于患者的呼吸肌无力导致低氧这一关键环节及辅助呼吸的初步疗效，我们在治疗上建议患者坚持夜间使用带有窒息检测功能的无创机械通气，但患者因经济拮据未能购买呼吸机，出院后继续药物治疗（华法令、地高辛、利尿剂、伐地那非、辅酶Q10、诺迪康）。3个月后患者因症状加重再次入院，动脉血气仍提示Ⅱ型呼吸衰竭，无创通气后再次改善患者症状，数日后患者自动出院转至他院，仍予无创通气改善症状。此后患者遂购买了BiPAP呼吸机，每日睡眠时使用。2年后来院随访，患者一般情况可，6MWT为363 m，复查心超：右心房室缩小，

PASP 降至 35 mmHg。心电图亦恢复正常（图 41-4）。8 年后再次随访，患者一般情况尚可，生活自理，目前仍服用伐地那非、利尿剂，坚持休息时使用无创通气，心超左右室比例基本正常，PASP 仍维持在正常范围（图 41-5、图 41-6，视频 41-1～视频 41-2）。

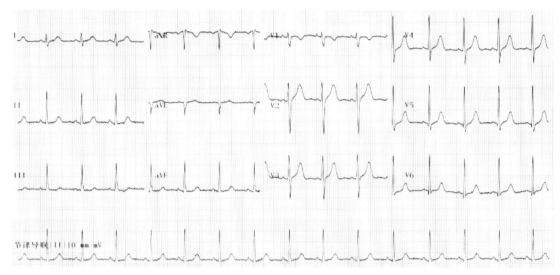

图 41-4　出院后 2 年复查心电图，基本恢复正常

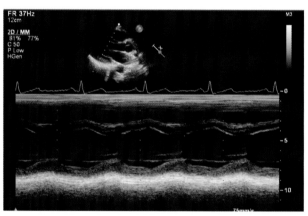

图 41-5　随访 8 年后心超示左右心室比例基本正常，室间隔无受压

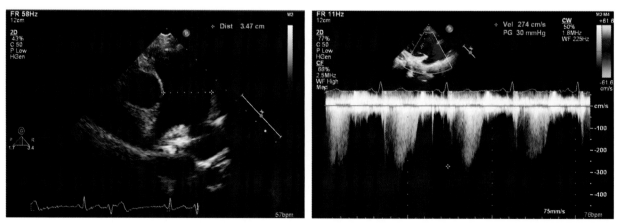

图 41-6　随访 8 年后心超示肺动脉增宽，肺动脉收缩压约 38 mmHg

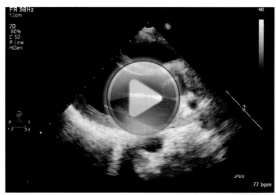

视频 41-1　心超长轴切面

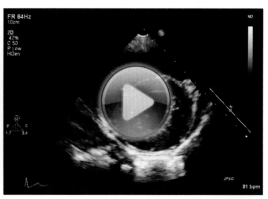

视频 41-2　心超短轴切面

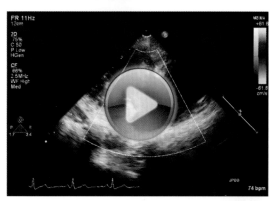

视频 41-3　心超右心室流入道切面

· 讨论 ·

回顾患者的整个病史及治疗，我们认为，正是糖原累积病导致呼吸肌乏力、通气受限，从而引起 CO_2 潴留、低氧血症，而呼吸肌疲劳和低氧构成恶性循环，他们与原发疾病一起促使肺高血压发生（图 41-7）。同时呼吸肌疲劳也是睡眠呼吸暂停（SAS）发生的原因。SAS 可分为阻塞型、中枢型和混合型三类，中枢型 SAS 指鼻和口腔与胸腹式呼吸同时暂停，呼

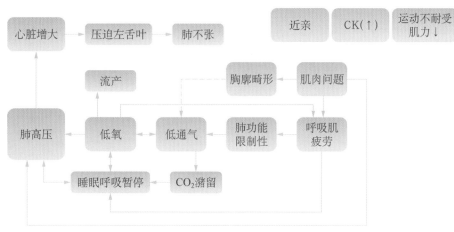

图 41-7　诊断思路

吸肌功能缺陷是其常见原因；阻塞型 SAS 指鼻和口腔无气流，但胸腹式呼吸依然存在，上气道梗阻为其常见原因。患者系代谢性肌病，CT 检查未提供上气道阻塞的证据，按常理推测，患者 PSG 应显示中枢型而非阻塞型 SAS，但事实却与此相反，其中可能的解释是呼吸肌并未完全失功，胸廓运动仍能被监测仪记录，口鼻气流停止的同时存在低幅胸廓运动，因而监测仪分析认为 SAS 为阻塞性。前述患者存在胸廓内陷畸形，推测也是由于呼吸肌乏力，长期的胸廓低幅运动导致的发育异常。

糖原累积病相关肺循环高压病例在国内尚无报道，国外有零星报道，其机制复杂，尚不明了，可能与低氧所致的肺血管收缩、内皮功能紊乱、肺血管重构等有关，文献还报道糖原累积病所致肺高血压患者的血内皮素水平升高，可能参与肺高血压形成。因而 2008 年 Dana Point 会议将该病所致的肺高血压归为第五类肺高血压。这类患者总体预后不佳，死亡率高，但近期有个案报道证实口服西地那非有效治疗糖原累积病所致的肺动脉高压，值得借鉴。因而对于该患者的治疗策略，除传统药物（地高辛、利尿剂、华法林）外，我们还给予了伐地那非口服，并辅以诺迪康、辅酶 Q10，后者可能有利于耐受缺氧、改善肌肉能量代谢。鉴于机械通气有助于改善通气，缓解肌肉疲劳，阻断恶性循环，改善生活质量，并可能延缓患者生命，我们强烈建议患者坚持睡眠时使用无创通气呼吸机，事实也证明该项治疗的有效性，并且经多年随访，患者病情尚在可控范围内。该患者的治疗，是较为成功的个案，但同时也为糖原累积病相关性肺高血压患者的管理提供了宝贵的经验。

· 病例启示 ·

（1）肺高血压病因众多，如何从纷繁复杂的临床表现中抓住重点，是诊断的关键，该病例就是从低氧入手层层分析，终得以明确诊断。

（2）糖原累积病合并肺高血压在临床上罕见，但因其预后不佳，死亡率高，需要引起我们的重视，详细的病史及体检将有助于诊断，确诊则需依靠肌肉活检。

（3）糖原累积病合并肺高血压在治疗上无指南可循，需要借鉴他人的经验，并实施个体化治疗。而纠正缺氧可能是治疗的重中之重。

郑 莺 沈节艳
上海交通大学医学院附属仁济医院

［1］McLaughlin VV, Archer SL, Badesch DB, et al. ACCF/AHA 2009 Expert Consensus Document on Pulmonary Hypertension: A Report of the American College of Cardiology Foundation Task Force on Expert Consensus Documents and the American Heart Association ［J］. J Am Coll Cardiol, 2009,53: 1573 - 1619.

［2］Shujaat A, Minkin R, Eden E. Pulmonary hypertension and chronic cor pulmonale in COPD ［J］. Int J Chron Obstruct Pulmon Dis, 2007,2(3): 273 - 282.

［3］Humbert M, Labrune P, Sitbon O, et al. Pulmonary arterial hypertension and type-I glycogen-storage disease: the serotonin hypothesis ［J］. Humbert M Eur Respir J, 2002,20(1): 59 - 65.

［4］Inoue S, Nakamura T, Hasegawa K, et al. Pulmonary hypertension due to glycogen storage disease type II (Pompe's disease): a case report ［J］. J Cardiol, 1989,19(1): 323 - 332.

［5］Hamaoka K, Nakagawa M, Furukawa N, et al. Pulmonary hypertension in type I glycogen storage disease ［J］. Pediatr Cardiol, 1990,11(1): 54 - 56.

［6］Bolz D, Stocker F, Zimmermann A. Pulmonary vascular disease in a child with atrial septal defect of the secundum type and type I glycogen storage disease ［J］. Pediatr Cardiol, 1996,17(4): 265 - 267.

［7］Humbert M, Labrune P, Simonneau G. Severe pulmonary arterial hypertension in type 1 glycogen storage disease ［J］. Eur J Pediatr, 2002, 161(Suppl 1): S93 - 96.

［8］Ueno M, Murakami T, Takeda A, et al. Efficacy of oral sildenafil in a beraprost-treated patient with severe pulmonary hypertension secondary to type I glycogen storage disease ［J］. Circ J, 2009,73(10): 1965 - 1968.

病例 42　血尿、蛋白尿、贫血、呼吸困难、发绀——甲基丙二酸尿症相关肺高血压

关键词 · 儿童；贫血；呼吸困难；肾脏病；低氧血症；肺静脉闭塞症；肺微血管病；甲基丙二酸尿症；肺高血压 V 类

· 病史摘要 ·

患儿，男性，13 岁，5 年前出现面色苍黄、反复咳嗽、气促、体力差，行走十余米即出现口唇、肢端青紫，先后在当地多家医院就诊发现贫血，血常规示 Hb 60～80 g/L(↓)，多次尿常规示潜血(＋＋＋)、蛋白(＋＋)，行胸片及胸部 CT 检查诊为支气管炎及肺炎，肺血管 CTA 未见异常，UCG 示卵圆孔未闭，行骨髓穿刺检查示红系增生，粒、红二系巨幼样变，患儿多次住院，给予吸氧、抗感染、输血、维生素 B₁₂ 等治疗，病情曾一过性好转，但有反复并进行性加重。2 年前再次于当地三甲医院就诊，查 Hb 74 g/L，MCV 111.6 fl，行肺部 CT 检查曾疑诊肺含铁血黄素沉着症，腹部 B 超示肝、脾肿大，ECG 示不完全性右束支传导阻滞，UCG 示卵圆孔未闭，肺动脉高压，主、肺动脉间侧支血管，建议行介入手术治疗，因家长未同意未治。一年前起，患儿出现安静状态下呼吸困难、发绀、乏力加重，无力行走，在当地医院再次就诊，UCG 示肺动脉高压，右心室增大及肥厚，主肺动脉及左右肺动脉增宽、三尖瓣重度反流，卵圆孔未闭，诊为特发性肺动脉高压，给予呋塞米、地高辛、西地那非等药物治疗，患儿用药间断，近 5 个月来上述症状进一步加重，行肺功能检查示限制性通气障碍，4 个月前于院外行右心导管检查：PAP 115/68/84 mmHg，PAWP 10/9/10 mmHg，PVR 17.3 WU，CO 4.17 L/min，急性肺血管扩张试验：吸入万他维 20 μg，PAP 66/37/48 mmHg，CO 4.6 L/min，PVR 8.7 WU，诊断为毛细血管前肺高血压，之后给予波生坦、他达拉非、地尔硫䓬等药物治疗近 4 个月，患儿症状无明显好转。

· 入院查体 ·

神志清，精神萎靡，发育营养欠佳，发色浅，面色略苍白，巩膜、皮肤无黄染，口唇青紫，肢端青紫，杵壮指(趾)(＋)，呼吸 38 次/min，三凹征(＋)，双肺呼吸音粗，未闻及干、湿啰音，心前区饱满，心界略向两侧扩大，心律 110 次/min，律齐，心音有力，P2 亢进，三尖瓣听诊区可闻及 3/6 级收缩期反流性杂音，腹部平软，肝右肋下 2 cm，质地中等，脾肋下及边，腹水征(－)，末梢循环可，全身无水肿。血压 120/70 mmHg。

问题与思考1

· 患儿为 13 岁学龄儿童，隐匿起病，慢性进行性病程，以肾损害、大细胞性贫血及发绀为主要表现，起病 3 年后发现肺高血压，未规范治疗，一年后肺高血压加重。患儿存在多系统损害，肾脏、血液、呼吸、心脏等器官系统受累，分析肺高血压病因应考虑全身系统性疾病，如结缔组织病、系统性血管炎、血液系统疾病等，患儿无持续发热，无皮疹、关节痛，院外检查未提示炎症状态，似不支持，需完善实验室检查以进一步明确病因。

· 辅助检查 1 ·

▸ 血常规：WBC 4.6×10^9/L，RBC 2.98×10^{12}/L(↓)，Hb 95 g/L(↓)，MCV 109 fl(↑)，MCH 31.9 pg，PLT 237×10^9/L，CRP 6 mg/L。

▸ 尿常规：潜血(＋＋)，蛋白(＋＋)；镜检：RBC 25～40/HP。

▸ 肾早期损伤指标：提示肾小球及肾小管损害。

▸ 血沉：12 mm/h。

▸ 血生化：GOT 20 U/L，GPT 31 U/L，Alb 3.8 g/L，Cr 71.6 μmol/L，UA 486 μmol/L(↑)，

Ur 17.25 mmol/L(↑),葡萄糖 4.56 mmol/L,血钾 5.88 mmol/L(↑),碳酸氢根 18.5 mmol/L(↓),LDH 375 U/L↑,CK-MB 1.3 ng/ml,cTnI 0.02 ng/ml。

▷ BNP:1 384 ng/ml(↑)。

▷ 血浆总同型半胱氨酸(Hcy):122 μmol/L(↑)。

▷ 血叶酸及维生素 B_{12} 水平:均正常。

▷ 血清铁:8.05 μmol/L(↓)(正常范围 9~22 μmol/L)。

▷ 甲状腺功能:T_3 1.41 nmol/L,FT_3 3.95 pmol/L,T_4 79.8 nmol/L,FT_4 18.9 pmol/L,TSH 10.48 μU/ml(↑)。

▷ 凝血 9 项:均正常。

▷ 自身抗体谱:(-)。

▷ ANCA:(-)。

▷ 动脉血气分析:pH 7.447,PO_2 47 mmHg(↓),PCO_2 23.3 mmHg(↓),HCO_3^- 16.7 mmol/L(↓),SaO_2 85%(↓)。

▷ 腹部 B 超:肝、脾轻度增大。

▷ X 线胸片:肺动脉段凸出,心影增大,双肺纹理增重,紊乱。

▷ ECG:电轴右偏,右心房肥大,右心室肥大,完全性右束支传导阻滞。

▷ UCG:右心室明显扩大、肥厚,右心房扩大,右心室功能轻度减低,三尖瓣大量反流,估测肺动脉收缩压 104 mmHg,卵圆孔未闭,心房水平左向右分流。

▷ 肺部 CT(阅院外片):肺动脉主干增宽,右心室及右心房扩大,符合肺动脉高压右心室失代偿改变;肺小叶中心磨玻璃密度结节,小叶间隔弥漫性增厚,考虑肺静脉闭塞病(PVOD)可能(图 42-1)。

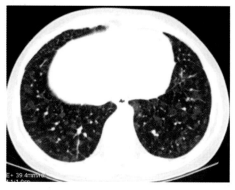

图 42-1 肺部 HRCT:肺小叶中心磨玻璃密度结节,小叶间隔弥漫性增厚

▷ 肺功能:弥散功能减低。

问题与思考 2

以上检查结果提示存在肾损害、大细胞性贫血、亚临床甲状腺功能减低、肺部病变,根据肺部病变影像学等特点及肺功能检查结果,结合临床存在低氧血症,支持肺静脉闭塞病。患儿 CRP 正常、血沉无增快,自身抗体阴性,ANCA 阴性,不支持结缔组织病及系统性血管炎类疾病;而患儿血浆 Hcy 水平重度升高(>100 μmol/L),同时血叶酸及维生素 B_{12} 水平均正常,排除此两者缺乏导致 Hcy 升高的可能,此时我们要考虑先天遗传性代谢性疾病的可能性,该类疾病中导致 Hcy 严重升高者包括亚甲基四氢叶酸还原酶(MTHFR)缺乏症和甲基丙二酸尿症(血症),为明确诊断,遂进一步进行血、尿代谢病筛查,根据筛查结果进行相应疾病基因组测序。

· 辅助检查 2 ·

▷ 尿气相色谱质谱分析:尿甲基丙二酸水平为正常值的 177 倍。

▷ 血串联质谱分析:蛋氨酸水平降低,丙酰肉碱水平升高。

▷ 基因测序结果:MMACHC 基因突变(cblC 型):c.80A>G,c.609G>A。

· 最终诊断 ·

(1) 甲基丙二酸尿症合并同型半胱氨酸血症,cblC 型。

(2) 肺高血压(WHO 分类 V 类),WHO 功能分级Ⅲ~Ⅵ级。

(3) 慢性肾脏病 2 期。

(4) 轻度贫血(大细胞性)。

(5) 亚临床甲状腺功能减低症。

(6) 高血钾。

· 治疗经过 ·

针对甲基丙二酸尿症给予羟钴胺或维生素

B₁₂ 1 mg/d 肌内注射,甜菜碱、左旋肉碱、四氢叶酸钙等口服,给予面罩吸氧纠正低氧血症,予适当限制液量及地高辛、呋塞米、多巴胺等药物控制右心衰竭,继续口服靶向药物他达拉非及波生坦。应用上述方案治疗 2 周,患儿血 Hcy 下降至 103 μmol/L,尿甲基丙二酸浓度显著降低,缺氧症状明显改善,鼻导管吸氧 2 L/min 可维持经皮血氧饱和度 92% 以上,UCG 估测 PASP 下降至 90 mmHg,大细胞性贫血治愈,血 BNP 降低至 519 ng/ml。出院 3 个月复诊,WHO 功能分级减低至 II 级,PASP 降至 50 mmHg,随访 6 个月 BNP 降至 64 ng/ml,患儿活动耐力显著增加,发绀消失,遂停吸氧,靶向药物改为波生坦单药口服,持续原方案治疗甲基丙二酸尿症,目前已随访近 2 年,PASP 稳定于 50～60 mmHg,WHO 功能分级维持 II 级,血 Hcy 90 μmol/L 左右,肾损害好转,甲状腺功能恢复正常。

问题与思考3

· 对于存在多系统损害的肺高血压患儿,我们除了要考虑常见的结缔组织病、系统性血管炎如多发性大动脉炎之外,还要考虑遗传代谢病,根据我们的经验,甲基丙二酸尿症是罕见病中相对常见的可并发肺高血压的一种遗传代谢病,只有给予针对遗传代谢病的药物治疗,随着代谢异常的纠正,肺动脉高压才会逐渐缓解,而患儿在院外病因未得到诊断和治疗,单纯靶向药物疗效甚微。本病早诊断、早治疗疗效好,一般治疗 3～6 个月肺动脉压力可降至正常,本例患儿确诊较晚,虽经治疗病情明显改善,但至今肺动脉压力未能降至正常。

·讨论·

甲基丙二酸尿症(methylmalonic aciduria)又名甲基丙二酸血症(methylmalonic acidemia),是先天性有机酸代谢病中最常见的疾病之一,迄今已发现 8 种亚型,均呈常染色体隐性遗传。本病是由于甲基丙二酰辅酶 A 变位酶或其辅酶钴胺素(维生素 B₁₂)代谢基因缺陷导致,其中 cb1C、cblD-MMA/Hcy、

cblF 及 cblJ 缺陷可同时导致甲基钴胺素及腺苷钴胺素合成缺陷,代谢改变呈现为甲基丙二酸尿症合并同型半胱氨酸(Hcy)血症,又称甲基丙二酸尿症合并型,国内外均以 MMACHC 基因突变的 cblC 型最为常见,占 60%～80%。

甲基丙二酸尿症的诊断需要对尿液及血液成分进行详细的生化分析,尿液标本以气相色谱质谱法进行有机酸分析(尿代谢筛查),血液标本以串联质谱法进行血氨基酸及酰基肉碱谱分析(血代谢筛查),尿甲基丙二酸浓度升高>100 倍正常值以上,则诊断为甲基丙二酸尿症,若血蛋氨酸水平降低,丙酰肉碱水平升高,则支持诊断,本例患儿甲基丙二酸尿为正常的 177 倍,血蛋氨酸水平降低,丙酰肉碱水平升高,加之检测到相应基因突变,故诊断明确,因同时存在高 Hcy 血症,故为合并型,患儿起病年龄>1 岁,为晚发型。

甲基丙二酸尿症常见神经、肾脏、血液、眼等多器官系统受累,心血管系统受累相对少见,有先天性心脏病、心肌致密化不全、心肌病等个案报道,迄今文献报道本病并发肺高压共 13 例,7 例死亡(多例与行心导管术有关)。我院近 4 年诊治的 15 例中,就诊时 11 例心功能已达 III～IV 级,2 例住院治疗期间死亡,表明本病死亡率较高,文献报道的 13 例及我院诊治的 15 例,2/3 以上病例为男孩、晚发型。我院 15 例中,10 例均以肺高血压为首发临床表现,肺高血压与甲基丙二酸尿症同时确诊,其余 5 例(包括本例)在其他系统受累之后 3～72 个月出现肺高血压。与其他肺高血压(不包括第三类)比较,甲基丙二酸尿症相关性肺高血压突出症状为呼吸急促/呼吸困难及发绀,血气分析示不同程度低氧血症。

文献报道本病肺高血压的病理为肺高血压性肺血管病(PHPV)及肺静脉闭塞病(pulmonary veno-occlusive disease,PVOD),此外,还可出现肺水肿、肺间质病变、肺透明膜形成以及肺小动脉血栓形成等病理改变,这些因素可共同造成影像学上(高分辨 CT)小叶中心磨玻璃密度结节及肺小叶间隔增厚,以及临床上肺弥散功能减低及低氧血症。在我们行肺 CT 检查的 13 例患儿中,共 9 例报告可疑 PVOD,提示 PVOD 可能为甲基丙二酸尿症相关性肺高血压

的主要病理及临床类型。不同于其他 PVOD 的治疗困难及预后不良,本组患儿治疗后多在 3～6 个月内恢复,提示本病 PVOD 存在可复性病理改变,推测其肺血管病变与其他 PVOD 不尽相同,可能存在血栓性微血管病,而其他 PVOD 为弥漫性肺小动、静脉管壁阻塞性增生。文献资料及本例心导管检查证实甲基丙二酸尿症相关肺高血压为毛细血管前肺高血压,本例急性肺血管扩张试验接近阳性,提示肺血管痉挛因素也参与本病肺高血压形成,其发生机制可能与低氧、Hcy 造成血管内皮损伤以及甲基丙二酸等毒性代谢产物影响细胞能量代谢等因素有关。

肾损害在甲基丙二酸尿症中常见,多表现为镜下血尿、蛋白尿,如本例,严重者可为不典型溶血-尿毒综合征,其肾脏病理改变为血栓性微血管病。我们诊治的 15 例患儿中 14 例存在血尿及蛋白尿,5 例诊为慢性肾脏病,文献也有报道本病中肺高血压与肾损害共存病例,提示本病肾微血管病变与肺小血管(包括动脉及静脉)病变同时或先后发生,但由于肺高血压早期无症状,且症状隐匿,临床表现可能晚于肾损害出现的血尿、蛋白尿,因此,尿常规检查异常的肺高血压患者也应注意到甲基丙二酸尿症病因。此外,甲基丙二酸尿症患者血液系统受累亦较常见,表现为大细胞性贫血,对甲基丙二酸尿症诊断也有提示作用,甲状腺功能减低考虑与本病导致腺体细胞能量代谢下降有关。

本病治疗主要是肠道外途径给予羟钴胺或维生素 B_{12},口服甜菜碱、左旋肉碱、四氢叶酸钙等,对于肺高血压,重症病例抗心力衰竭治疗,按肺高血压治疗指南应用靶向药物,帮助重症患儿缓解心力衰竭,度过危重阶段,随着代谢紊乱的改善,患儿肺高血压症状可很快缓解,治疗 3～6 个月 PASP 多可下降至正常,但由于本例患儿诊断治疗较晚,目前已治疗 2 年,肺高血压未能完全缓解,留下遗憾。我们随访的 13 例存活患儿中,3 例未用靶向药物,肺动脉压力也恢复正常,提示原发病治疗的重要性。甲基丙二酸尿症是需要终身不间断治疗的代谢缺陷病,治疗中断及感染等应激状态下,患儿代谢紊乱可能加重,密切随防并及时调整治疗方案,对于保持患儿代谢病及肺高血压长期缓解有着非常重要的意义,残余代谢异常对肺循环血管的长期影响有待观察与研究。

· 病例启示·

(1)甲基丙二酸尿症是肺高血压的少见病因,在肺高血压病因诊断中应予考虑。

(2)肺高血压常发生于甲基丙二酸尿症合并型,即伴血浆同型半胱氨酸显著升高。

(3)甲基丙二酸尿症相关性肺高血压临床上以呼吸急促/呼吸困难、发绀等缺氧表现为突出特点。

(4)肾损害、大细胞性贫血等多系统损害在甲基丙二酸尿症中常见。

(5)本病肺部 CT 常提示肺静脉闭塞病,也可出现肺间质病变、肺水肿等。

(6)甲基丙二酸尿症的临床诊断需进行血、尿代谢筛查检查、基因突变检测。

(7)及时正确治疗甲基丙二酸尿症,适当应用靶向药物,肺高血压可缓解。

(8)本病治疗需要肺高血压专家与儿童遗传代谢病专家协作进行。

刘雪芹 邱建星
北京大学第一医院

[1] Huemer M, Diadato D, Schwahn B, et al. Guidelines for diagnosis and management of the cobalamin-related remethylation disorders cblC, cblD, cblE, cblF, cblG, cblJ, and MTHFR deficiency [J]. J Inherit Metab Dis, 2017,40:21-48.
[2] 刘玉鹏,杨艳玲. 甲基丙二酸尿症 cblC 型合并同型半胱氨酸血症的临床与实验室研究进展[J]. 中华儿科杂志,2013;51(4):313-316.
[3] Komhoff M, Roofthooft MT, Westra D, et al. Combined pulmonary hypertension and renal thrombotic microangiopathy in cobalamin C defect [J]. Pediatrics, 2013,132: e504-e544.
[4] Iodice FG, Di CL, Boenzi S, et al. Cobalamin C defect presenting with isolated pulmonary hypertension [J]. Pediatric, 2013,132: e248-e251.
[5] Gunduz M, Ekici F, Ozaydm E, et al. Reversible pulmonary arterial hypertension in cobalamin-dependent cobalamin C disease due to a novel mutation in the MMACHC gene [J]. Eur J Pediatr, 2014,173(12):1707-1710.
[6] Kido J, Mitsubuchi H, Sakanashi M, et al. Pulmonary artery hypertension in methylmalonic acidemia [J]. Hemodial Int, 2017,21(2): E25-E29.
[7] Grange S, Bekri S, Artaud-Macari E, et al. Adult-onset renal thrombotic microangiopathy and pulmonary arterial hypertension in cobalamin C

deficiency [J]. Lancet, 2015,386: 1011 - 1012.

［8］刘雪芹,闫辉,邱建星,等,甲基丙二酸尿症相关肺高血压临床特点与基因突变[J].北京大学学报(医学版),2017,49(5): 768 - 777.

［9］Hansmann G, Apitz C. Treatment of children with pulmonary hypertension. Expert consensus statement on the diagnosis and treatment of paediatric pulmonary hypertension. The European Paediatric Pulmonary Vascular Disease Network, endorsed by ISHLT and DGPK [J]. Heart, 2016,102 Suppl 2: ii67 - 85.

病例 43 基因检测确诊罕见原因的肺高血压——红细胞增多症引起肺高血压

关键词·儿童；先天性房间隔缺损；肺动脉高压；右心导管；基因检测；真性红细胞增多症；骨髓增殖性疾病

·病史摘要·

患儿，男性，4 岁，因"发现心脏杂音 4 年"入院。

患儿生后因"早产、低出生体重、呼吸窘迫"于当地医院住院 1 个月，体检发现心脏杂音，心超提示房间隔缺损（ASD），卵圆孔未闭，三尖瓣反流。半岁时曾在我院住院治疗，心超提示多发 ASD（中央部位 0.51 cm，其下方见筛孔样缺损），心房水平双向分流，三尖瓣中度反流，估测肺动脉收缩压 64 mmHg；右心导管检查：肺动脉压 75/42/52 mmHg，肺小动脉楔入压 6 mmHg，肺血管阻力指数 4.0 WU，急性肺血管扩张试验阴性。查血红蛋白 236 g/L，骨髓细胞学检查提示红系增生活跃。出院后口服波生坦，剧烈活动后有气促，无胸痛、胸闷及晕厥发作。

患儿来自云南省，当地海拔高度为 2 000 m。无肺动脉高压相关的药物和毒物接触史。

·入院体检·

体温 36.6 ℃，心率 106 次/min，呼吸 20 次/min，血压 105/66 mmHg，身高 106 cm，体重 15.2 kg。神志清，精神反应可，发育稍落后，中央性发绀，血氧饱和度 94%。心律齐，心音有力，P2 亢进，L3～4 可闻及 2/6 收缩期杂音。双侧呼吸音清，无啰音。肝、脾肋下未触及。双下肢无水肿，无杵状指。

问题与思考1

·该患儿合并先天性心脏病，首先需要考虑的是先天性心脏病相关性肺动脉高压。左向右分流性先天性心脏病为儿童肺高血压最常见的原因之一，但 ASD 为三尖瓣前分流，较少合并肺高血压，有些大型 ASD 患者虽然也可以合并肺高血压，但一般发病年龄较晚，肺高血压程度也相对较轻。该患者的肺高血压出现时间较早且程度较重，用单纯的 ASD 不能解释，需要进一步寻找引起肺高血压的其他原因。左心病变也是儿童肺高血压的常见病因之一，但该患儿的心脏超声检查未发现左心室收缩或舒张功能不全，也未发现左心瓣膜病变以及左心室流入道和流出道梗阻，心导管检查测量肺小动脉楔入压为 6 mmHg，提示为毛细血管前肺高血压，因此可以排除左心病变所致的肺高血压。患儿系早产、低体重儿，出生时有呼吸窘迫的病史，肺部疾病和/或低氧所致的肺高血压尚不能排除，尤其是肺发育性疾病所致的肺高血压；患儿的红细胞计数明显增高，可导致血液黏滞度增高，不排除合并慢性血栓栓塞性肺高血压（CTEPH）；患儿居住地的海拔高度为 2 000 m，为轻度低压性低氧区，一般不会导致肺高血压；此外，结缔组织病、门脉高压、甲状腺功能异常、HIV 感染等病因所致的肺高血压亦需进一步行相关检查排除。

·辅助检查 1·

▶ 血常规：WBC 6.7×10^9/L, LY 47.5%（↑），NE 43.7%（↓），RBC 9.33×10^{12}/L（↑），Hb 230.0 g/L（↑），PLT 165×10^9/L。

▶ DIC 系列：PT 15.9 s（↑），APTT 41.6 s，TT 17.5 s，Fg 2.08 g/L，INR 1.31。

▷ 肝肾功能：正常。

▷ NT-proBNP：36 pg/ml。

▷ 风湿全套：阴性

▷ 甲状腺功能：正常。

▷ HIV：阴性。

▷ 心电图：①窦性心律；②双房肥大；③Ⅰ度房室传导阻滞；④右心室肥大。

肝胆胰脾肾 B 超：肝内管道管壁回声增强、胆囊壁稍毛糙。胰腺回声弥漫性稍增强，颗粒增粗。双肾实质回声弥漫性增强。

门静脉系统 B 超：门-体静脉系统间未见明显超声可见之异常交通支。

胸部 CT（平扫＋增强）：两肺纹增多、粗；两肺下叶少许条索灶，肺动脉总干增粗。

肺通气灌注显像：双肺散在性轻度通气功能受阻，双肺散在性轻度血流灌注受阻；两肺血流灌注与通气显像较匹配。

心脏彩超：右心房、右心室增大，右心室壁稍肥厚，肺动脉增宽，三尖瓣轻度反流，反流速 4.57 m/s，压差 84 mmHg。房间隔缺损（Ⅱ）两处：分别为0.80 cm（中央部位）、0.25 cm（偏下方），心房水平双向分流。

问题与思考2

· 呼吸系统疾病也是引起儿童肺高血压的常见原因之一，但该患者无呼吸系统疾病的症状和体征，胸部 CT 未见明显器质性改变，血氧饱和度正常，肺部疾病和/或低氧所致的肺高血压可以排除；患儿红细胞明显增多，是血栓栓塞性疾病的高危因素，但肺通气灌注显像扫描提示两肺血流灌注与通气显像较匹配，CTA 未发现肺动脉血栓，CTEPH 可能性不大；结缔组织病所致的肺高血压在儿童时期非常少见，况且患儿没有相关的症状和体征，风湿全套正常，可以排除结缔组织病所致肺高血压；患儿无慢性肝病史，肝功能和腹部超声未见明显异常，可以排除门脉高压所致肺高血压；HIV 感染以及药物和毒物所致的肺高血压在儿童时期也非常少见，该患儿 HIV

阴性，无相关的药物和毒物接触史，可排除这两种原因所致的肺高血压；患儿甲状腺功能正常，可排除甲状腺功能亢进所致的肺高血压。该患儿的病因仍不清楚，为进一步明确病因，再次予心导管检查及心血管造影。

· 辅助检查 2 ·

右心导管检查：肺动脉压 77/43/60 mmHg，肺小动脉楔入压 13 mmHg，肺血管阻力指数 8.03 WU，降主动脉血氧饱和度 98%。

选择性肺动脉造影：肺动脉主干扩张，双侧肺动脉及其分支未见明显充盈缺损，肺静脉回流正常。

问题与思考3

· 通过对患者再次行心导管造影检查，我们进一步排除了 CTEPH。那么，引起该患儿肺高血压的真正原因是什么？我们还需要考虑 WHO 肺高血压分类中的第五大类，即多种因素不明机制的肺高血压。患儿虽然有明显的红细胞增多，心房水平双向分流，但血氧饱和度正常，缺氧继发的红细胞增多症可能性不大。那么，此患者红细胞增多是否为真性红细胞增多症（polycythaemia vera，PV）？该患儿的肺高血压是否由红细胞增多症所致？为进一步明确病因，我们完善了基因测序检查。

· 辅助检查 3 ·

基因测序：未检测到 JAK2 p. V617F 突变，但检测到 EPAS1/HIF2A（c. 1609G＞A，p. G537R）杂合突变，母亲无此突变；父亲车祸身亡，未行基因检测（图 43-1）。

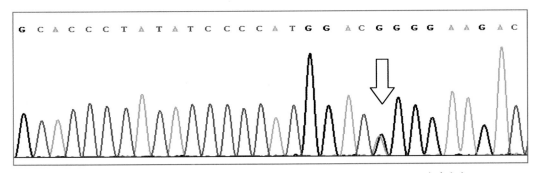

图 43-1　对患儿行 EPAS1/HIF2A 基因检测发现 c. 1609G＞A，p. G537R 杂合突变

· 对该患儿行基因检测未发现真性红细胞增多症中最常见的 *JAK2* p. V617F 突变，但检测到了 *EPAS1/HIF2A*(c. 1609G＞A, p. G537R) 突变，该突变是否为致病性突变位点？是否会导致红细胞增多症和肺高血压？既往的研究发现，该基因相同位点的另外一种碱基变异 *EPAS1/HIF2A*（c. 1609G＞T，p. G537W）可以引起 HIF-2α 蛋白的羟基化障碍和稳定性增加，从而导致促红细胞生成素(erythropoietin, EPO) 的升高和红细胞增多症；Tan 等通过对转基因小鼠的研究发现，携带 *Hif2a*（p. G536W）突变的小鼠（相当于人的 p. G537W 突变）可以出现红细胞增多症和肺高血压的临床表现。由此可见，*EPAS1/HIF2A* 功能获得性突变可以导致红细胞增多症和肺高血压。更为有趣的是，Gale 等报道的一个家系中有 7 例患者携带了我们所检测到的突变 *EPAS1/HIF2A*（c. 1609G＞A，p. G537R），这 7 例患者均有红细胞增多症，其中 2 例在 50 多岁后出现了肺高血压。进一步的功能分析证实，p. G537R 突变对于缺氧应答元件的激活较 p. G537W 突变更强，从而可能导致更加严重的临床表现。本例患者在婴幼儿期就发病，还可能与该患者居住在高海拔地区有关。

· **最终诊断** ·

(1) 红细胞增多症。

(2) 肺高血压(WHO 分类 V 类)。

(3) 房间隔缺损。

(4) 高原病。

· **治疗方案** ·

放血治疗，波生坦口服治疗肺高血压，阿司匹林预防血栓形成，建议到低海拔地区生活。

· **讨论** ·

骨髓增殖性疾病(myeloproliferative disorder,

MPD)是引起肺高血压的少见原因之一。经典的 MPD 包括 PV、原发性骨髓纤维化、原发性血小板增多症和慢性粒细胞性白血病。2013 年尼斯会议将 MPD 合并肺高血压归为肺高血压的第五大类，即原因不明或多重机制引起的肺高血压。目前认为 MPD 导致肺高血压产生可能是多种机制共同参与，主要包括：①红细胞增多、集落形成，血小板增多活化导致肺动脉和/或静脉内血栓形成；②髓外造血导致肺实质内骨髓细胞浸润、肺毛细血管淤积；③血小板活化分泌生长因子刺激血管平滑肌增殖；④其他一些机制还包括：一部分 MPD 患者伴有门脉高压出现可能致肺高血压；MPD 治疗药物如达沙替尼导致肺高血压等。

研究报道 90％以上的 PV 患者存在 *JAK2* p. V617F 突变，鉴于此高发生率，WHO 在 2008 年将 *JAK2* p. V617F 检测作为 PV 诊断的主要标准。在本例患者中，我们通过基因检测未发现该患者携带此突变基因，但发现了 *EPAS1/HIF2A*(c. 1609G＞A, p. G537R)突变。*HIF2A* 编码的 HIF-2α 是低氧诱导因子，与氧代谢密切相关，*HIF2A* 杂合错义突变可导致家族性红细胞增多症的第四类(ECYT4)，为常染色体显性遗传。通常 *HIF2A* 突变相关的红细胞增多症发病年龄早，儿童期即可发病，脾肿大及血栓栓塞发生率较 PV 少，但可合并肺高血压。*HIF2A* 突变引起肺高血压的机制尚不清楚，其机制可能为 *HIF2A* 的功能获得性突变引起 HIF-2α 过表达，后者与血管内皮生长因子、内皮素-1 等 mRNA 结合，促使相应的因子转录，从而刺激肺动脉平滑肌细胞、肺血管内皮细胞等血管形成细胞增殖或迁移，引起肺血管重建及收缩。

家族性红细胞增多症发病率低，合并肺高血压者更属罕见。目前治疗手段有限，大部分治疗方案疗效不明。静脉放血疗法和低剂量阿司匹林的作用仍然存在争议：低剂量阿司匹林对没有特定禁忌证的患者可选用。静脉放血疗法可以降低血液的黏稠度，对于血红蛋白、血细胞比容明显升高及有更大的血栓形成风险和/或先前血栓形成的患者，可考虑静脉放血。

·病例启示·

（1）血液系统相关肺高血压病因尚未明确，需要更多病例数及更深入的研究。

（2）红细胞增多症所致的肺高血压，缺少肺动脉高压靶向治疗药物的经验。

（3）单系红细胞增多的年幼患者，在排除缺氧所继发的红细胞增多症后，需完善基因测序排除家族性红细胞增多症。

徐欣怡　傅立军
上海儿童医学中心

［1］ Randi ML，Bertozzi，Cosi E，et al. Idiopathic erythrocytosis：a study of a large cohort with a long follow-up ［J］. Ann Hematol，2016，95（2）：233－237.

［2］ Percy MJ，Rumi E. Genetic origins and clinical phenotype of familial and acquired erythrocytosis and thrombocytosis ［J］. Am J Hematol，2009，84：46－54.

［3］ Lee FS，Percy MJ. The HIF pathway and erythrocytosis ［J］. Annu Rev Pathol，2011，6：165－192.

［4］ Gale DP，Harten SK，Reid CD，et al. Autosomal dominant erythrocytosis and pulmonary arterial hypertension associated with an activating HIF2 alpha mutation ［J］. Blood，2008，112：919－921.

［5］ Perrotta S，Della RF. The HIF2A genein familial erythrocytosis ［J］. N Engl J Med，2008，358：1966.

［6］ Percy MJ，Furlow PW，Lucas GS，et al. A gain-offunctionmutation in the HIF2A gene infamilial erythrocytosis ［J］. N Engl J Med，2008，358：162－168.

［7］ Tan Q，Kerestes H，Percy MJ，et al. Erythrocytosis and pulmonary hypertension in a mouse model of human HIF2A gain of function mutation ［J］. J BiolChem，2013，288：17134－1744.

病例 44　抽丝剥茧，柳暗花明又一村——多种病因所致肺高血压的诊断

关键词 · 左心疾病相关性肺高血压；先天性心脏病相关肺动脉高压；肺部疾病相关肺高血压；多病因肺高血压；右心导管；肺动脉 CTA；心脏 MRI

· 病史摘要 ·

患者，女性，46 岁，因"发现先天性心脏病、房间隔缺损 10 余年，活动后胸闷、气短 3 年"入院。

患者 10 余年前因感冒就诊当地医院时发现"先天性心脏病，房间隔缺损"，未重视。3 年前（2014 年）患者开始出现活动胸闷、气短，不影响日常生活，间断伴有恶心、呕吐。到当地医院就诊，诊断为"先天性心脏病，房间隔缺损，肺动脉高压"；行右心导管检查测定血流动力学指标：（未吸氧）股动脉血氧饱和度 94%，右心房压 10 mmHg，肺毛细血管楔压 11 mmHg，肺动脉收缩压/舒张压/平均压 53/25/41 mmHg，全肺阻力 3.66 WU，心指数 1.94 L/(min·m²)。考虑患者肺动脉压力较高，暂无手术指征，建议患者药物治疗。给予利尿（螺内酯、氢氯噻嗪）、强心（地高辛）等，患者症状无好转，活动耐量逐渐下降。自 2016 年 10 月开始，患者稍事活动即出现胸闷、气短，日常生活不能自理，夜间不能平卧入睡，伴有双下肢水肿、恶心、腹胀明显，食欲减退。患者于 2017 年 3 月就诊于我院。患者自发病以来，精神睡眠差，纳差，近半年来体重下降约 5 kg。

既往史：30 余年前曾患肺结核，自诉已治愈。否认高血压、糖尿病等。

生育史：孕 2 产 2，否认反复自然流产史。

家族史：无特殊。

· 入院查体 ·

血压 90/71 mmHg，慢性病容，神志清楚，精神萎靡。左肺呼吸音减弱，未闻及干、湿啰音。心率 75 次/min，律绝对不齐，第一心音强弱不等，P₂ 亢进，胸骨左缘 2～3 肋间可闻及 2/6 级收缩期杂音。肝、脾肋下未触及，双下肢轻度水肿。

问题与思考 1

· 患者中年女性，既往 10 余年外院已经明确诊断"先天性心脏病，房间隔缺损"，但是具体房间隔缺损的大小、位置、血流动力学状态等均不清楚。患者病情一直相对稳定，也未规范治疗；近 3 年出现劳力性胸闷、气短，超声心动图提示肺动脉高压。首先考虑患者活动耐量明显下降与肺动脉高压相关，但患者的病情严重程度与当地右心导管测定的血流动力学指标并不相符，这就需要进一步明确是否存在其他导致患者病情加重的原因。综合患者外院的检查结果，需要考虑以下几方面的鉴别诊断：①先天性心脏病相关性肺动脉高压：先天性心脏病存在心内左向右分流，早期可无临床症状；晚期由于肺小动脉重塑，肺血管阻力及肺动脉压力进行性升高，患者可出现右心功能不全的临床表现，甚至出现右心衰竭。患者症状始于 3 年前，当时右心导管检查提示毛细血管前肺动脉高压，右心房压力、心指数、全肺阻力等可反映右心功能等指标均未提示严重右心功能不全，且患者外周动脉血氧饱和度无明显下降，提示外周组织缺氧不严重，难以解释目前患者病情严重程度。②左心疾病相关性肺动脉高压：患者心电图为心房颤动，有夜间不能平卧病史，因此需要警惕有无左心疾病相关性肺动脉高压可能。③肺部疾病/低氧相关性肺动脉高压：患者既往有肺结核病史，虽然自诉已治愈，但需要警惕结核杆菌对肺组织的慢性破坏，导致肺部疾病/低氧相关性肺动脉高压可能。④除此以外，还需要排除结缔组织病、血栓性疾病以及其他引起肺动脉高压的少见病因。下一步

需要完善血常规、血生化、D-二聚体、自身抗体系列、甲状腺功能、动脉血气分析、肺功能、心电图、胸部 X 线、超声心动图等检查。

· 辅助检查 1 ·

- 血常规：WBC 3.28×10^9/L，NE 60.6%，RBC 4.27×10^{12}/L，Hb 135 g/L，PLT 184×10^9/L。

- 动脉血气分析（海平面吸入空气）：pH 7.43，PCO_2 41 mmHg，PO_2 68 mmHg，SaO_2 94%，乳酸浓度 0.9 mmol/L，肺泡-动脉氧分压差 30 mmHg。

- 血生化：TP 81.7 g/L，GPT 24 U/L，GOT 39 U/L(↑)，TB 41.3 μmol/L(↑)，Cr 58.81 μmol/L。

- D-二聚体：0.62 μg/ml(↑)。

- FDPs：2.79 μg/ml。

- NT-proBNP：3 909 pg/ml(↑)。

- 铁代谢：血清铁(Fe)21.48 μmol/L，总铁结合力(TIBC)76.76 μmol/L，转铁蛋白饱和度(TS)27.98%，铁蛋白(Fet)35.95 μg/L，转铁蛋白(TRF)3.56 g/L。

- 甲状腺功能：FT_3 2.4 pg/ml，FT_4 1.13 ng/dl，T_3 0.88 ng/ml，T_4 7.6 μg/ml，TSH 3.77 μU/ml。

- 自身抗体系列化验：均阴性。

- 其他实验室检查：CRP 7.47 mg/L，血沉 28 mm/h(↑)，hscTnI 0.028 ng/ml(↑)，CK-MB 2.27 ng/ml，CA 125 100.14 U/ml(↑)。

- 心电图：心房颤动，胸前导联 R 波递增不良。

- 胸部 X 线（图 44-1）：双肺血多，双侧肺动脉扩张，左肺容积较右肺小，左上胸膜增厚，右上肺索条及钙化点；主动脉结观察不清，肺动脉段轻凸，右心房室增大为著，心胸比 0.7。

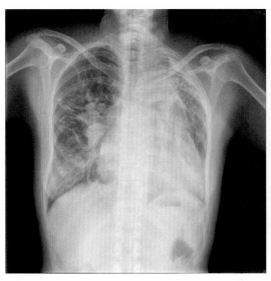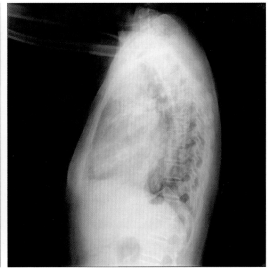

图 44-1 胸部 X 线：左侧胸廓异常，左肺容积较对偏小，提示左肺慢性病变

- 超声心动图：①双房（左心房内径 46 mm）、右心室扩大（RV 40 mm），右心室壁收缩运动减低（TAPSE 13 mm），左心室偏小（LV 32 mm），室壁增厚，左心室室壁收缩运动尚可（LVEF 67%），左心室流出道中部收缩期受增厚室壁及乳头肌影响轻度狭窄，左心室流出道收缩期可见高速血流，流速 3.9 m/s，峰值压差 60 mmHg。②估测肺动脉收缩压 67 mmHg。③房间隔中部回声脱失约 28 mm；室间隔延续完整，三尖瓣瓣环扩大，瓣膜闭合欠佳。结论：右心扩大，三尖瓣大量反流，右心功能减低，左心室壁增厚，左心室流出道梗阻，肺动脉高压，少量心包积液。

- 肺功能：FVC 占预计值 31%；FEV_1% 占预计值 30%，FEV_1/FVC 83.4%，RV/TLC% 52.6%，DLCO 73%。提示重度限制性通气功能障碍，肺弥散功能轻度障碍。

- 心肺运动试验：心电图运动试验阴性，重度运动受限，峰值时千克摄氧量 10.81 ml/(min·kg)，达预计值 36%。

问题与思考2

以上实验室和影像学检查结果显示患者的NT-proBNP明显升高,超声心动图检查可见右心功能减弱、中度肺动脉高压,均提示右心功能衰竭。但患者的血氧含量仅轻度下降,血红蛋白无明显升高,先天性心脏病房间隔缺损可能并非是导致目前肺动脉高压、右心功能衰竭的主要因素。患者自身抗体、甲状腺功能、铁代谢等均正常,排除此类原因继发的肺动脉高压。患者胸部X线提示左肺容积明显减少,且胸廓塌陷、胸膜钙化,提示左肺为慢性病变;同时呼吸功能提示肺总量减少,通气及弥散功能障碍,下一步需要行肺动脉CTA检查进一步评估肺血管及肺实质、间质情况。另外,超声心动图提示心肌局限性肥厚,左心房增大,需进一步完善心脏MRI检查评估心肌病变性质。

·辅助检查2·

肺动脉CTA(图44-2):右心房、室及左心房增大,右心室壁增厚,房间隔连续中断30 mm,室间隔延续完整。升主动脉直径37 mm,肺动脉扩张,主肺动脉直径51 mm。纵隔向左侧移位,左肺上叶容积缩小,呈"蜂窝状"改变;右肺上叶后段胸膜下小结节影,余双肺散在索条影及小结节钙化影。左上肺胸膜增厚、粘连。结论:先天性心脏病,房间隔缺损(继发孔型),继发性肺动脉高压,少量心包积液。双肺及左上肺胸膜陈旧改变。

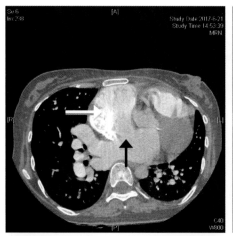

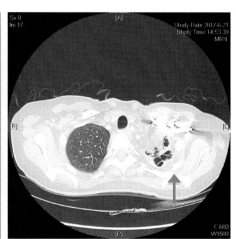

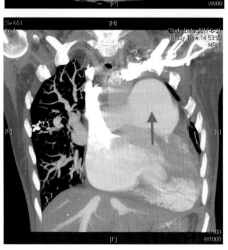

图44-2 肺动脉CTA:房间隔缺损(黑色箭头所示),双房及右心室扩大(白色箭头所示),肺动脉扩张(红色箭头所示),左肺毁损(蓝色箭头所示)

心脏MRI(图44-3):房间隔近左心房后壁连续性中断,直径为25~26 mm,似可见双向分流,右心房、右心室大(右心房前后径68 mm,右心室横径52 mm),右心室壁偏厚,右心室整体收缩功能减低,舒张期左心室呈"D"形,右心室前壁及心尖部肌小梁增多、紊乱。左心房大,左心室腔内径相对变小(左心房 34 mm,左心室横径 32 mm),左心室壁不均匀增厚,左心室室间隔、前壁、下壁近中段增厚,前壁为著(前壁最厚处 26~27 mm),左心室整体收缩功能大致正常,受累心肌舒张顺应性下降,心尖室壁偏薄,室腔中段似可见狭窄,左心室流出道轻度狭窄。左心室功能:EF 值 60%, CO 2.3 L/min;右心功能:EF 50%。结论:先天性心脏病,房间隔缺损,肺动脉高压,非对称性肥厚型心肌病。

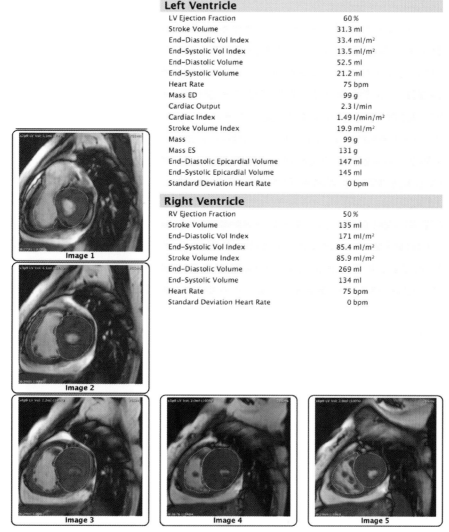

Left Ventricle	
LV Ejection Fraction	60%
Stroke Volume	31.3 ml
End-Diastolic Vol Index	33.4 ml/m²
End-Systolic Vol Index	13.5 ml/m²
End-Diastolic Volume	52.5 ml
End-Systolic Volume	21.2 ml
Heart Rate	75 bpm
Mass ED	99 g
Cardiac Output	2.3 l/min
Cardiac Index	1.49 l/min/m²
Stroke Volume Index	19.9 ml/m²
Mass	99 g
Mass ES	131 g
End-Diastolic Epicardial Volume	147 ml
End-Systolic Epicardial Volume	145 ml
Standard Deviation Heart Rate	0 bpm

Right Ventricle	
RV Ejection Fraction	50%
Stroke Volume	135 ml
End-Diastolic Vol Index	171 ml/m²
End-Systolic Vol Index	85.4 ml/m²
Stroke Volume Index	85.9 ml/m²
End-Diastolic Volume	269 ml
End-Systolic Volume	134 ml
Heart Rate	75 bpm
Standard Deviation Heart Rate	0 bpm

图 44-3 心脏 MRI:左心室收缩、舒张功能正常,右心室收缩、舒张功能下降

问题与思考3

· 患者的肺动脉 CTA 未见明确血栓征象,但主肺动脉显著增宽,提示病程可能较长。左肺已明显毁损,同时也可见多发肺大泡,结合患者既往肺结核病史及入院肺功能检查,考虑患者存在慢性肺部疾病/低氧性疾病。另外,心脏 MRI 可见非对称性心肌肥厚,并导致左心室流出道狭窄、左心房增大,因此肥厚型心肌病诊断明确。该患者同时存在先天性心脏病、慢性肺部疾病和左心疾病,三者均可以引起肺动脉高压,哪一个是主要原因呢?下一步需进行右心导管检查评估目前血流动力学状态以判断导致患者肺动脉高压的主要病因。

·辅助检查 3·

> 右心导管检查：混合静脉血氧饱和度 71.75%，（未吸氧）股动脉血氧饱和度 89%，右心房压 11 mmHg；肺动脉收缩压/舒张压/平均压为 66/19/34 mmHg；肺小动脉楔压 19 mmHg；肺动脉舒张压与肺小动脉楔压差值（DPG）为 0 mmHg，心指数 3.69 L/(min·m²)，Qp/Qs 2.59，全肺阻力 2.48 WU。

问题与思考4

· 患者目前右心导管检查提示轻中度肺动脉高压，全肺阻力正常，而肺小动脉楔压明显升高，DPG 为 0 mmHg，表明肺循环血流动力学指标呈现为左心疾病相关性肺高血压的特征。因此可以考虑左心疾病（肥厚型心肌病）是引起该患者病情加重和肺动脉高压的"元凶"，而房间隔缺损及慢性肺部疾病也可能起到协同作用。

·最终诊断·

(1) 肥厚梗阻型心肌病，心房颤动，心功能Ⅲ级。

(2) 先天性心脏病，房间隔缺损（Ⅱ孔中央型）。

(3) 陈旧性肺结核。

(4) 肺高血压，左心病变相关性（WHO 分类Ⅱ类）为主，合并先心分流性（WHO 分类Ⅰ类）及低氧性（WHO 分类Ⅲ类）。

·治疗方案·

考虑到患者的临床表现主要与肥厚梗阻型心肌病有关，尽管肺动脉压力和肺血管阻力不太高，仍然没有对房间隔缺损进行封堵治疗，而是以药物治疗为主，包括利尿、控制心房颤动心室率、抗凝预防血栓等。随访至今，患者病情稳定，活动耐量较前明显好转。

·讨论·

肺高血压的病因复杂，2015 年《ESC/ERS 肺高血压诊断与治疗指南》将肺高血压分为五大类，每一大类的亚类也涉及多个疾病。肺高压病因的准确筛查对治疗方案的制订及患者预后起着极为关键的作用。

本例患者有明确的先天性心脏病、房间隔缺损、肺动脉高压，3 年前外院右心导管检查提示肺动脉压力和肺血管阻力不太高，似乎可以进行房间隔缺损封堵治疗，但我们考虑到患者的病情严重程度不能用房间隔缺损肺动脉高压来解释，接下来的检查发现了肥厚型心肌病和慢性肺部疾病。实际上，有些先天性心脏病可以合并肥厚型心肌病，如Ⅱ孔型房间隔缺损、小的室间隔缺损、动脉导管未闭等。文献报告两种情况并存多见于 5 岁以上的儿童和成人。合并心肌疾病的先天性心脏病患者的临床表现不典型，病程中可能有突发的呼吸困难、心力衰竭或心脏增大。部分先天性心脏病患者由于常年肺血增多，自幼反复继发各种病原体感染，其中包括一些特殊病原体，如感染结核杆菌继发肺结核，继而引起肺部病变，严重者甚至出现肺部毁损。无论是先天性心脏病本身，还是肺部疾病，后期都有可能导致肺动脉高压。由于该患者同时合并心肌病变和慢性肺部疾病，如果单纯纠正房间隔缺损本身，往往达不到理想的治疗效果。

临床上对于肺动脉高压病因的诊断有时并不容易，特别是对于多种病因并存者。如本例患者，同时合并先心病、左心疾病和慢性肺部疾病，属于多种病因引起的肺动脉高压，这种患者临床上越来越多见。但这类多种病因所致肺动脉高压与肺动脉高压分类中的第五大类不明因素或多种机制所致肺高血压有所不同。治疗上首先应该明确引起肺动脉高压的主要病因，针对主要病因采取综合手段给予个体化治疗，并严密跟踪随访，适时调整治疗方案。

·病例启示·

(1) 应该对肺动脉高压的病因进行全面而规范的筛查，对于多种病因并存时，需要仔细分析主要病因和次要病因，并制订合理的治疗方案。

(2) 不能盲从某项检查结果而简单化每个个体化的患者，详尽而完整的检查、综合分析才能看清楚病情的本质。

(3) 右心导管检查仍为诊断肺动脉高压的金标准，同时也有利于分析各种肺动脉高压的成因，特别是对于复杂病例的血流动力学判断起着重要作用。

曾绮娴 熊长明

中国医学科学院阜外医院

[1] 2015 ESC/ERS guidelines for the diagnosis and treatment of pulmonary hypertension：the Joint Task Force for the Diagnosis and Treatment of Pulmonary Hypertension of the European Society of Cardiology (ESC) and the European Respiratory Society (ERS)：Endorsed by：Association for European Paediatric and Congenital Cardiology (AEPC)，International Society for Heart and Lung Transplantation (ISHLT)［J］. Eur Heart J, 2016,37(1)：67 - 119.

[2] Somerville J, Becu L. Congenital heart disease associated with hypertrophic cardiomyopathy ［J］. Br Heart J, 1978,40(9)：1034 - 1039.

[3] 熊长明. 规范肺动脉高压的诊断与病因筛查［J］. 心电与循环,2014,33(6)：435 - 438.

[4] Galie N，Corris PA，Forst A，et al. Updated treatment algorithm of pulmonary arterial hypertension ［J］. J Am CollCardiol, 2013,62(25 Suppl)：D60 - 72.

[5] Forfia PR，Trow TK. Diagnosis of pulmonary arterial hypertension ［J］. Clin Chest Med, 2013,34(4)：665 - 681.

[6] Dimopoulos K，Wort SJ，Gatzoulis MA. Pulmonary hypertension related to congenital heart disease：a call for action［J］. Eur Heart J, 2014, 35(11)：691 - 700.

病例 45　憋气水肿背后的真凶

关键词 · 水肿；门脉高压性肺高血压；骨髓增殖性疾病相关肺高血压；左心病变性肺高血压；门静脉高压；右心导管

· 病史摘要 ·

患者，男性，58 岁。主因"乏力、气短半年，胸闷、双下肢水肿 3 月余"入院。

患者半年前出现活动时乏力、气短，无咳嗽、咳痰、咯血，无胸痛、放射痛及晕厥等，未就诊。3 个月前出现活动时胸闷，伴双下肢对称性水肿，休息 10 余分钟可好转，无夜间憋醒。1 个月前就诊于外院，行超声心动图显示"全心增大（左心室舒张期末内径 55 mm，右心室基底内径 50 mm，左心房前后径 49 mm），左心室射血分数尚可（54%）；各瓣膜形态、结构未见明显异常，二尖瓣轻度反流，三尖瓣中至重度反流，肺动脉高压（估测肺动脉收缩压82 mmHg）；下腔静脉内径 22 mm，吸气塌陷率<50%；心包腔内可见液暗区（左心室后 14 mm，左心室侧 13 mm）"。予呋塞米、螺内酯和卡托普利等治疗（具体剂量不详）。患者症状无明显好转，为求进一步诊治入院。

既往：患者 15 年前体检时发现脾大；6 年前体检时提示"巨脾"，近 4 年查 B 超、腹部增强 CT 等示脾脏有增大趋势，脾静脉内径、门脉内径、肝脏斜径正常上限或增加，未见下腔静脉、肝静脉、门静脉血栓征象，间断就诊于外院血液科、感染科、普外科等，原因未明确，未进行特殊处理。高血压病史 15 年，最高 160/90 mmHg，间断服药控制。白内障术后 1 年。否认糖尿病、肾病病史，否认冠心病、心律失常、心脏瓣膜病手术史，否认脑血管病、外周动脉疾病、COPD、甲状腺疾病史，否认肝炎、结核等传染病史。无输血史。否认药物、食物过敏史。生于河北，久居河北。30 余年前服役于吉林延边，否认森林、草地及蚊虫叮咬史，否认疫区、疫水接触史，未到过血吸虫病流行地区。否认毒物、放射性物质接触史。否认吸烟史。饮酒 30 年，白酒每日 5～6 两，已戒酒 2 个月。否认心血管疾病家族史。

· 入院体检 ·

体温 36.6 ℃，脉搏 83 次/min，呼吸 16 次/min，血压 130/77 mmHg（左）、125/78 mmHg（右）。自主体位。颈静脉怒张。双肺呼吸音粗，未闻及明显干啰音及痰鸣音。心界向左增大，心音有力，P2＞A2，各瓣膜听诊区未闻及明显杂音。腹部膨隆，肝肋下 3.0 cm，剑突下 3.0 cm，质软，无压痛，未触及包块及结节。脾大，右下腹可及，质稍硬，表面光滑，边缘整齐，肝肾区无叩痛，脐周及右下腹局限性鼓音。双下肢中度可凹陷性水肿。

问题与思考 1

· 患者以憋气、水肿为主要临床症状，入院前初步的检查结果提示患者存在全心增大、肺动脉高压，同时存在体循环淤血表现（颈静脉怒张、肝颈静脉回流征阳性，UCG 提示下腔静脉增宽）。全心功能不全与肺动脉高压均可以导致憋气和水肿，需要进一步分析鉴别，同时需要考虑相关问题的病因。患者同时存在肝脾增大、门脉增宽等问题，它们的病因是什么？与心血管的表现有无关系？这些问题都需要进一步明确。

· 辅助检查 1 ·

▶ 血常规：WBC $7.9×10^9$/L，Hb 105 g/L（↓），PLT $458×10^9$/L（↑），NE 80.7%，LY 7.4%，BA 10.4%（↑），BA# $0.8×10^9$/L（↑）。

▶ 生化：GOT 7 U/L，GPT 19 U/L，TP 61.7 g/L，Alb 38.9 g/L，ALP 120 U/L，GT 88 U/L，TB 15.7 μmol/L，PA 104.3 mg/L，Cr 105 μmol/L，UA

677 μmol/L(↑),钾 3.61 mmol/L,CK 20 U/L,LDH
758 U/L(↑),hsCRP 4.63 mg/L(↑)。

- ECG：窦性心律，大致正常。
- 胸片：双肺纹理增粗，心胸比 0.6。
- UCG：全心扩大（左心室舒张期末内径 5.8 cm，
左心室收缩期末内径 4.0 cm；右心室前后径 3.2 cm，
右心室横径 4.9 cm；左心房前后径 6.4 cm，左心房
上下径 8.3 cm，左心房横径 5.6 cm；右心房上下径
8.2 cm，右心房横径 8.2 cm）；左心室壁稍增厚（左心
室后壁厚度 1.2 cm）；右心室壁稍增厚（右心室游离
壁厚度 0.6 cm）；左心室射血分数正常（59.0%）；左
心室舒张功能异常（Ⅲ，E/A 1.8，E/E' 33.8）；右心室
收缩减弱（TAPSE 1.0 cm）；二尖瓣轻度反流；三尖瓣
中重度反流；肺动脉收缩压升高（75.2 mmHg）；下腔
静脉增宽（内径 3.1 cm），吸气塌陷率<50%；少量心
包积液（后心包液性暗区深度 0.8 cm，侧心包液性暗
区深度 0.6 cm，剑突下液性暗区深度 0.2 cm）。

- 心脏 MRI：全心增大（舒张期左心室横径
59 mm，舒张期右心室流出道横径约 35 mm，双侧心
房扩大，以右心房扩张为著），伴二尖瓣、三尖瓣轻度
返流，心输出量 9.0 L/min。心包积液（最厚处约
9 mm）；左心室前乳头肌根部可见少许斑点状延迟
强化，纤维化可能大。

- 腹部 B 超：淤血肝（肝脏增大，肝右叶斜径
18.2 cm，肝左静脉内径 1.3 cm，实质回声欠均质，未
见占位）、门脉高压（主干内径 1.8 cm）、巨脾（脾肋间
厚 7.9 cm，脾下极达盆腔水平，脾静脉增宽，最大宽
度 1.8 cm）、腹水（最大深度 5.5 cm）。胆囊壁增厚
（0.8 cm，考虑继发性）、胆囊泥沙样结石不除外。

- 血管彩超：双下肢动脉粥样硬化，颈动脉、椎动
脉未见明显异常。

问题与思考2

- 通过入院后的初步检查，我们发现患者存在多
个系统的问题：①全心扩大、左心室舒张功能减
退、右心室收缩减弱；②肺高血压；③血液检查异
常：PLT、嗜碱粒细胞增多，LDH 增高；④肝大、
门脉高压；⑤脾脏显著增大。患者病情涉及面广，

存在多系统及器官受累，病情复杂。这种情况
下，如何从纷繁复杂的病情中寻找突破口？作为
心血管医生，我们以心血管问题为突破口进一步
分析。心血管方面，患者最为突出的表现是临床
右心功能不全和超声提示的显著增高的肺高血
压。

- 肺高血压是指静息状态下通过右心导管测得
平均肺动脉压≥25 mmHg。该患者虽尚未行右
心导管，但超声下右心房室显著增大且肺动脉收
缩压增高，我们认为肺高血压极其可能。我们
接下来的诊治重点就是分析患者肺高血压的原
因，以此为突破口来分析患者的病因。那么，肺
高血压的病因有哪些？按照 2015 年 ESC 指
南，如表45-1所示，根据血流动力学特点，肺高
血压可分为毛细血管前和毛细血管后两型，对应
着不同的临床类型，明确分型需要依赖于右心导
管检查。

表 45-1 肺高血压的血流动力学定义

定义	特征	临床分型
PH	PAPm≥25 mmHg	全部种类
毛细血管前 PH	PAPm≥25 mmHg PAWP≤15 mmHg	Ⅰ型：动脉型 PH Ⅲ型：肺疾病所致 PH Ⅳ型：慢性血栓栓塞性 PH Ⅴ型：机制不明和/或多因素所致 pH
毛细血管后 PH	PAPm≥25 mmHg	Ⅱ型：左心疾病相关性 PH
单独的毛细血管后 PH	PAWP>15 mmHg DPG<7 mmHg 和/或 PVR≤3 WU	Ⅴ型：机制不明和/或多因素所致 PH
同时存在毛细血管前和毛细血管后 PH	DPG≥7 mmHg 和/或 PVR>3 WU	

注：PH，肺高压；PAPm，平均动脉压；PAWP，肺动脉楔压；DPG，舒张
期压力阶差（舒张期 PAP－平均 PAWP）

· 辅助检查 2 ·

- ABG：pH 7.45，pCO$_2$ 33 mmHg(↓)，PO$_2$
75 mmHg(↓)，Lac 0.7 mmol/L，HCO$_3^-$ 22.9 mmol/L。

▸ 肺功能：通气功能正常。肺容量测定正常。V-V 曲线基本正常。经 Hb 12.3 g/dl 校正后弥散功能（SB）正常。DLCOc 占预计值 98.8%。

▸ 肺通气灌注扫描：左肺上叶部分舌段血流灌注减低，通气功能大致正常，不除外肺栓塞可能。心脏增大。

▸ 腹部血管 B 超：下腔静脉及肝静脉超声未见明显异常。

▸ 门静脉 B 超：门静脉增宽，最大内径 2.0 cm，脾静脉增宽，内径 1.9 cm，多普勒显示管腔内血流充盈良好。

▸ 浅表淋巴结 B 超：浅表淋巴结未见明显异常肿大。

▸ 自身抗体：抗核抗体阳性（混合型）1∶100；抗 dsDNA 抗体（IIF）阴性；抗 ENA 谱（－），ANCA（－），抗 MPO 抗体（－）。

▸ 血、尿免疫固定电泳：血中、尿中免疫球蛋白为多克隆性，未见单克隆免疫球蛋白区带。

▸ 铁代谢：总铁结合力 63.40 μmol/L；铁蛋白 12.8 ng/ml；血清铁 5.60 μmol/L。

▸ 巨细胞病毒抗体 IgG 95.6 U/ml；EB 病毒抗体 IgG 65.3 U/ml，IgM 均（－）。

▸ 甲状腺功能、抗甲状腺抗体、甲状腺抗体、大便常规、凝血功能、免疫球蛋白、血沉正常、感染筛查阴性。

问题与思考3

· 根据 2015 年欧洲肺高血压指南，肺高血压病因分为五大类：动脉型肺高血压、左心疾病导致的肺高血压、肺疾病/缺氧导致的肺高血压、慢性血栓栓塞性肺高血压及其他肺动脉阻塞性疾病所致肺高血压、机制不明和/或多因素所致肺高血压（表 5-1）。

从上述检查结果来看，肺疾病/缺氧及其他肺动脉阻塞性疾病均无证据，无法解释患者显著升高的肺动脉压。左心疾病所致肺高血压方面，患者有左心房扩大、左心室肥厚以及 E/E' 增加，提示患者有

左心功能异常但患者肺水肿不明显，与肺高血压程度不匹配。肺灌注检查提示左肺上叶部分舌段血流灌注减低，但灌注减低区域较小，无法解释患者明显增高的肺动脉压力。所以尽管有左心疾病及可疑的肺栓塞等，但无法解释患者病情全貌。因此需要行右心导管检查，此患者早期不同意行右心导管。

在 1 型也就是动脉型肺动脉高压中，在相关因素导致的肺高血压里，门静脉高压是其中一个原因。该患者从 B 超看来，门脉增宽，提示存在门脉高压。门脉性肺高血压（portopulmonary hypertension，PPHTN）是指与门脉高压相关的肺动脉高压，且无其他可引起肺动脉高压的原因。门脉高压引起肺动脉高压的机制包括：内脏血容量超负荷和肠壁充血使内毒素和细胞因子释放入内脏循环，产生高动力循环和高心输出量；肺血流量的增加导致肺循环血管壁的切应力增加，由此引起肺血管收缩及肺动脉内皮细胞和平滑肌细胞增生而导致肺血管重新塑形使肺血管阻力增加，产生肺动脉高压。在这过程中肺血管的重塑较之血管收缩引起的张力改变可能起了更大的作用。该患者磁共振检查提示心输出量明显增加，门脉增宽，也提示该患者肺高血压的机制有门脉高压因素参与。

从患者检查结果来看，患者确实存在门静脉高压。因此，我们下一步的重点需要考虑的是患者门脉高压的病因是什么？

·辅助检查3·

▸ 肝静脉造影及压力阶差：肝静脉血流通畅。肝静脉压力梯度 6 mmHg 增高（下腔静脉 9 mmHg，肝静脉压 9 mmHg，肝静脉楔压 15 mmHg）。

问题与思考4

· 门静脉高压的原因分为肝前性（5%）、肝后性（5%）和肝性（90%）。肝前性指肝外门静脉及脾静脉堵塞所致门脉高压，如门脉海绵样变性、门静脉血栓、区域性门脉高压、特发性门脉高压、先天性肝纤维化等。如前述 B 超结果所示，患者无门静脉受阻表现。肝后性指肝静脉或下腔静脉

阻塞或心源性疾病导致肝脏血液回流受阻引起的门脉高压,常见如右心功能不全、布加综合征等。从前述肝静脉、下腔静脉B超及肝静脉造影来看,患者无肝静脉及下腔静脉受阻表现。患者存在右心功能不全,但是近半年才出现的,晚于门脉高压出现的时间,无法解释门脉高压。因此,需考虑肝性门脉高压。表45-2是从肝静脉压力测定的角度判断门脉高压来源的方法。

表45-2 肝静脉压力测定判断门脉高压来源

分类	门静脉压 (PVP)	肝静脉楔压 (WHVP)	PVP与WHVP	肝静脉压 (HVP)	肝静脉压力梯度 (HVPG = WHVP - HVP)
肝前性	↑↑	→	PVP>WHVP	→	→
肝内性	↑↑	↑↑	PVP≈WHV		↑↑
肝后性	↑↑	↑↑	PVP≈WHVP	↑↑	→

肝性门脉高压中,90%患者是肝硬化所致。但患者肝功能正常,影像学检查无肝硬化表现,不支持。综上,该患者需考虑非肝硬化性门脉高压。常见肝性门脉高压中非肝硬化性病因包括结节病、结核、淀粉样变形、骨髓增殖性肿瘤、肝小静脉阻塞病等。结合患者既往存在巨脾、PLT及LDH升高等表现,我们首先考虑血液系统也就是骨髓增殖性疾病导致。

· 辅助检查4 ·

外周血涂片:中幼粒细胞8%,杆状核粒细胞16%,分叶核粒细胞48%,淋巴细胞站10%,单核细胞占5%,嗜碱细胞易见,占11%。

骨髓涂片:骨髓增生尚可,M/E=86/1。粒系占86%,中幼粒、分叶核比例高;红系占1%,成熟红细胞大小不等;淋巴细胞13%,全片可见巨核细胞5个。

骨髓活检:骨髓结构破坏,间质纤维组织及网状纤维显著增生(网织染色+++),细胞挤压变形著。局部骨髓增生活跃,三系可见,粒红比例增高,幼稚粒细胞增多,成熟少(MPO⁺);红系相对减少,散在

少许造红细胞(CD235⁺);巨核细胞增生,呈簇状聚集,分叶不良,可见裸巨核(CD16⁺,CD34⁻,CD117⁻);综上,骨髓巨核系为主的增生,结合临床,考虑:骨髓增殖性肿瘤伴重度骨髓纤维化(MPN+MF)。

骨髓增殖性相关基因突变检测:*JAK2V617F*阳性,余*Jak2*(*EXON*12)基因 N542_E543del、E543_D544del 缺失,*Jak2*(*EXON*12)基因 K539L1\L2 突变,*MPL*(*EXON*10)W515K\A\L\R1\R2\S 突变、*MPL*(*EXON*10)S505N 突变、*CALR* 基因(*EXON*9)L367fs* 46 突变、CALR 基因(EXON9)k385fs* 47 突变均(一)。

· 最终诊断 ·

(1)骨髓增殖性肿瘤伴骨髓纤维化。

(2)门脉高压。

(3)肺高血压:门脉高压性肺动脉高压(WHO分类Ⅰ类)+骨髓增殖性疾病相关肺高血压(WHO分类Ⅴ类)+左心病变性肺高血压(WHO分类Ⅱ类)可能+肺栓塞不除外。

全心扩大。

窦性心律。

全心功能不全。

心功能Ⅳ→Ⅱ级(WHO分级)。

(4)高血压病2级(极高危)。

(5)轻度脂肪肝。

(6)白内障术后。

· 治疗方案 ·

该患者入院后予呋塞米(先静脉,后口服)、螺内酯利尿,福辛普利控制血压抑制心脏重构,速力菲补铁纠正贫血。血液系统方面,由于患者经济能力有限,血液科就诊后予沙利度胺、激素治疗。患者出院前体重下降 5 kg,憋气、水肿症状好转,行 UCG(2016-10-19)示 PASP 降至 45 mmHg 左右,行右心导管(2016-10-20)示 PAP 34/15/21 mmHg,PCWP 6 mmHg,PVR 3.49 WU,CI 2.37 L/(min·m²)。

问题与思考5

• 患者最终明确为骨髓增殖性肿瘤伴骨髓纤维化（MPN＋MF）。虽然患者没有在发病初期就进行右心导管检查，结合患者初始磁共振提示的高心输出量（9.0 L/min）、全心扩大的临床表现以及对利尿等治疗的反应，考虑该患者肺高血压的原因主要有以下两种：①Ⅰ型肺高血压里的门脉高压导致的肺动脉高压，但患者的门脉高压为非肝硬化性的门脉高压；②Ⅴ型肺高血压病因里的骨髓增殖性疾病导致。尽管患者有高血压病史，超声提示左心房扩大以及E/E'增高，考虑有左心舒张功能不全，但患者病初CO明显增加，似不太支持左心系统疾病导致的肺高血压，但可能为促进因素。另外，患者有可疑的小的肺栓塞，由于CO明显增加，肺栓塞也不能解释。治疗方面，针对肺动脉高压，我们应用利尿剂改善患者高动力循环状态。患者右心导管提示存在肺血管阻力增加（PVR 3.49 WU），可以考虑应用靶向药物，但由于行右心导管时患者肺动脉压力已显著下降，且考虑到经济因素，最终未予应用。针对MPN和MF，由于患者经济能力不能承受新型药物，最终选择了沙利度胺和激素的治疗。患者经利尿等治疗后，肺动脉压显著下降，这样更加支持高动力循环参与到了患者肺高血压的发病过程中。

· 讨论 ·

回顾患者病史，患者16年前就出现脾大，实际上MPN、MF已经出现，但一直未得到有效诊治。此病进展较缓慢，且早期除脾大外未对患者造成其他影响，因此逐渐发展出现门脉高压，最后出现肺动脉高压，如图45-1所示。

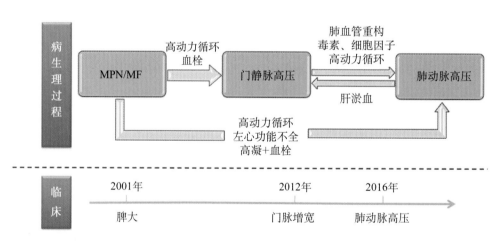

图 45-1 患者发病过程总结

为了证实MPN、MF和门脉高压、肺动脉高压的关系，进行文献学习后发现，一方面，MPN＋MF可以通过引起巨脾，导致门脉高压，最终导致动脉型肺动脉高压。患者的右心导管检查结果也提示肺血管阻力升高，支持这一考虑。文献总结，这类患者存在以下特点：①巨脾，但无脾亢（WBC、PLT常升高）；②肝功能基本正常，白蛋白正常；③外周血涂片可见幼稚细胞；④明确诊断依赖于骨髓穿刺＋骨髓活检以及脾穿刺活检。此患者与前三项特点匹配。

另一方面，MPN及MF也是通过多因素导致肺高血压的一类疾病。文献中提到，MPN、MF引起肺高血压的机制除上述通过门脉高压介导的方式之外，还包括高动力循环损伤肺血管内皮细胞和引起左心功能不全、血小板增多、高凝状态、造血细胞浸润肺实质等机制。高动力循环在这类患者的发病中扮演了重要角色，不仅与门脉高压相关，也与肺动脉高压相关，同时也能解释患者的心室壁增厚和全心扩大，同时也能解释通过有效利尿后肺动脉压力的显著下降。存在肺高血压的 MPN、MF 预后较差。

· 病例启示 ·

（1）该患者提示我们，肺高血压病因复杂，需要结合患者情况仔细分析寻找病因，需要尽量结合"一元论"理念，寻找交集。综合全面地考虑患者的多系统问题有助于发现背后真正隐藏的原因。

（2）肺高血压病因纷繁复杂，需要缜密的鉴别寻找真实的原因并明确发病机制，针对病因的治疗可获得较好的效果。

易铁慈　马　为　丁文惠

北京大学第一医院

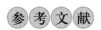

Galiè N，Humbert M，Vachiery JL，et al. 2015 ESC/ERS Guidelines for the diagnosis and treatment of pulmonary hypertension：The Joint Task Force for the Diagnosis and Treatment of Pulmonary Hypertension of the European Society of Cardiology（ESC）and the European Respiratory Society（ERS）：Endorsed by：Association for European Paediatric and Congenital Cardiology（AEPC），International Society for Heart and Lung Transplantation（ISHLT）[J]. Eur Heart J，2016，37（1）：67-119.

病例 46 水肿的罪魁祸首——骨髓增生异常综合征引起肺高血压

关键词·水肿；骨髓增生异常综合征；心脏超声；右心导管；混合性毛细血管前后肺高血压

·病史摘要·

患者，男性，82 岁，因"反复晨起颜面部水肿 1 月余"入院。

患者 1 个月前反复出现面部水肿，以眼睑部显著，晨起加重，傍晚消退，无发热，无咳嗽、咳痰，无气急、气促，无胸闷、胸痛等不适。2017 年 3 月 6 日就诊于外院，心脏彩超提示左心房内径 51 mm(↑)，左心室内径 55/35 mm；室间隔 10 mm；肺动脉干 27 mm；EF 66%；右心房 81 mm×61 mm(↑)，右心室 82 mm×55 mm(↑)。提示右心房室及左心房增大，二尖瓣钙化伴中度反流；主动脉瓣钙化伴流速稍快，左心室收缩功能正常；大量三尖瓣反流，肺动脉收缩压 86 mmHg(↑)。现为求进一步诊治，收入我院。患者既往有高血压病史多年，现服用缬沙坦，血压控制可。有心房颤动病史多年，10 年前曾行射频消融术，入院后心电图提示全程心房颤动。2013 年发现血象异常，骨髓穿刺诊断为"骨髓增生异常综合征"，持续口服羟基脲、复方皂矾丸及益比奥治疗。

·入院体检·

神清，气平，精神可，眼睑水肿，皮肤、巩膜无黄染，全身皮肤和黏膜未见出血点或瘀点瘀斑。未及肿大淋巴结。血压 135/71 mmHg，心率 79 次/min，律不齐，三尖瓣区听诊可闻及收缩期 2/6 杂音；两肺呼吸音粗，未及明显干、湿啰音；肝肋下未及，脾肋下 5 cm；肝颈静脉回流征(±)，双下肢稍有水肿，右侧膝关节皮温升高。

问题与思考1

· 患者以水肿起病，水肿的原因可能是心源性的、肾源性的、肝源性的，或者低蛋白血症，或者甲状腺功能减退等。患者需要进一步完善相关检查，如心脑利钠肽、肾功能、肝功能及甲状腺功能。患者心脏彩超提示肺动脉高压，需进一步明确肺动脉高压的病因，如左心病变性(因患者为老年男性、高血压、左心房增大、持续心房颤动)，肺部疾病相关性或肺栓塞性(老年男性、血液系统疾病史)，或骨髓增生异常综合征及/或相关血液系统疾病异常导致，需进一步完善相关检查。

·辅助检查1·

▷ 血常规：WBC $18.92×10^9/L$(↑)，NE 72.5%(↑)，Hb 83 g/L(↓)，PLT $112×10^9/L$。

▷ 外周血涂片：细胞数 100 个，NE 57%，LY 5%，MO 3%，EO 1%，原幼细胞 3%，早幼粒细胞 7%，中幼粒细胞 10%，晚幼粒细胞 2%，晚幼红细胞 12%。红细胞轻度大小不均，全片观察血小板形态及分布正常。

▷ 网织红细胞 $0.092\ 7×10^{12}/L$，Coomb's 试验(−)。

▷ 动脉血气：pH 7.44，PCO_2 34 mmHg，PO_2 65 mmHg，SaO_2 93%(↓)，HCO_3^- 23.1 mmol/L。

▷ 肝肾功能：白蛋白 33.6 g/L，GPT 21 U/L，GOT 30 U/L，TB 24.9 U/L(↑)，Cr 108 μmol/L，UA 641 U/L(↑)；

▷ BNP 1 157 pg/ml(↑)。

▷ 出凝血系列：D-二聚体 1.8 μg/ml(↑)，INR 1.25。

▷ 甲状腺功能：TSH 17.59 mU/L(↑)，FT_3 2.25 pmol/L，FT_4 10.07 pmol/L。

▷ 心电图：心房颤动，完全性右束支传导阻滞，电轴右偏。

▷ 肺功能：中度阻塞性通气功能障碍，每分最大通气量预期值大于 50%。

肺部 CT 增强：心影增大，肺动脉干增宽，主动脉、冠状动脉硬化；左肺舌段斑片灶，两肺下叶轻度间质性改变；两腋下及纵隔散在淋巴结；扫及脾脏增大。

▶ 头颅 CT：左侧陈旧性基底节区腔梗灶。

▶ 膝关节 B 超：双膝髌上囊中重度滑膜增生伴中重度滑膜炎，伴少量积液。双膝内外侧中度滑膜增生伴轻中度滑膜炎，伴退行性改变。

问题与思考 2

· 根据以上实验室检查结果，我们考虑患者颜面部水肿可能与多个因素有关，首要的原因是心功能不全，肺动脉高压及右心功能不全导致心源性水肿是主要的。其次，患者 MDS 4 年，口服羟基脲，近期有白细胞升高后羟基脲加量，代谢增加可能继发水肿加重。再有患者合并存在甲状腺功能减退，需进一步补充甲状腺激素后观察。对于肺动脉高压的病因，因肺功能和肺部增强 CT 排除了明显肺部器质性疾病和肺栓塞，故需要进一步右心导管确诊。

·辅助检查 2·

右心导管：肺动脉压 58/27（39）mmHg，肺小动脉楔压 19 mmHg，心排血量 5.8 L/min，心指数 3.4 L/(min·m²)，肺血管阻力 3.28 WU；跨肺压差 TPG 20 mmHg，舒张压差 DPG 8 mmHg；各腔室氧饱和度无可疑分流异常。右心导管诊断：混合性毛细血管前后肺高血压。

·最终诊断·

（1）骨髓增生异常综合征。

（2）混合性毛细血管前后肺高血压（WHO 分类 V 类），全心功能不全。

（3）高血压病。

（4）心律失常：心房颤动。

（5）痛风。

（6）甲状腺功能减退症。

·治疗方案·

该患者入院后予托拉塞米、螺内酯利尿，地高辛强心及华法令抗凝，法舒地尔改善肺循环，并于右心导管术后加用西地那非 25 mg，每日 3 次，口服，一般情况一度好转，但患者痛风发作，使用 NSAID 类药物及非布司他片未能有效缓解，小剂量激素治疗后好转，但随后患者出现外周血白细胞异常增生，致类白血病样恶化，羟基脲加量后得到控制，但羟基脲增加坏死细胞代谢，进一步加重水肿，病情反复。

问题与思考 3

· 根据患者目前诊断，我们针对基础疾病进行病因和对症治疗，如利尿、强心、抗凝、激素和 NSAID 类等治疗。同时，对于混合性毛细血管前后肺高血压，我们在利尿、强心、降压治疗左心衰竭基础上，给予法舒地尔治疗左心舒张功能不全和左心病变性肺高血压，多篇文献报道法舒地尔在动物和人中对左心舒张功能减退和各种类型肺高血压有效。在法舒地尔疗效不佳且右心导管证实合并毛细血管前肺动脉高压的情况下，又改用肺动脉高压靶向药物西地那非，患者症状一度好转。

·讨论·

本例患者发现骨髓增生异常综合征（myelodysplastic syndrome，MDS）4 年，入院前 1 个月发现肺高血压，以眼睑水肿进行性加重为主要表现。根据右心导管结果，诊断患者为混合性毛细血管前后肺高血压。经过全面检查，除左心病变肺高血压外，未发现明显肺栓塞、先天性心脏病、肝脏疾病、低氧性及自身免疫性疾病等常见肺高血压病因，故考虑为骨髓增生异常综合征合并的肺高血压，属第五大类多因素引起的肺高血压。

骨髓增生异常综合征是一组造血干细胞获得性克隆性疾病，常同时或先后出现红细胞、粒细胞和巨核细胞的发育异常（又称病态造血）导致进行性难治性外周红细胞、粒细胞及血小板减少；骨髓无效性造血；临床主要表现为贫血、感染或（和）出血。原始细胞增多的 MDS 转化为 AML 危险性增高;也有些 MDS 患者病情相对惰性。骨髓增生异常综合征可以引起肺高血压,在肺高血压的五大病因分类中,属于第五类机制不明或者是多因素导致的,临床比较少见,故提出与大家分享。

进一步查找国内外有关 MDS 合并的肺高血压文献,其发生机制主要有以下可能。

(1) 慢性微血栓栓塞。微血栓栓塞主要由于 MDS 患者血象异常,在微循环障碍和小动静脉血流中更易出现血栓的倾向,其中包括血细胞黏滞度过高,红细胞聚集导致血流障碍;血小板增多,进而干扰微血管障碍;非正常血细胞对凝血因子激活;血小板生成异常表面受体激活血小板的趋化和聚集。所以除了缺血性脑卒中、冠状动脉堵塞、下肢深静脉血栓外,肺血管栓塞也是其并发症之一,曾有报道 6 例骨髓增生异常综合征合并肺动脉高压的患者就诊时 1 例存在肺血管的血栓,其余 5 例也在之后的就诊中全部都发生了肺血栓栓塞,可以想见,MDS 合并肺动脉高压,血栓风险增加是可能原因之一,我们推测,MDS 会在疾病进展中发生血栓,进而转变为慢性血栓性肺动脉高压。该患者虽未发现明显肺栓塞,但多次 D-二聚体检测增高不能排除微栓塞可能。

(2) 类毛细血管前肺动脉高压。类毛细血管前肺动脉高压主要可能的机制是由于微血栓分泌血管活性物质、促血小板生成素、血小板源性生长因子(PDGF)等促进平滑肌细胞的增殖;MDS 合并骨髓纤维化导致门静脉高压,进而产生肺动脉高压;化疗的毒副作用出现肺静脉闭塞症;骨髓微血管的高密度分布和亢进的血管再生触发血管内皮生长因子;

非血吸虫性肝脾肿大出现髓外造血导致肺骨髓外浸润;MDS 激活巨核细胞趋化和聚集产生巨核细胞栓塞导致肺小静脉堵塞。以上这些可能除了临床的病历资料,更需要进一步病理生化的验证,但这个病例,右心导管明确有毛细血管前肺动脉高压存在,可见这方面因素确凿。

(3) 除了以上两方面因素,由于本病患者存在贫血、高血压、左心房增大和长期心房颤动,右心导管示肺毛细血管楔压增高,所以左心舒张功能减退所致的肺高血压也是该患者肺高血压的一个原因。

综上,该骨髓增生异常综合征患者合并肺高血压,血流动力学表现为混合性毛细血管前后肺高血压,病因方面与长期高血压、贫血、心房颤动导致的左心病变及微栓塞等有关。治疗上,除病因治疗外,对于混合性毛细血管前后肺高血压,在最优化的左心疾病治疗基础上试用肺血管靶向药物可短期改善症状,但受到基础疾病 MDS 的影响,可能总体预后不佳。

· 病例启示 ·

(1) 该例患者给我们的启示在于第五大类肺高血压大多为混合性毛细血管前后肺动脉高压,病因方面存在多重因素。

(2) 针对病因的多重治疗有助于改善短期症状,但血液疾病合并的肺动脉高压多因素加速恶化,同时患者靶向药物的耐受性较差,预后较差。

庄　琦　沈节艳
上海交通大学医学院附属仁济医院

病例 47 拨开迷雾，寻找真相——线粒体肌病引起肺动脉高压

关键词 · 胸闷、气急；肺高血压；肌力减退；肌活检；线粒体肌病

· 病史摘要 ·

患者，男性，15 岁，因"胸闷、气急 4 天"入院。

患者 4 天前受凉后出现胸闷、气急，爬 4 层楼梯时症状明显，感乏力，无发热，无咳嗽、咳痰，无咯血、痰中带血，无黑矇。外院查心超提示：①右心增大，三尖瓣大量反流，肺动脉增宽，重度肺动脉高压，请结合肺动脉 CTA 排除肺血管畸形及肺栓塞；②下腔静脉扩张伴体循环回流障碍；③少量心包积液。后完善肺 CTPA 未见明显典型肺栓塞改变。予吸氧、强心、利尿等治疗症状未见缓解，遂转至我院就诊，血 proBNP 3 311 pg/ml；动脉血气分析：pH 7.33，PCO_2 71 mmHg，PO_2 78 mmHg，Lac 10.5 mmol/L，HCO_3^- 38 mmol/L；复查心超提示：右心房增大，大小约 58 mm×55 mm，室间隔及左心室后壁厚度正常，左心室壁活动未见异常，估测 EF% 为 60%；三尖瓣见少中量反流信号，Vmax 3.7 m/s，RVSP 65 mmHg；诊断：①右心房增大，轻中度三尖瓣反流伴中度肺动脉高压，轻度肺动脉瓣反流，肺动脉增宽；②轻度二尖瓣反流；③心动过速；④少量心包积液。为进一步明确肺动脉高压原因，急诊拟收入住院。

· 入院体检 ·

呼吸 28 次/min，体温 35.9 ℃，心率 115 次/min，血压 100/68 mmHg，鼻导管吸氧 3 L/min，SpO_2 99%，极度消瘦，BMI 13.71 kg/m²。瞳孔直径左侧 4 mm，右侧 3 mm。呼吸窘迫，口唇略发绀，双肺呼吸音清，未闻及明显干、湿啰音。心前区可见明显隆起、搏动，心律齐、偏快，心音强，胸骨左缘 2/3 肋间、胸骨右缘 4/5 肋间可闻及 3/6 级收缩期杂音。双下肢无水肿，双上肢肌力 4 级，双下肢肌力 2 级，神经系统查体未及阳性征。

问题与思考 1

· 青少年患者，突发起病，病程短，以胸闷气促、活动耐量受限为主要表现，外院肺 CTPA 阴性，入院时心超提示重度肺动脉高压，同时伴急性右心功能不全症状；血气提示 CO_2 潴留，对于该患者我们考虑入院时存在肺动脉高压危象，特发性肺动脉高压需考虑，但不能排除是否合并其他基础疾病，治疗上予无创呼吸机支持，曲前列尼尔降肺动脉压力，地高辛片强心，呋塞米利尿，单硝酸异山梨酯扩张冠状动脉等对症治疗，同时完善血常规、血生化、凝血功能、术前免疫、甲状腺功能常规检查、风湿全套、抗核抗体谱检测/血管炎自身抗体检测、性激素全套、肺功能等辅助检查，鉴别肺动脉性、左心疾病性、慢性呼吸系统、慢性栓塞性、风湿免疫性等其他不明原因继发肺动脉高压。

· 辅助检查 1 ·

▶ 血常规：Hb 131 g/L，RBC $4.56×10^{12}$/L，WBC $9.2×10^9$/L，NE 56.1%，PLT $140×10^9$/L。

▶ 肝肾功能：GPT 45 U/L，GOT 104 U/L(↑)，ALP 183 U/L(↑)，TB 12.8 μmol/L，LDH 808 U/L(↑)，CK 604 U/L(↑)，CK-MB 59 U/L(↑)，UA 628 μmol/L(↑)，Cr 43 μmol/L(↓)，TP 63.6 g/L(↓)，Alb 43.6 g/L。

▶ 凝血功能：D-二聚体 2.21 μg/ml(↑)。

▶ 术前免疫、甲状腺功能常规检查、风湿全套、抗核抗体谱检测/血管炎自身抗体、性激素全套：均阴性。

▶ 腹部 B 超：胆囊壁毛糙。

▶ 肺功能检查：FVC 1.09 L，FEV1 1.05 L，FEV1%预计值 32.7%，FEV1/FVC 96.3%，MVV

38.95 L/min，MVV％预计值 58.9％,提示极重度限制性通气功能障碍。

▸ 右心导管检查：肺动脉压 57/23(41)mmHg,肺小动脉楔压(PCWP) 16 mmHg,肺血管阻力

4.2 WU。

▸ 胸部 CT：两肺炎症,两侧少量胸腔积液伴下肺部分膨胀不全；心脏增大,肺动脉增宽(图 47-1)。

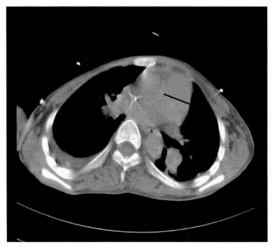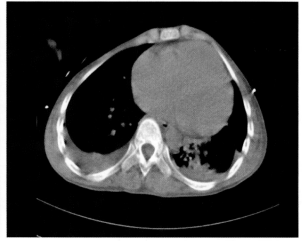

图 47-1　胸部 CT：肺动脉增宽,两侧少量胸腔积液伴下肺部分膨胀不全改变

问题与思考2

▸ 依据右心导管检查结果,患者肺动脉高压诊断明确,青少年患者,既往否认心肺基础疾病,我院及外院多次心超未提示左心功能不全表现,虽然右心导管检查中 PCWP＞15,但目前临床上第二大类依据不足；此外,该患者否认长期吸烟史,肺部影像学以急性渗出为主,无明显典型肺气肿、肺间质性纤维化改变,肺功能以限制性通气功能障碍为主,再结合患者肺 CTPA 报告,目前第三大类及第四大类肺高血压依据不足。术前免疫、甲状腺功能、风湿全套、抗核抗体谱检测/血管炎自身抗体、性激素全套、腹部B超均正常,可排除此类原因继发的肺高血压。对于该患者,目前主要考虑第一大类可能性大,第二大类不能完全排除,在经过无创呼吸机辅助通气,瑞莫杜林降肺高血压及强心、利尿、扩血管等对症治疗,患者 CO_2 潴留得到改善,但胸闷、气促伴乏力症状并未有所缓解；若该患者为特发性肺动脉高压,为

何对靶向治疗反应不佳,是否合并了其他基础疾病呢？除外肺动脉高压之外,我们发现在其整个发病过程中乏力症状非常突出,营养状况差,极度消瘦,BMI 只有 13.71 kg/m^2,入院查体时双下肢肌力下降,肺功能提示极重度限制功能障碍,追问患者家族史,我们发现其母亲也有乏力、运动耐力差等情况,数年前确诊线粒体肌病,mtDNA A3243 变异考虑。追溯患者住院期间血乳酸、肌酸激酶指标均明显升高,是否该患者也遗传该病？我们停用了瑞莫杜林,同时进一步完善了肌电图、头颅CT、肌肉活检等检查。

·辅助检查2·

▸ EMG＋NCV 提示：上下肢所检肌肌源性损害。
▸ 头颅CT：未见明显异常。
▸ 肌肉活检结果：肌源性损害,符合线粒体肌病病理改变(图 47-2)。

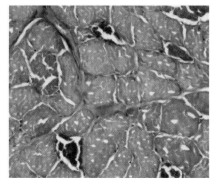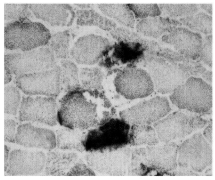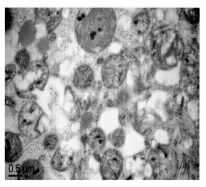

图47-2　MGT染色：可见散在不整红边纤维(RRF)；SDH染色：部分Ⅰ型纤维浓染或周边深染；
电镜下可见轻度大小不等，萎缩纤维呈钝圆形和角形

问题与思考3

• 结合肌肉活检的结果及相关检查，最终该患者诊断线粒体肌病(mitochondrial myopathy)所致肺动脉高压，目前线粒体肌病合并肺动脉高压罕见报道，发病机制不明，我们推测一种可能是线粒体肌病累及肺小动脉，产生类似于特发性肺动脉高压的病理改变，另一种可能是线粒体肌病累及代谢旺盛的器官及组织，累及呼吸机导致呼吸功能障碍，引起缺氧，继发肺动脉高压(属于第三大类肺动脉高压，靶向药物治疗无效)，累及心肌导致心室功能异常，若左心功能异常时也可以解释右心导管检查中PCWP＞15 mmHg的情况，这也解释为什么我们临床上使用降肺动脉高压的靶向药物疗效甚微，甚至患者的临床症状出现一度加重的情况。因此，对于该患者我们进行了以线粒体肌病为主的治疗。

·最终诊断·

（1）线粒体肌病。
（2）肺高血压(WHO分类Ⅴ类)。

·治疗方案·

患者予三磷酸腺苷二钠针20 mg静脉滴注，每日2次，改善机体代谢，维生素B_2 20 mg(每日3次，口服)，维生素E 100 mg(每日1次)、辅酶Q10 30 mg(每日3次，口服)，甲钴胺500 μg(每日1次)。3天后患者一过性下肢肌力好转2+级，复查血气乳酸较前明显下降，proBNP较前下降，提示肺动脉高压情况好转。复查床旁超声心动图：①右心增大，轻中度三尖瓣反流，三尖瓣口反流Vmax 2.5 m/s，RVSP 35 mmHg。超声心动图示肺动脉压力降至正常。患者出院前复查血气pH 7.326，PCO_2 53.3 mmHg，PO_2 95.4 mmHg，HCO_3^- 29.6 mmol/L。

·讨论·

线粒体疾病是一组少见的线粒体结构和(或)功能异常所导致的以脑和肌肉受累为主的多系统疾病。临床症状多样，且优先影响最依赖有氧代谢的器官系统，在心肺联合中最常见的是肥厚性心肌病，但以肺动脉高压为表现的表型鲜有报道。当可确定已知可致肺动脉高压的遗传性基因缺陷时，为遗传性肺动脉高压。P. C. Hung的一例线粒体肌病患者以肺动脉高压和急性右心衰竭为表现，他们认为以肺动脉高压为主要表现的线粒体肌病属于Ⅰ型肺动脉高压。在本文病例中，我们推测多种机制导致了该患者的肺动脉高压，除了缺氧诱导的血管收缩，线粒体肌病所致的血管床闭塞及心肌功能受累也可能导致肺动脉高压的发生，故提示第四型可能性大。

线粒体肌病可以表现为乏力和呼吸困难，而肺动脉高压患者也可有这些表现，两者间需要鉴别；尤其是该患者同时存在肺动脉高压，要在短时间内区分主要矛盾有一定难度。因此，详细的病史、完善的检查对于诊断及鉴别诊断非常重要，线粒体肌病是一种多系统累及的疾病，当临床上要确诊还需要肌肉活检、基因检测等结果的支持。

尽管线粒体肌病的遗传学和分子生物学已经有了很大的进展,但目前尚无证实能有效治疗原发性线粒体肌病的方法,临床上仍然以支持治疗为主,对于线粒体脑肌病合并肺动脉高压的患者,除了对线粒体脑肌病治疗外,肺动脉高压是否需要治疗,目前无相关研究报道,在本例病例中,我们主要针对线粒体肌病进行对症治疗,患者临床症状及肺动脉高压情况均在短期得到改善,后期我们会继续跟踪随访,同时也希望能开展更多的临床试验以进一步深入研究。

·病例启示·

(1) 相同的临床症状,或许来自不相同的病因;详细的病史、全面的检查有时能引导我们在一片迷雾中寻找到一点光源,打破临床中的困境。

(2) 在临床治疗过程出现疗效欠佳时,我们应该多个思考,多个疑问,从而尽可能避免临床决策的偏移。

章锐锋

浙江大学医学院附属邵逸夫医院

[1] Hung PC, Wang HS, Chung HT, et al. Pulmonary hypertension in a child with mitochondrial A3243G point mutation [J]. Brain Dev, 2012, 34: 866-868.

[2] Josef Finsterer, Sonam Kothari. Cardiac manifestations of primary mitochondrial disorders [J]. International Journal of Cardiology, 2014,177: 754-763.

[3] Robert Naeije. Pulmonary hypertension in hypoventilation syndromes [J]. EurRespir J, 2014,43: 12-15.

第六章

肺 栓 塞

急性肺栓塞(pulmonary embolism，PE)是常见的三大致死性心血管疾病之一，是内源性或外源性栓子阻塞肺动脉引起肺循环障碍的临床和病理生理综合征，其中肺动脉血栓栓塞(pulmonary thromboembolism，PTE)是最常见的 PE 类型，是指来自静脉系统或右心的血栓阻塞肺动脉或其分支所致的疾病，以肺循环和呼吸功能障碍为主要临床表现和病理生理特征。

多种易患因素包括患者自身因素(多为永久性因素)与环境因素(多为暂时性因素)可以导致 PE。6 周到 3 个月内的暂时性或可逆性危险因素(如外科手术、创伤、制动、妊娠、口服避孕药或激素替代治疗等)可诱发 PE，但在缺少任何已知危险因素的情况下，PE 也可能发生。

急性 PE 一旦确诊，对严重程度进行危险分层以评估 PE 的早期死亡风险并决定治疗策略是重要举措。视肺栓塞的高危、中危和低危程度不同，及病程缓急、影响血流动力学情况不同，可采取溶栓、抗凝、外科血栓清除术和介入治疗等不同的治疗方法。

本章收录 9 例不同危险因素、不同临床表现、不同治疗手段的急性肺栓塞，从不同角度阐述肺栓塞的诊断、危险分层和治疗，以利临床医生学习、借鉴。

病例 48　从低危到中高危——深入认识急性肺栓塞

关键词 · 气促；肺栓塞；危险分层；低血压；肺栓塞介入治疗

· **病史摘要** ·

患者，女性，64 岁，因"气促 10 天"入院。

患者 10 天前上楼时突感气促，伴乏力、头晕，无胸痛、咳嗽、咯血、黑矇、晕厥等症状。症状持续，休息无明显缓解。到当地医院就诊，胸片提示"肺部纹理增多"，诊断考虑"肺炎"，予抗生素（具体不详）处理，症状稍缓解。既往否认"冠心病""糖尿病"病史，有"高血压"病史 10 余年，最高 170/100 mmHg，长期服用硝苯地平、依那普利等降压药，血压控制可。

无烟酒史。否认手术、外伤史，否认输血史。结婚 40 年，育有 1 子。50 岁绝经，既往经期规律，经量正常。

· **入院查体** ·

发育正常，营养良好，步入病房，神志清楚，精神欠佳。脉搏 94 次/min，血压 105/64 mmHg，呼吸 24 次/min。全身浅表淋巴结未扪及。气管居中，胸廓对称，双肺呼吸音清晰，未闻及干、湿啰音，心率 94 次/min，律齐，P2 亢进，各心脏瓣膜区未闻及杂音。双下肢无水肿。

· **辅助检查** ·

肺动脉 CTA：双肺动脉及大分支广泛低密度充盈缺损影，双侧胸腔见少许水样密度影。

心脏彩超：右心房 37 mm，右心室 36 mm，EF 62%，未见明显三尖瓣反流，左心室舒张功能减退。

心电图：窦性心律，可见 S1Q3T3。

血气分析：pH 7.49（↑），SO_2 91%（↓），PO_2 56 mmHg（↓），CO_2 33 mmHg。

电解质：钾 3.17 mmol/L（↓），钠 146.7 mmol/L，氯 113.5 mmol/L（↑）。

D-二聚体：9.58 mg/L（↑）。

BNP 56 pg/ml，cTnI 0.02 ng/ml、CK-MB 14 U/L，肾功、肝功、血常规、抗核抗体谱、肿瘤标志物、风湿系列均正常。

· **诊断** ·

（1）急性肺栓塞（Ⅰ 型呼吸衰竭）。

（2）高血压 2 级（高危）。

（3）电解质紊乱：低钾血症、高氯血症。

· **治疗方案** ·

面罩吸氧，依诺肝素钠注射液 40 mg 皮下注射，每日 2 次，10% 氯化钾口服液 10 ml，口服，每日 3 次。

· **入院 4 天后查体** ·

患者自觉气促症状缓解，查体：心率 80～90 次/min，血压 100～110/60～70 mmHg，呼吸 18～20 次/min。双肺呼吸音清晰，未闻及干、湿啰音，双下肢无水肿。

问题与思考

患者经肺动脉 CTA 证实为急性肺栓塞，肺栓塞严重指数评估为低危组，按照指南采取抗凝治疗。患者经抗凝治疗后症状明显减轻，但血压在未使用影响血压药物的情况下始终偏低，且远低于既往血压，这种情况是否需要考虑血流动力学不稳定？考虑采取补救性再灌注治疗？考虑到患者目前血压较最高血压明显降低超过 60 mmHg，决定行右心导管检查和必要时经导管介入治疗。

· **治疗** ·

右心导管检查：右肺动脉 43/15/28 mmHg，左肺动脉 42/14/26 mmHg,右心室测压 44/9/21 mmHg。

肺动脉造影:右上肺动脉可见大量血栓影,左肺动脉及大分支未见明显血栓影(视频 48-1)。

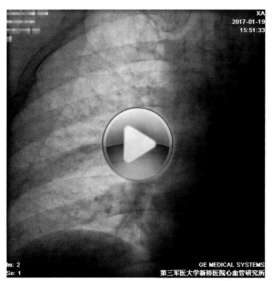

视频 48-1　治疗前肺动脉造影

经导管碎栓:5.0 mm×12 mm 球囊 10 atm×10 s多次挤压血栓,送入抽吸导管反复抽吸,抽出大量血栓。再次测压右肺动脉 35/10/15 mmHg。造影见右上肺动脉内血栓减少(视频 48-2)。

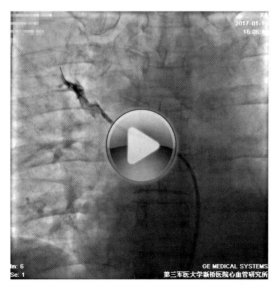

视频 48-2　治疗后肺动脉造影

· 术后复查 ·

血压:患者血压逐渐回升至(120~140)/(70~85)mmHg。

血气分析:①术后即刻:pH 7.48(↑),SO_2 92%(↓),PO_2 58 mmHg(↓),CO_2 38 mmHg。②术后 12 h:pH 7.48(↑),SO_2 94%(↓),PO_2 66 mmHg(↓),CO_2 37 mmHg。③术后 3 天:pH 7.42,SO_2 96%,PO_2 68 mmHg(↓),CO_2 39 mmHg。

心脏彩超:①术后 4 天:右心房 33 mm,右心室 32 mm,EF 67%,三尖瓣反流压差 20 mmHg,反流速度 227 cm/s,左心室舒张功能减退。②术后 15 天:右心房 33 mm,右心室 32 mm,EF 63%,未见三尖瓣反流,左心室舒张功能减退。

· 讨论 ·

本例患者诊断急性肺栓塞明确。新近的指南中关于肺栓塞的治疗强化了危险分层概念,并据此决定下一步治疗策略。根据是否出现休克或者持续性低血压对疑诊或确诊肺栓塞进行初始危险分层,以识别早期死亡高危患者。当患者出现休克或低血压,应立即视为高危患者,一旦确诊肺栓塞,迅速启动再灌注治疗。对不伴休克或低血压的非高危患者,需要进行有效的临床预后风险评分(肺栓塞严重指数)。根据患者风险评分可将患者分为中危和低危。其中中危又可根据右心室大小和生物学标记物分为中高危和中低危。但患者的危险分层并非一成不变,部分中低危或低危患者随着病程的进展和医生对病情的认识深入也会再次归入中高危或高危。本例患者既往有高血压病史,最高血压 170/100 mmHg,入院时血压 105/64 mmHg,因考虑患者长期服用降压药物,且血压一般控制可,入院时未考虑低血压。但患者入院后排除降压药影响因素后仍血压低于正常,则需考虑低血压,患者的危险分层也由低危变为中高危。治疗也由单纯的抗凝改为补救性再灌注。经补救性再灌注后患者血压逐渐恢复,氧饱和度逐渐回升。

·病例启示·

（1）肺栓塞患者的危险分层并非一成不变，临床中需认真观察患者病情变化。

（2）经导管介入治疗急性肺栓塞是一种安全、有效的手段。

陈剑飞 黄 岚

中国人民解放军陆军军医大学新桥医院

病例 49　生死时速救少年——急诊介入抢救高危肺栓塞

关键词·晕厥；低氧血症；高危肺栓塞救治；肺动脉内介入治疗

·病史摘要·

患者，男性，22 岁，因"突发胸痛、呼吸困难 8 h"入院。

患者 8 h 前（2016-10-24）无明显诱因突发胸痛、呼吸困难伴晕厥数次，于西安某 A 学院校医室就诊时呼吸困难加重，伴心率加快、血压降低，遂送至西安某 B 医院行胸部 CT 检查考虑肺动脉栓塞可能，转入我院急诊科就诊，行螺旋 CT 肺动脉造影（CT pulmonary angiography，CTPA）提示肺动脉主干、左右肺动脉分支广泛肺栓塞，以"大面积肺栓塞、双下肢深静脉血栓"收入我科。发病以来，神志清，精神差，饮食、休息不佳，口唇略发绀，血压不稳定，氧饱和度减低。

患者 2016 年 1 月于某 C 医院诊断为下肢静脉血栓形成，后转入北京某 D 医院，确诊为"易栓症"，行下腔静脉滤器置入术后常规服用利伐沙班治疗，入院时自行停药 2 月余。对青霉素类药物过敏。

·入院体检·

血压 80/60 mmHg，指脉氧饱和度仅 70%，神志清，精神差，推车入病房，口唇稍发绀，胸廓对称无畸形，双侧呼吸动度一致，触觉语颤均等，双肺可闻及少量湿啰音。心前区无隆起，心界稍向左扩大，心率 99 次/min，律齐，P2 亢进，A2＜P2，各瓣膜听诊区未闻及杂音及额外心音。周围血管征阴性。双下肢无肿胀，双下肢肤色、皮温及皮肤张力正常，双下肢动脉搏动良好，双 Neuhoff 征阴性。

·辅助检查 1·

▶ 血常规：RBC 4.09×10^{12}/L，PLT 57×10^9/L(↓)，WBC 9.15×10^9/L，Hb 153 g/L，$NE^\#$ 6.75×10^9/L。

▶ 凝血六项：Fg 1.43 g/L(↓)。

▶ BNP 及 cTnT 测定：BNP 3 678 pg/ml(↑)，cTnT 0.025 ng/ml(↑)。

▶ 肝功能：TB 24.1 μmol/L，DB 7.3 μmol/L。

▶ 肾功能：UA 526 μmol/L(↑)，Glu 6.11 μmol/L(↑)，LDH 347 U/L(↑)，羟丁酸脱氢酶 301 U/L(↑)。

▶ CTPA：肺动脉主干、左右肺动脉分支广泛肺栓塞；右肺上叶及左肺下叶片絮状高密度影，考虑两肺炎症；左侧少量胸腔积液（图 49-1）。

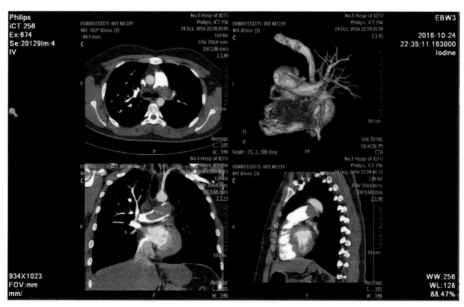

图 49-1　CTPA 提示广泛肺动脉栓塞

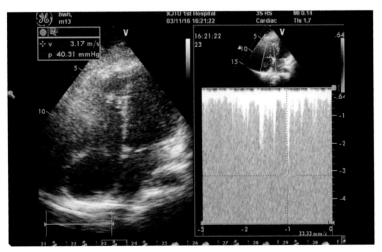

图 49-2 心动超声提示右心扩大,估测肺动脉压力 50 mmHg

心动超声:肺动脉高压(收缩压 50 mmHg);右心房、右心室大(图 49-2)。

问题与思考1

患者以呼吸困难伴晕厥起病,呼吸困难持续加重,入院时低血压,血小板降低,波动范围为 $(20\sim60)\times10^9/L$,氧饱和度仅为 70%,完全丧失活动能力,CTPA 提示肺栓塞,结合既往有下肢深静脉血栓病史,自行停服抗凝药,肺栓塞诊断明确。

根据 2014 年 ESC 指南,急性肺栓塞伴有持续性低血压(收缩压<90 mmHg 至少 15 min,排除非肺栓塞所致的心律失常、血容量不足、败血症或左心室功能障碍)、症状性心动过缓(有休克症状或体征且心率<40 次/min)者为高危肺栓塞。

· 最终诊断 ·

(1) 高危肺栓塞。

(2) 双下肢深静脉血栓形成。

(3) 肺部感染。

问题与思考2

根据 2014 年 ESC 指南,对于高危肺栓塞急性期,血流动力学及呼吸支持极其重要,优化的机械通气管理包括:避免低氧血症;避免高水平的呼气末正压通气(PEEP)(>10 cmH$_2$O);避免过高或过低的肺容量;采用肺保护性的通气策略(潮气量 6~8 ml/kg,低平台压和低 PEEP);以上措施可以将 ARDS 时 ARHS 发生率从 61% 降至 25%。指南还指出,高危肺栓塞患者推荐立即静脉给予普通肝素抗凝治疗。

因此,对于此患者严重低氧血症,我中心立即给予无创呼吸机,同时立即启动针对高危肺栓塞的抗凝治疗,患者的氧饱和度逐渐上升至90%以上,但患者仍觉气短明显,活动耐量较差。这种情况下,根据 ACCP-10 指南:伴有低血压(如收缩压<90 mmHg)的急性肺栓塞患者,出血风险不高时,建议全身性溶栓治疗,优于不给予全身性溶栓(2B级),但患者纤维蛋白原和血小板显著低于正常水平,出血风险大,不宜给予全身性溶栓,那应该怎样处理呢? ESC 指南指出:抗凝禁忌或抗凝治疗失败的高危肺栓塞推荐血栓切除术。ACCP-10 指出:对于急性肺栓塞伴有低血压的患者,且伴有出血风险高、全身溶栓失败、休克时,在静脉溶栓药起效前(几小时内)因休克可能致死的,如有相应的专业人员和资源时,推荐导管辅助血栓清除术优于不进行上述干预(2C)。

综上所述,我中心决定给予患者急诊介入治疗,介入治疗目的是尽快清除阻塞主肺动脉的血栓,恢复右心室功能,改善症状和生存率。

·治疗方案·

入院后给予抗凝、利尿及呼吸机辅助通气治疗,积极完善相关检查,急诊局麻下行下肢顺行静脉＋下腔静脉＋肺动脉造影＋肺动脉溶栓捣栓术,术中造影示患者双侧髂静脉闭塞,可见大量侧支显影,下腔静脉滤器内完全闭塞,侧支显影良好。故行局麻下穿刺右肘正中静脉,置入血管鞘。送入猪尾导管于下腔静脉滤器上方造影示肾静脉以上下腔静脉通

畅,行肺动脉造影示右肺动脉中叶及下叶显影不良,右肺动脉主干内可见大量充盈缺损,左肺动脉未见显影。行右肺动脉内溶栓抽栓捣栓并局部给予尿激酶25万U后,右肺动脉中叶及下叶血管部分显影,左肺进行抽栓后显影明显改善,交换Unifuse导管于左肺下叶动脉并留置导管继续溶栓治疗(图49-3)。介入治疗后患者即刻诉呼吸困难减轻,并于手术当晚脱离呼吸机,面罩吸氧,氧饱和度100%,生命体征稳定。出院时活动耐量明显恢复,一般日常活动不受限,给予常规口服抗凝治疗。出院后2个月复查肺动脉压力降至40 mmHg,6 min步行距离468 m,生活完全自理,活动自如,运动耐量良好。

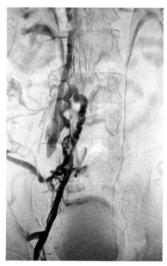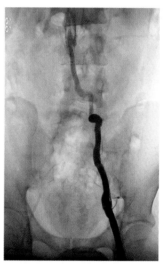

A

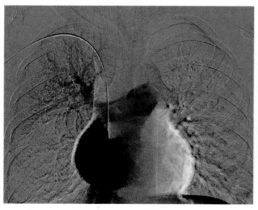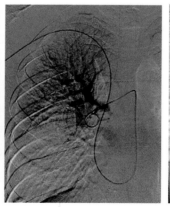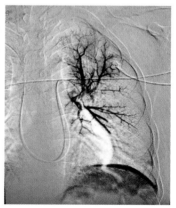

B

图49-3　介入治疗。A. DSA示下腔静脉滤器闭塞,侧支循环开放;B. 肘正中静脉穿刺行肺动脉造影示右肺动脉中叶及下叶显影不良,右肺动脉主干内可见大量充盈缺损,左肺动脉未见显影,机械药物耦联介入治疗后右肺动脉显影好转,左肺动脉显影明显改善

问题与思考3

· 急性肺栓塞介入治疗旨在快速减少和消除血栓，开通肺动脉增加肺血流量，提高氧分压降低肺动脉压力，改善肺栓塞引起的心肺功能紊乱，稳定血流动力学，尽可能提高患者生存率。急性肺栓塞介入治疗的方法主要有：经皮导管肺动脉捣栓碎栓术、经皮导管肺动脉抽吸取栓术、经皮导管直接接触性肺动脉溶栓术（catheter-directed thrombolysis, CDT）、机械或超声消融＋CDT 等。肺栓塞介入治疗的入路以股静脉常用，颈内静脉或锁骨下静脉次之。该患者造影显示双侧髂静脉闭塞，滤器内完全闭塞，所以我中心选择右肘正中静脉作为入路进行介入治疗。通过导管碎栓术，即利用机械方法将堵塞肺动脉内的血栓破碎，推到远端或吸出，使肺动脉再通，取得了良好的治疗效果。

· **讨论** ·

（1）病例讨论：本例患者以呼吸困难入院，入院时低血压、低氧血症、血小板减低、丧失活动能力，结合既往病史及 CTPA 检查结果，诊断为由于自行停服抗凝药引起的高危肺栓塞。入院后立即给予抗凝、利尿及呼吸机辅助通气治疗，因纤维蛋白原和血小板低，无法行全身溶栓治疗，遂急诊局麻下行肺动脉溶栓捣栓术，术后患者病情平稳。出院时活动耐量明显恢复。出院后 2 个月复查肺动脉压力降至 40 mmHg，6 min 步行距离 468 m，生活完全自理，运动耐量良好。

该例患者既往有下肢深静脉血栓形成病史，曾于北京某 D 医院确诊为"易栓症"，并置入下腔静脉滤器。根据 ACCP-10 指南：对于无诱因的首次发生近端深静脉血栓栓塞或肺栓塞患者，如果伴有低度或中度出血风险，建议延长抗凝治疗（未设定停药日期），优于抗凝治疗 3 个月（2B 级）。该患者已置入下腔静脉滤器，因此需长期正规抗凝治疗，但患者自行停药，导致静脉血栓复发，造成了严重的不良后果，该案例警示临床医生对于静脉血栓患者定期随访及告知停药风险非常重要。

（2）治疗讨论：肺栓塞介入治疗目的是尽快清除阻塞主肺动脉的血栓，恢复右心室功能，稳定血流动力学，改善症状和生存率。结合指南，高危肺栓塞患者不合并溶栓绝对禁忌证的患者可首选系统性溶栓。当合并溶栓治疗绝对禁忌证时可选择猪尾导管或漂浮导管碎栓术、运用流体动力导管装置行流变血栓切除术、运用负压导管行导管血栓抽吸术、血栓旋磨切除术等治疗方法。中高危患者在血流动力学稳定的情况下首选抗凝治疗，随时观察病情变化，需要再灌注治疗并且合并溶栓禁忌时也可选择上述介入治疗方式。

· **病例启示** ·

（1）肺栓塞应早发现早治疗，采用综合治疗方法，最大程度优化治疗结果。

（2）对于抗凝治疗的患者，需提高患者依从性，定期的随诊极其重要。

（3）临床上对于不明原因呼吸困难患者，应积极排查肺栓塞，以免漏诊、误诊。

（4）肺栓塞高危患者，全身情况差，不宜全身溶栓治疗时，在有条件的中心，可尽快行介入干预，多种方法可综合应用。

李　尤　孟　燕　田红燕
西安交通大学第一医院

[1] Jaff MR, McMurtry MS, Archer SL, et al. Management of massive and submassive pulmonary embolism, iliofemoral deep vein thrombosis, and chronic thromboembolic pulmonary hypertension [J]. circulation, 2011,123：1788 - 1830.

[2] Konstantinides SV, Torbicki A, Agnelli G, et al. Guidelines on the diagnosis and management of acute pulmonary embolism：the Task Force for the Diagnosis and Management of Acute Pulmonary Embolism of the European Society of Cardiology (ESC)[J]. Eur Heart J, 2014,35 (43)：3033 - 3069.

[3] Kearon C, Akl EA, Ornelas J, et al. Antithrombotic Therapy for VTE Disease：CHEST Guideline and Expert Panel Report [J]. Chest, 2016,149(2)：315 - 352.

[4] Lee Seul-Hee, Kim Hyun-Kyu, Hwang Jeung-Kee, et al. Efficacy of Retrievable Inferior Vena Cava Filter Placement in the Prevention of Pulmonary Embolism during Catheter-Directed Thrombectomy for Proximal Lower-Extremity Deep Vein Thrombosis [J]. Annals of vascular surgery, 2016,33.

[5] Khanna NN, Suparna Rao. Catheter directed thrombolytic therapy and percutaneous thrombectomy [J]. Journal of Indian College of Cardiology, 2017.

[6] Carroll BJ, Pemberton H, Kenneth A et al. Initiation of a Multidisciplinary, Rapid Response Team to Massive and Submassive Pulmonary Embolism [J]. The American Journal of Cardiology, 2017.

[7] Akhilesh Sista. Pulmonary Embolism: The Astute Interventional Radiology Clinician [J]. Semin Intervent Radiol, 2017,34(01).

[8] Timothy Carlon, Deepak Sudheendra. Interventional Therapy for Upper Extremity Deep Vein Thrombosis [J]. Semin Intervent Radiol, 2017, 34(01).

[9] Huber TC, Haskal ZJ. The Role of Interventional Radiologists in the Use of Extracorporeal Membranous Oxygenation in the Catheter-Directed Treatment of Pulmonary Embolism [J]. Journal of Vascular and Interventional Radiology, 2017.

[10] Jonathan D. Steinberger, Scott J. Genshaft. The Role of IVC Filters in Pulmonary Embolism [J]. Techniques in Vascular and Interventional Radiology, 2017.

[11] Timothy Carlon, Deepak Sudheendra. Interventional Therapy for Upper Extremity Deep Vein Thrombosis [J]. Semin Intervent Radiol, 2017, 34(01).

病例 50　嗜酸粒细胞增多综合征合并静脉血栓栓塞症

关键词·静脉血栓栓塞症；嗜酸粒细胞增多综合征；肺栓塞病因；肺栓塞危险分层；融合基因检测

·病史摘要·

患者，男性，32岁。因"胸闷、咳嗽1个月，右下肢肿胀6天"入院。

患者入院前1个月在无明显诱因下出现胸闷、咳嗽，无发热、胸痛、气急、晕厥等不适，于外院就诊，考虑肺部感染，予以抗感染治疗后症状缓解。入院前6天逐渐出现右下肢肿胀，难以行走，后于外院下肢血管超声提示右侧腘静脉栓塞。血常规提示白细胞达$21.66×10^9$/L，嗜酸粒细胞达32.5%。现为求进一步诊治，收入我院。追问病史，患者此次发病前有湿疹病史4个月，治疗效果不佳（具体治疗方案不详）。

·入院体检·

体温正常，呼吸20次/min，血压100/70 mmHg。全身淋巴结无肿大，口唇无发绀，甲状腺无肿大，双肺呼吸音粗糙，但未闻及干、湿啰音，心率96次/min，心音无分裂，律齐，各瓣膜区未及杂音。双下肢可见皮疹，右下肢肿胀（髌骨下10 cm周径：右侧38.5 cm，左侧36 cm）。

问题与思考1

·患者因右下肢肿胀就诊，血管超声提示静脉血栓，故考虑患者下肢深静脉血栓形成（deep vein thrombosis，DVT）的诊断成立。因下肢静脉血栓易脱落，可导致肺动脉血栓栓塞（pulmonary thromboembolism，PTE）形成，结合本患者有反复胸闷病史，因此需进一步完善相关检查明确诊断，如D-二聚体、肺血管CTA等检查。患者外院血常规提示嗜酸粒细胞绝对值明显超过正常范围，需多次复查血常规以及完善骨髓穿刺等多种检查，进一步明确患者有无嗜酸粒细胞增多综合征。

·辅助检查1·

▷ 肺CTA：右肺动脉主干远端及其主要分支栓塞（图50-1）。

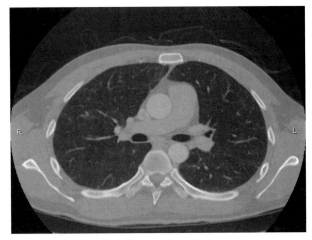

A

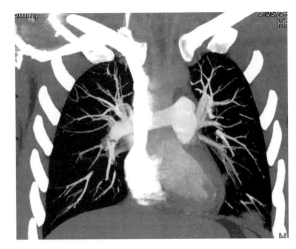

B

图 50-1　患者肺CTA表现。A.肺CTA横断位；B.肺CTA血管重建冠状位

▷ 血常规：WBC $21.5×10^9$/L，NE 36%，EO 51%，$EO^\#$ $8.3×10^9$/L。

▷ D-二聚体：9.82 mg/L。

▷ 骨髓穿刺：骨髓增生明显活跃，嗜酸粒细胞增高

（占 39.5％），外周血中嗜酸粒细胞增高，符合嗜酸粒细胞增多症细胞的变化。

问题与思考2

· 结合患者肺血管 CTA 表现，并且 D-二聚体明显升高，故肺栓塞诊断明确，但仍需进一步完善心脏实验室生物标志物和心超进行预后评估以便行危险分层。另外，患者多次血常规示嗜酸粒细胞绝对值超过正常上限，且骨髓中嗜酸粒细胞比例增高（占 39.5％），符合嗜酸粒细胞增多综合征诊断。结合患者发病前有湿疹病史，首先考虑该患者属于反应性嗜酸粒细胞增多综合征，仍需进一步行免疫学和融合基因相关检查，排除血液系统肿瘤性疾病。

· 辅助检查 2 ·

▷ 心肌损伤标志物：MYO 24 ng/ml，CK-MB 0.4 ng/ml，cTnI 0.01 ng/ml。

▷ proBNP：468 pg/ml（↑）。

▷ 心超：右心房增大（左右径 52 mm），EF 60％。

▷ 各项过敏原检查均阴性。

▷ 融合基因检测：*ETV6-PDGFRβ* 阴性；*FIP1L1/PDGFRα* 阴性。

· 最终诊断 ·

（1）右下肢深静脉血栓形成。
（2）肺动脉血栓栓塞（中低危）。
（3）反应性嗜酸粒细胞增多综合征。

· 治疗方案 ·

该患者入院后予以肝素、华法林抗凝。确诊反应性嗜酸粒细胞增多综合征后予以针对原发病治疗，具体为氯雷他定 10 mg（口服，每日 1 次）和糠酸莫米松软膏外用治疗。患者下肢肿胀渐消退，胸闷、咳嗽消失，病情稳定出院。

问题与思考3

· 该患者肺栓塞不伴有休克或低血压，心肌损伤

标志物正常而 proBNP 偏高，依照最新欧洲心脏病学会《急性肺栓塞诊断及管理指南》以及《中国急性肺栓塞诊断与治疗指南》，考虑该患者属中低危分组，不需要溶栓治疗，予以胃肠外抗凝联合维生素 K 拮抗剂治疗。同时，我们在治疗肺栓塞的基础上，积极治疗原发疾病，予以氯雷他定和糠酸莫米松软膏治疗湿疹，患者症状逐渐好转。

· 讨论 ·

本例患者发病前湿疹病史 4 个月，入院前新发下肢深静脉血栓，以右下肢肿胀为主要表现，根据血管超声和肺血管 CTA 结果，诊断患者为下肢深静脉血栓合并肺栓塞。根据病史分析，排除了制动、手术和肿瘤等静脉血栓栓塞症（venous thromboembolism，VTE）易患因素。经过全面检查，发现该患者符合嗜酸粒细胞增多综合征表现，故考虑为嗜酸粒细胞增多综合征合并静脉血栓栓塞症。

嗜酸粒细胞增多综合征是一种病因不明，以外周血嗜酸粒细胞持续增多，伴组织和脏器中嗜酸粒细胞浸润和功能障碍为特征的疾病。目前该综合征分为 4 种类型：第一类为反应性嗜酸粒细胞增多，见于过敏性疾病、皮肤病、感染；第二类为继发性嗜酸粒细胞增多，见于结缔组织病、肿瘤、内分泌疾病等；第三类为克隆性嗜酸粒细胞增多，见于慢性嗜酸粒细胞白血病及急、慢性髓细胞白血病等；第四类为特发性嗜酸粒细胞增多，原因不明，以嗜酸粒细胞过量生成为特征的骨髓增生性疾病可累及多系统，国内报道不多。该患者于入院前 4 个月曾有明确的湿疹病史，且入院时双下肢可见皮疹，故首先考虑皮肤病引起的嗜酸粒细胞增多，即第一类。同时进一步行免疫学和基因检测等检查，除外了第二类和第三类。最后结合患者发病情况以及各种检查结果（包括骨髓检查），确诊为反应性嗜酸粒细胞增多综合征。

本例患者在病情活动期间同时发生了静脉血栓栓塞症，这是偶然发生还是与嗜酸粒细胞增多有着因果关系？目前 2014 年欧洲心脏病学会《急性肺栓塞诊断及管理指南》以及《中国急性肺栓塞诊断与治疗指南》提出静脉血栓栓塞症的诱发因素如下。

（1）高危因素（OR＞10）：①下肢骨折；②3个月内因心力衰竭、心房颤动或心房扑动入院；③髋关节或膝关节置换术；④严重创伤；⑤3个月内发生心肌梗死；⑥既往 VTE；⑦脊髓损伤。

（2）中危因素（OR 2～9）：①膝关节镜手术；②自身免疫性疾病；③输血；④中心静脉置管；⑤化疗；⑥充血性心力衰竭或呼吸衰竭；⑦促红细胞生成素剂；⑧激素替代治疗；⑨体外受精；⑩感染；⑪炎症性肠道疾病；⑫癌症；⑬口服避孕药；⑭卒中瘫痪；⑮产后；⑯浅静脉血栓；⑰血栓形成倾向。

（3）低危因素（OR＜2）：①卧床休息＞3天；②糖尿病；③高血压；④长时间坐位；⑤年龄增长；⑥腹腔镜手术；⑦肥胖；⑧妊娠；⑨静脉曲张。

针对本例患者，我们通过病史采集和全面检查，排除了静脉血栓栓塞症的常见危险因素。我们查阅国内外文献，发现均有嗜酸粒细胞增多综合征并发血栓性疾病的相关报道。从病程上看，嗜酸粒细胞升高与肺栓塞发生时间重叠，其因果关系可能性更大。

嗜酸粒细胞综合征导致易栓状态的机制如下。

（1）嗜酸粒细胞导致的高凝状态：①嗜酸粒细胞胞质中的特异颗粒存在主要碱性蛋白，可抑制血栓调节蛋白，通过Ⅴ因子灭火减少导致高凝状态；②嗜酸粒细胞活化后释放组织因子，进一步激活Ⅻ因子，活化外源性凝血途径；③由嗜酸粒细胞脱颗粒释放的神经毒素、嗜酸性阳离子蛋白和主要碱性蛋白，可损伤血管内皮细胞，使血管壁的组织因子暴露，活化外源性凝血途径，造成高凝状态；④嗜酸粒

细胞释放的脂质递质含有血小板活化因子，可活化血小板，致血栓性疾病。

（2）嗜酸粒细胞综合征患者常伴有血清 IgE 水平升高，诱导血小板活化。

（3）糖皮质激素应用可导致高凝状态。本例患者各项过敏原检查均阴性，因此，由 IgE 诱导血小板活化机制参与血栓形成可能性较小。另外，该患者发病前未使用糖皮质激素，故初步排除激素导致高凝状态的可能。因而，外周血及骨髓持续嗜酸粒细胞异常增多是导致该患者发生静脉血栓栓塞症的主要机制。

总之，嗜酸粒细胞综合征合并静脉血栓栓塞症临床上较少见，应提高警惕，避免漏诊。骨髓穿刺以及融合基因检测是对嗜酸粒细胞分型的重要检查，根据疾病分型再制订相应治疗方案以改善患者预后。针对肺栓塞，需积极寻找易患因素，明确疾病危险程度，制订个体化治疗方案，伴有下肢深静脉血栓形成的患者可考虑置入下肢静脉滤器。

·病例启示·

（1）下肢静脉血栓的患者需进一步完善肺血管CTA 以明确有无并发肺栓塞。

（2）发现肺栓塞后需积极寻找易患因素，评估危险程度，进行个体化治疗。

（3）嗜酸粒细胞增多综合征易伴发多种血栓性疾病，临床上需特别注意，避免漏诊、误诊。

宋洁明

同济大学附属上海市同济医院

参考文献

［1］Knostantinides S, Torbicki A, Agnelli G, et al. 2014 ESC Guidelines on the diagnosis and management of acute pulmonary embolism［OL］. European Heart Journal，doi：1093/eurheartj/ehu283.

［2］Valent P, Klion AD, Horny HP, et al. Contemporary consensus proposal on criteria and classification of eosinophilic disorders and related syndromes［J］. J Allergy Clin Immunol，2012,130(3)：607－612.

［3］Montgomery ND, Dunphy CH, Mooberry M, et al. Diagnostic complexities of eosinophilia［J］. Arch Pathol Lab Med，2013,137(2)：259－269.

［4］中华医学会心血管学分会肺血管病学组. 中国急性肺栓塞诊断与治疗指南.2015.

［5］Buyuktas D, Eskazan AE, Borekci S, et al. Hyperosinophilic syndrome associated with simultaneous intracardiac thrombi, cerebral thromboembolism and pulmonary embolism［J］. Intern Med，2012,51(3)：309－313.

［6］Gurgun A, Tuluce K, Tuluce SY, et al. Hypereosinophilic syndrome presenting with large left ventricular apical thrombus and pulmonary embolism［J］Echocardiography，2011,28(9)：180－182.

［7］Mukai HY, Ninomiya H, Ohtani K, et al. Major basic protein binding in patients with eosinophilia［J］. Br J Haematol，1995,90(4)：892－899.

［8］Marzano AV, Tedeschi A, Berti E, et al. Activation of coagulation in bullous pemphigoid and other eosinophil-related inflammatory skin diseases［J］. Clin Exp Immunol，2011,165(1)：44－50.

［9］Kikuchi K, Minami K, Miyakawa H, et al. Portal vein thrombosis in hypereosinophilic syndrome［J］. Am J Gastroenterol，2002,97(5)：1274－1275.

病例 51 中高危急性肺栓塞患者溶栓治疗的思考——急性肺栓塞患者死亡

关键词 · 呼吸困难；晕厥；低氧血症；EKG；CTPA；急性肺栓塞；肺栓塞危险分层

· 病史摘要 ·

患者，男性，71 岁，因"呼吸困难 1 个月，加重 1 周，伴短暂性意识丧失"入院。

患者于 1 个月前无明显诱因出现呼吸困难，之后反复发作，呈进行性加重，尤以劳累后明显，伴乏力、食欲不振。1 周前患者上述症状进一步加重，伴短暂性意识丧失 1 次，有四肢抽搐，无大小便失禁，数分钟后意识恢复，曾于当地医院就诊，给予对症治疗（具体不详），无明显改善，为进一步明确诊断和治疗，急诊科以"呼吸困难"收入院，病程中无发热、胸痛，无恶心、呕吐，无腹痛、腹胀，二便正常，体重无明显下降。

平素体健，否认传染病病史，无手术外伤史，无药物或食物过敏史，无输血史。既往腔隙性脑梗死病史 10 余年，精神疾病病史 20 余年。

· 入院体检 ·

体温 36.6 ℃，脉搏 89 次/min，呼吸 20 次/min，血压 116/72 mmHg，神清语明，表情痛苦，口唇明显发绀，颈静脉怒张，颈软，双肺呼吸音减弱，可闻及干、湿啰音。心界向左扩大。心率 89 次/min，律齐，心音减弱，胸骨左缘第 2 肋间可闻及 2/6 级收缩期杂音，不传导，腹平软，肝肋下 1 cm 可触及，肝颈静脉回流征阳性。

问题与思考1

· 老年患者以呼吸困难起病，病程中反复发作，呈进行性加重，尤以劳累后明显，呼吸困难的常见病因可分为：呼吸系统疾病（COPD、哮喘等）、心血管系统疾病（心功能不全、肺栓塞、肺动脉高压、心包压塞、上腔静脉综合征等）、中毒、血液系

统疾病、神经精神疾病以及肌肉疾病等。患者查体：口唇明显发绀，双肺呼吸音减弱，可闻及干、湿啰音，心界向左扩大，颈静脉怒张，考虑心功能不全可能，患者有短暂性意识丧失病史考虑心源性疾病可能性大，需除外脑血管疾病，故针对上述可能病因进一步完善相关辅助检查进行鉴别。

· 辅助检查 1 ·

（1）入院常规检查

▶ 血常规：Hb 152 g/L，RBC 4.77×10^{12}/L，WBC 10.4×10^9/L（↑），NE 71.4%（↑），PLT 206×10^9/L。

▶ 动脉血气分析：pH 7.56（↑），PCO_2 23 mmHg（↓），PO_2 46 mmHg（↓），SO_2 88%（↓）。

▶ 血生化：GPT 48 U/L（↑），r-GT 64 U/L（↑），TB 36.3 μmol/L（↑），DB 12.8 μmol/L（↑），TP 77.4 g/L，Alb 42.5 g/L，UA 477 μmol/L（↑），Cr 123 μmol/L（↑），Ur 9.58 mmol/L（↑），碳酸氢盐 21.9 mmol/L（↑），Na^+ 133.0 mmol/L，Cl^- 99 mmol/L。

▶ D-二聚体：1 149 ng/ml（↑）。

▶ 心肌酶：CK 105 U/L，LDH 331 U/L（↑），CK-MB 2.3 μg/L。

▶ cTnI：0.137 μg/L（↑）。

▶ 乙肝五项＋丙肝抗体＋梅毒抗体＋HIV 抗体：均阴性。

▶ 甲状腺功能：正常。

▶ 心电图：I 导联 S 波加深，III 导联有显著宽深的 Q 波，T 波倒置，V_1～V_4 T 波倒置（图 51-1）。

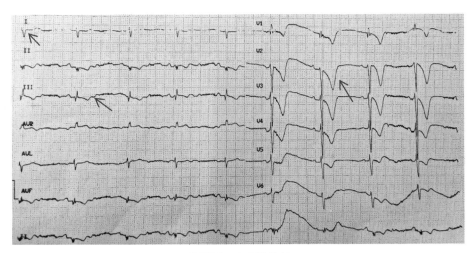

图 51-1　心电图检查

（2）针对性检查

▷　NT-proBNP：7 580 pg/ml（↑）。

▷　超声心动图：①中至重度肺动脉高压（PASP 84 mmHg），右心房、右心室扩大，右心功能减低。②左心房、左心室受压相对小，左心室壁向心收缩不协调，三尖瓣中度反流。③心包积液（少量）。

▷　头颅＋胸部＋全腹 CT：双侧多发腔隙性脑梗死，双肺炎症，心脏增大，肺动脉增粗，心包积液，双侧胸膜肥厚，胆囊炎。

问题与**思考**2

•患者以上检查均于我院急诊科完善，根据以上实验室和影像学检查结果，超声心动图检查提示少量心包积液，可除外心包压塞引起的呼吸困难，结合胸部 CT 及病史可除外 COPD 及哮喘等原因引起的呼吸困难，颅脑 CT 可除外脑血管疾病，同时超声心动图提示中至重度肺高血压，由于患者左心收缩功能无异常，可除外左心疾病相关性肺高血压，患者无吸烟病史及 COPD 等慢性肺病或缺氧性疾病病史可排除第三类肺高血压，肺动脉高压引起的呼吸困难主要原因是肺动脉血液通过困难，该患者发生过短暂性意识丧失，D-二聚体阳性，血气分析提示低氧血症、低碳酸血症，查体：口唇明显发绀，颈静脉怒张，心电图出现"$S_I Q_{III} T_{III}$"，V1～V4 T 波倒置，考虑急性肺栓塞可能性大，遂转入我科。患者转入我科后突然出现短暂性阿-斯发作，遂转入 CCU 进一步诊治，同时予以完善 CT 肺动脉造影检查。

·辅助检查 2·

▷　CT 肺动脉造影检查见图 51-2。

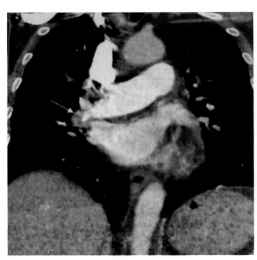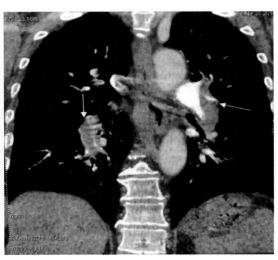

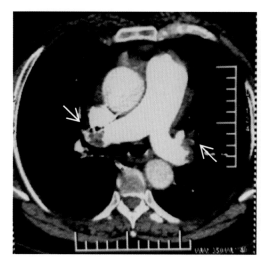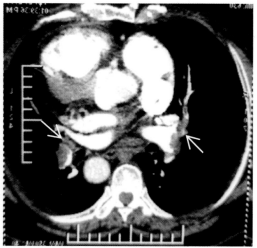

图 51-2　CT 肺动脉造影：左右肺动脉及分支多处低密度充盈缺损，考虑肺栓塞

问题与思考 3

· 根据 CT 肺动脉造影检查结果，患者确诊为急性肺栓塞。根据简化版肺栓塞严重程度指数（simplified the pulmonary embolism severity index, sPESI）为 1（血氧饱和度＜90%），评估为中高危急性肺栓塞患者，给予抗凝治疗并密切监测。

· **治疗方案** ·

抗凝：克赛 0.4 ml，每日 2 次，皮下注射。

· **抢救记录** ·

患者于 2017 年 4 月 11 日 01:50 突然出现血氧下降，血氧饱和度 50%，除颤仪监护显示逸搏心律，血压 80/50 mmHg，立即予以升压，给予胸外按压，给予呼吸兴奋剂可拉明、洛贝林各 5 支静点。查体：一般状态极差，神志不清，口唇发绀，双肺呼吸音明显减弱，可闻及干、湿啰音。心率 50～101 次/分不等，心音低钝。与家属沟通转入 ICU 进行机械通气，02:17 患者转入 ICU 时意识不清，口唇及颜面部青紫，无自主呼吸，双侧瞳孔散大固定，对光反射消失，大动脉未触及搏动，血压及血氧测不出，听诊心音消失，心电为一条直线。立即给予患者气管插管，呼吸机辅助通气，自主心肺呼吸机持续按压，生命监测，肾上腺素、阿托品交替使用，间断静推，碳酸氢钠等药物静点，抢救到 02:50 患者仍无自主呼吸，未恢复

自主心律，双侧瞳孔散大固定，对光反射消失，大动脉未触及搏动，血压及血氧测不出，听诊心音消失，心电为一条直线，宣布临床死亡。

问题与思考 4

· 根据简化版肺栓塞严重程度指数为 1（血氧饱和度＜90%），评估为中高危急性肺栓塞患者，根据《中国急性肺栓塞诊断与治疗指南》给予抗凝治疗并密切监测。低分子肝素以 0.1 ml/kg 体重计算，每 12 h 皮下给药，患者体重约 70 kg，而给予克赛 0.4 ml，每日 2 次，皮下注射，抗凝剂量明显不足。患者仅给予了抗凝治疗，在患者存在血流动力学紊乱时，由中高危转为高危急性肺栓塞后，未及时评估患者出血风险进行溶栓或其他再通治疗可能是患者死亡的重要原因。虽然全身溶栓不推荐作为中高危急性肺栓塞患者的常规治疗方法，但在存在血流动力学紊乱时，在评估患者出血风险的前提下，给予中高危急性肺栓塞患者溶栓治疗，可能避免悲剧发生。患者肌钙蛋白、心肌酶变化不明显，心电图：Ⅰ 导联 S 波加深，Ⅲ 导联有显著宽深的 Q 波，T 波倒置，V1～V4 T 波倒置，同时合并急性心肌梗死可能性小。

· **最终诊断** ·

（1）急性肺栓塞（中高危）。

（2）心功能不全，心功能Ⅲ级。

（3）心包积液。

（4）肺感染。

（5）肾功能异常。

（6）腔隙性脑梗死。

（7）胆囊炎。

（8）呼吸、心跳骤停。

·讨论·

肺栓塞因其临床症状不典型，缺乏特异性，临床医生对本病认识不足，导致漏诊和误诊率高。对肺栓塞及时诊断、正确治疗是降低其病死率的重要保证。

早期溶栓治疗可以预防潜在的、危及生命的血流动力学改变，但是应当评估患者的出血风险。虽然全身溶栓不推荐作为中高危急性肺栓塞患者的常规治疗方法，但在存在血流动力学紊乱时，在评估患者出血风险的前提下，给予中高危急性肺栓塞患者溶栓治疗是非常有效的手段，甚至可避免悲剧发生。

·病例启示·

（1）抗凝治疗是基础，规范、充分、有效的抗凝是关键。

（2）中高危急性肺栓塞患者，存在血流动力学紊乱时，在评估患者出血风险的前提下，尽早进行溶栓治疗是抢救的关键。

（3）提高肺栓塞的诊断意识，减少误诊、漏诊。及时诊断、正确治疗对降低肺栓塞病死率和改善预后是十分重要的。

陶传花　吴炳祥
哈尔滨医科大学附属第二医院

［1］王乐民,魏林.肺栓塞与深静脉血栓形成［M］.北京：人民卫生出版社,2001.

［2］陆艳辉,赵彦芬,刘国仗.肺栓塞诊断现状分析［J］.中国循环杂志,2001,16：4446.

［3］李如意,杜传国,陈淑霞.肺栓塞13例误诊分析［J］.临床荟萃,2004,19(20)：1182-1182.

病例 52 　躲在背后的卵圆孔未闭——肺栓塞合并反常性脑栓塞

关键词 · 肺栓塞；脑栓塞；反常栓塞；CTPA；经食管心脏彩超；卵圆孔未闭

·病史摘要·

患者，女性，67 岁，因"确诊肺栓塞、脑栓塞 22 个月，晕厥 1 次"于 2015 年 12 月 14 日再次入院。

患者于 2014 年 2 月 4 日因胸痛、头晕表现在我院确诊肺栓塞、脑栓塞（图 52-1、图 52-2）。出院后规律服用华法林（2.5 mg，每日 1 次）16 个月，INR 控制在 2～3，后因出现球结膜出血自行停药 6 个月。2015 年 12 月 14 日 6 时左右患者解大便时出现晕厥，约 3 min 后自行苏醒，伴小便失禁，伴胸闷，伴恶心、呕吐，伴头晕、头痛。10 时开始突然出现言语含糊，症状持续数分钟后好转。13 时左右再次出现言语含糊，可简短发音，无明显肢体活动障碍。遂来我院就诊。

既往高血压病史 6 年，最高血压约 160/90 mmHg（21.28/11.97 kPa），口服苯磺酸氨氯地平片 5 mg 控制血压，血压控制在 125/75 mmHg（16.63/9.98 kPa）左右。否认糖尿病病史。无烟酒嗜好。

·入院查体·

体温 36 ℃，脉搏 109 次/min，呼吸 20 次/min，血压 124/71 mmHg（16.49/9.44 kPa）。意识清，精神差，可发音，瞳孔等大等圆，约 3 mm，对光反射灵敏，双侧鼻唇沟基本对称。颈静脉无怒张，双肺呼吸音粗，无啰音。心界不大，心律齐，第二心音肺动脉瓣部分亢进，未闻及心脏杂音。腹平软，无压痛及反跳痛。双侧小腿可见静脉曲张，双下肢无水肿。神经系统四肢肌力 5 级，肌张力正常，神经病理征阴性。

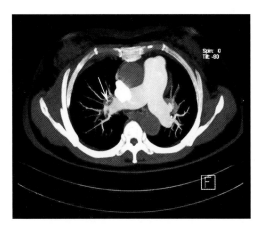

图 52-1　第一次入院肺动脉 CTPA 表现
（箭头所指为肺动脉栓塞灶）

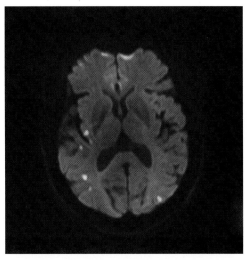

图 52-2　第一次入院头颅 MRI 的弥散加权成像显示高信号病灶

问题与思考1

· 患者老年女性，以晕厥入院，既往肺栓塞、脑栓塞诊断明确，入院考虑肺栓塞和（或）脑栓塞再发可能性大，但需要鉴别晕厥的其他病因，如神经介导反射性晕厥、直立性低血压性。目前暂先予以吸氧、华法林抗凝等药物治疗，同时完善 D-二聚体、血气分析、心电图、颈动脉血管彩超、双下肢深静脉超声、经胸心脏彩超、头颅 MRI、肺动脉 CTPA。再根据患者回报的检查结果制订下一步诊疗方案。

·辅助检查·

▶ D-二聚体：9.57 mg/L。

▶ 动脉血气分析：pH 7.41，PCO$_2$ 33.2 mmHg，PO$_2$ 81.0 mmHg，HCO$_3^-$ 20.8 mmol/L。

▶ 心电图：电轴左偏，V1～V5 及 Ⅱ、Ⅲ、aVF 导联 T 波倒置（图 52-3）。

▶ 颈动脉血管彩超：未见明显异常。

▶ 双下肢深静脉超声：均未见明显异常。

▶ 床旁经胸心脏超声：轻度三尖瓣反流、右心室稍大及肺动脉增宽。

▶ 头颅 MRI：急性多发性脑栓塞（图 52-4）。

▶ 肺动脉 CTPA：证实多发性肺栓塞（图 52-5）。

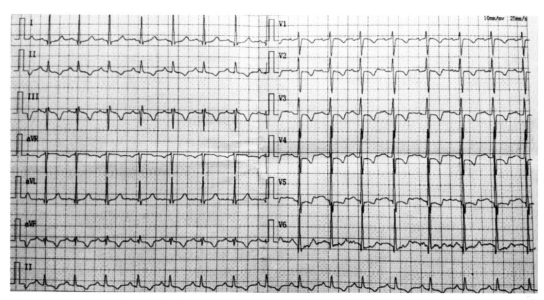

图 52-3　第二次入院第一天心电图：电轴左偏，V1～V5 及 Ⅱ、Ⅲ、aVF 导联 T 波倒置

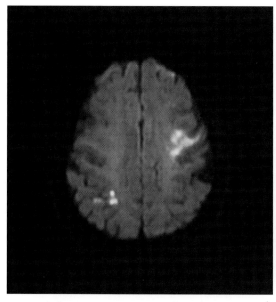

图 52-4　第二次入院头颅 MRI 的弥散加权成像高信号病灶

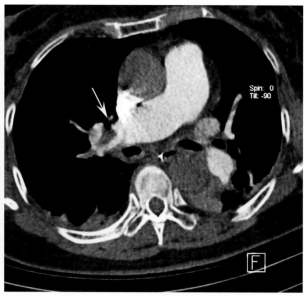

图 52-5　第二次入院肺动脉 CTPA 表现（箭头所示肺动脉栓塞灶）

问题与**思考**2

·患者无骨折、气胸等栓子发源病史,两次发生肺栓塞及脑栓塞,故考虑栓子来源于静脉系统,并通过心内分流通道引起动脉系统栓塞的可能性大,同时此次患者晕厥发作时有解大便的动作,进一步增加了我们对于肺栓塞合并反常性脑栓塞的怀疑,但经胸心脏超声检查未见心内分流通道,因此尚不能盖棺定论。建议患者进一步完善经食管心脏超声,明确有无心内分流通道,患者及家属表示拒绝,此次患者住院亦未能完全明确诊断为肺栓塞合并反常性脑栓塞。另外,据报道1/3患者找不到栓子来源,所以本例患者双下肢深静脉血管未见血栓不足为奇。

·**初步诊断**·

(1)肺栓塞。

(2)脑栓塞。

(3)高血压Ⅲ期。

·**治疗经过**·

入院给予低分子肝素及华法林抗凝,患者于入院当日20时出现持续低氧血症(鼻导管给氧仍不能改善)及低血压,考虑高危急性肺栓塞,告知患者家属需行溶栓治疗,但家属考虑风险后选择继续抗凝

治疗,并转ICU急行气管插管机械辅助通气、多巴胺升压等。后于入院第4天病情稳定后行CTPA证实多发性肺栓塞,建议患者继续完善食管超声检查,患者及家属表示拒绝,继续当前治疗方案,患者治疗18天后临床症状好转后出院。

问题与**思考**3

·患者本次入院后出现持续的低氧血症及低血压,考虑高危急性肺栓塞,排外禁忌证,有急诊溶栓指征,但家属表示拒绝,故继续抗凝治疗。同时,患者再次复发是因为停药,故抗凝药需终身服用。

出院后随访:2个月后复查经胸心脏超声示三尖瓣反流消失,右心室正常,肺动脉宽度正常。心电图示电轴左偏,Ⅱ导联T波低平,V1、Ⅲ、aVF导联T波倒置(图52-6)。1年后经食管心脏超声证实卵圆孔未闭(图52-7)。

·**最终诊断**·

(1)肺栓塞。

(2)脑栓塞。

(3)卵圆孔未闭。

(4)高血压Ⅲ期。

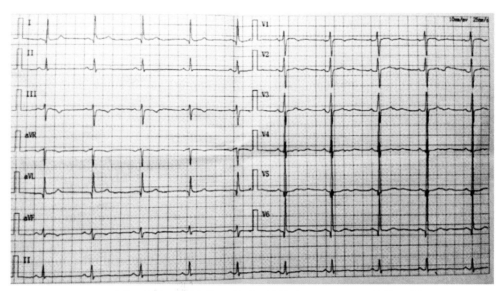

图52-6 随访心电图:电轴左偏,Ⅱ导联T波低平,V1、Ⅲ、aVF导联T波倒置

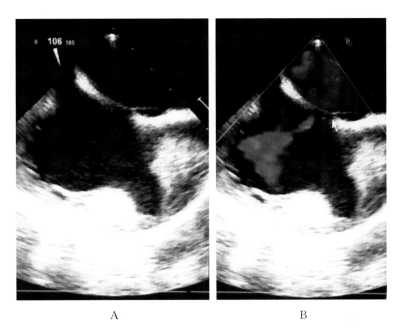

A   B

图 52-7　卵圆孔未闭　A. 食管超声双房心切面，二维超声心动图显示卵圆
孔处可见一约 3 mm 小缺损。B. 食管超声双房心切面，彩色多普勒超声
显示卵圆孔处一丝右向左的血液分流（白色箭头所指）

问题与思考4

· 患者既往两次同时发作肺栓塞和脑栓塞，高度怀疑存在心内通道分流，由于部分心内小缺损，经胸心脏超声无法检出，故反复与患者及家属沟通，进一步于随访中完善经食管心脏超声证实存在卵圆孔未闭。

·讨论·

本例患者 2 次入院均诊断为肺栓塞合并脑栓塞，此合并症 2 次并发临床少见。当静脉系统和动脉系统同时发生栓塞时，应考虑有反常性栓塞。反常性栓塞指静脉系统或右心房的栓子通过右向左的分流通道，从右心系统进入左心系统，从而引起相应部位的体循环栓塞。反常性栓塞的 4 项诊断标准：①有静脉系统栓子或肺栓塞；②有连接右心系统与左心系统的分流通道；③有体循环栓塞，并排除栓子来自动脉系统；④有促进血液右向左分流的压力差。理论上栓子主要来源于深静脉血栓（DVT），但仍有 1/3 的肺栓塞患者无 DVT 证据，这种分流通道多见于卵圆孔未闭（PFO）。

诊断 PFO 主要有经胸心脏超声、声学造影及经食管超声。经胸心脏超声是发现 PFO、心内分流和诊断反常性栓塞的重要手段，声学造影可提高诊断敏感性，而经食管超声＋声学造影诊断敏感性最高。

另外，本例患者既往有肺栓塞合并脑栓塞病史，已规律服用华法林 1 年半，但停药半年后肺栓塞合并脑栓塞再发。肺栓塞患者规律服用华法林抗凝治疗，按要求停用华法林后肺栓塞再发并再发肺栓塞往往都是致命的。华法林抗凝治疗的疗程一般为 3～6 个月，有文献报道使用华法林治疗急性肺栓塞 24 个月的疗效优于 6 个月。所以，临床对华法林治疗肺栓塞疗程的选择或终身服用，都需要慎重考虑。

临床若同时存在静脉系统和动脉系统栓塞，又无动脉栓塞相应的左心及近心段大动脉的血栓证据，要警惕反常性栓塞的发生。经食管心脏超声及声学造影检查的运用，很大程度上进一步提高了隐源性卒中的诊断率，而掌握反常性栓塞病例的诊断技巧同样是关键之一。目前，内科治疗还是卵圆孔封堵术预防反常性栓塞有较大争议。即使采用卵圆孔封堵术，术后抗凝治疗也需要得到重视。同时，抗凝药物的选择及治疗疗程应个体化，必要时可考虑终身服用。

·病例启示·

（1）同时存在静脉系统及动脉系统栓塞事件时，应考虑存在反常性栓塞可能。

（2）对于心内分流通道的检查，经胸心脏超声是诊断反常性栓塞的重要手段，声学造影可提高诊断敏感性，而经食管超声＋声学造影诊断敏感性最高。

（3）内科治疗还是卵圆孔封堵术预防反常性栓塞有较大争议。治疗上注意个体化选择。

周海文　彭景添　郑泽琪

南昌大学第一附属医院

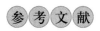

[1] Meister SG, Grossman W, Dexter L, et al. Paradoxical embolism. Diagnosis during life [J]. Am Med, 1972,53：292 - 298.

[2] Waggoner AD, Davila-Roman VG, Hopkins WE, et al. Comparison of color flow imaging and peripheral venous saline contrast during transesophageal echocardiography to evaluate right-to-left shunt at the atrial level [J]. Echocardiography, 1993,10：59 - 66.

[3] Kearon C, Kahn SR, Agnelli G, et al. Antithrombotic therapy for venous thromboembolic diease：American College of Chest Physicians Evidence-Based Clinical Practice Guidelines(8th Edition)[J]. Chest, 2008,133：454S - 545S.

[4] Couturaud F, Sanchez O, Pernod G, et al. Six months vs extended oral anticoagulation after a first episode of pulmonary embolism：the PADIS-PE randomized clinical trial [J]. JAMA, 2015,314：31 - 40.

[5] Todd JL, Tapson VF. Thrombolytic therapy for acute pulmonary embolism：a critical appraisal [J]. Chest, 2009,135：1321 - 1329.

病例 53 外科术后隐藏的杀手——急性肺栓塞引起肺高血压

关键词 · 气促；咯血；肺栓塞；肺栓塞危险分层；肺动脉内膜剥脱术

· 病史摘要 ·

患者，71 岁，女性，因"反复胸闷、气促 2 周，咯血 1 次"入院。

患者 2 周来无明显诱因反复胸闷伴气促，活动后加重，1 周前咯血 1 次，无咳嗽、恶心、呕吐、黑矇、晕厥，于 2016 年 5 月 25 日至我院门诊就诊，查 D-二聚体为 2.49 mg/dl，NT-proBNP 12 818 pg/ml，心超提示重度肺动脉高压伴重度三尖瓣反流，室间隔收缩活动较平坦，主动脉瓣钙化，极少量心包积液。为求进一步诊治，收住我科病房，患者饮食胃纳可，睡眠精神可，二便无殊，体重无明显改变。

既往史：否认高血压、糖尿病、恶性肿瘤病史。数年前因腹痛在我院行正中剖腹探查术及阑尾切除术。半月前因腹壁切口疝、左侧腹股沟疝行腹壁切口疝修补术＋回盲部切除＋复杂肠粘连松解术。

· 入院体检 ·

颈软，气管居中，甲状腺未及肿大，胸廓无畸形，双肺叩诊清音，听诊呼吸音清。心前区无隆起，心界不大，心率 75 次/min，律齐。P2＞A2，血压 110/70 mmHg。腹部平软，腹部可见手术瘢痕，肝、脾肋下未及，肝肾区无叩击痛，肠鸣音 4 次/min。肛门及生殖器未检，四肢脊柱无畸形，活动自如，神经系统检查（一）。双下肢无水肿。

问题与思考 1

· 患者，老年女性，以胸闷、气促伴咯血起病，D-二聚体和 NT-proBNP 明显升高，心超提示重度肺动脉高压。既往病史：数年前因腹痛在我院行正中剖腹探查术及阑尾切除术；半月前因腹壁切口疝、左侧腹股沟疝行腹壁切口疝修补术＋回

盲部切除＋复杂肠粘连松解术。需进一步明确肺动脉高压的病因。老年女性出现 D-二聚体升高伴有肺动脉高压的常见病因主要考虑肺栓塞、冠心病、主动脉夹层等疾病。除此之外，需排除先心病、风湿性疾病、慢性肺部疾病等病因，故予进一步完善肝肾功能、血生化、风湿全套、甲状腺功能、心超、肺动脉 CTA、下肢静脉彩超等检查，明确胸闷、气促伴咯血病因。

· 辅助检查 ·

▸ 血常规：Hb 127 g/L（↑），RBC 4.08×10^{12}/L（↑），WBC 8.66×10^9/L（↑），NE 53.5%（↑），PLT 281×10^9/L（↑）。hsCRP 17.0 mg/L（↑）。

▸ 桡动脉血气分析：pH 7.46（↑），PCO_2 30.0 mmHg，PO_2 77.0 mmHg（↓），SO_2 96.0%，实际碳酸氢盐 21.3 mmol/L，二氧化碳总量 22.2 mmol/L。

▸ 肝肾功能：GPT 50 U/L（↑），GOT 59 U/L（↑），TB 6.7 μmol/L，DB 2.2 μmol/L，TP 70 g/L，Alb 37 g/L，UA 517 μmol/L（↑），Cr 94 μmol/L。估算肾小球滤过率（根据 CKD-EPI 方程）53 ml/(min·1.73 m²)（↓）。

▸ 血糖：5.0 mmol/L。

▸ cTnT：0.038 ng/ml（↑）；D-二聚体：2.29 mg/dl（↑）。

▸ NT-proBNP：8 977.0 pg/ml（↑）。

▸ 甲状腺功能：T_3 1.5 nmol/L，T_4 85.4 nmol/L，FT_3 4.2 pmol/L，FT_4 14.0 pmol/L，TSH 5.510 mU/L（↑）。

▸ 风湿全套：均阴性。

▸ 心电图：①窦性心律；②ST 段在 Ⅱ、Ⅲ、aVF、V4、V5、V6 导联抬高 0.5 mm，请结合临床考虑；③T波改变（T 波在 Ⅰ、aVL、V3～V6 导联双相、低直立、低平）（图 53-1）。

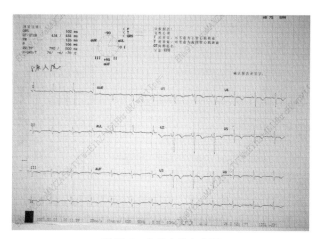

图 53-1 患者入院心电图

▷ 双下肢彩超：双下肢深静脉血流通畅。

▷ 心超：①重度肺动脉高压伴重度三尖瓣反流；②室间隔收缩活动较平坦；③主动脉瓣钙化；④极少量心包积液。下腔静脉内径正常上限为 21 mm，右心房内径增大，右心室内径增大，右心室整体收缩活动稍减弱，TAPSE 14 mm，肺动脉增宽为 30 mm，连续多普勒据轻度肺动脉瓣反流估测肺动脉平均压为 34 mmHg。

▷ 肺动脉 CTA：右肺动脉主干及两肺动脉分支多发栓塞（图 53-2）。

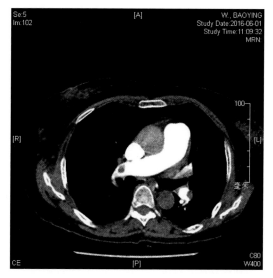

图 53-2 肺动脉 CTA 提示右肺动脉主干及两肺动脉分支多发低密度充盈缺损，主肺动脉和左肺动脉干显示良好，未见明显狭窄或扩张，未见畸形血管团

· 最终诊断 ·

（1）肺动脉栓塞。

（2）肺动脉高压。

（3）心功能Ⅲ级。

（4）嵌顿性切口疝修补术后。

· 治疗方案 ·

该患者入院后给予低分子肝素联合华法林抗凝治疗、托拉塞米利尿、螺内酯强心治疗后，患者胸闷、气喘症状仍未缓解。

问题与思考 2

· 根据患者目前诊断，进一步治疗如何选择？是继续抗凝治疗，还是选择溶栓，或者心外科行肺动脉取栓术＋内膜剥脱术？

· 根据国内外相关专业组织最新指南，急性肺栓塞可根据严重指数（PESI）及其简化版本（sPESI）的评分表进行评分（表 53-1）。该患者 sPESI 为 0 分，但心超提示右心房和右心室增大伴血肌钙蛋白明显升高，属于中高危患者。根据图 53-3 应该住院进行抗凝、监测、补救性再灌注治疗。由于该患者半月前曾行腹部手术治疗，属于溶栓绝对禁忌证，因此我们选择心外科行肺动脉取栓术＋内膜剥脱术。

表 53-1 肺栓塞严重指数及其简化版本的评分标准

项目	原始版本（分）	简化版本（分）
年龄	以年龄为分数	1（若年龄＞80 岁）
男性	10	—
肿瘤	30	1
慢性心力衰竭	10	1
慢性肺部疾病	10	
脉搏≥110 次/min	20	1
收缩压＜100 mmHg	30	1
呼吸频率＞30 次/min	20	—
体温＜36 ℃	20	—
精神状态改变	60	—
动脉血氧饱和度＜90%	20	1

注：原始版本评分中，总分≤65 分为Ⅰ级，66～85 分为Ⅱ级，86～105 分为Ⅲ级，106～125 分为Ⅳ级，＞125 分为Ⅴ级；危险度分层：原始版本评分Ⅰ～Ⅱ级或简化版本评分 0 分为低危，原始版本评分Ⅲ～Ⅳ级或简化版本评分≥1 分为中危，原始版本评分Ⅴ级为高危；简化版本中存在慢性心力衰竭和（或）慢性肺部疾病评为 1 分；1 mmHg＝0.133 kPa

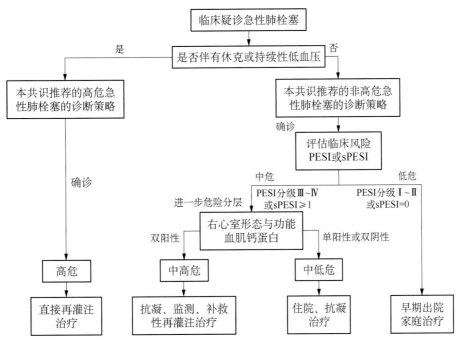

图 53-3 基于危险度分层的急性肺栓塞的治疗策略

· 进一步治疗 ·

患者于 2016 年 6 月 7 日转至心外科行肺动脉内膜剥脱术。根据患者心电图有 ST-T 改变和 cTnT 动态改变,因此行肺动脉取栓术＋内膜剥脱术前进行常规冠状动脉造影手术检查,冠状动脉造影术提示冠状动脉三支血管未见明显狭窄病变。

6 月 15 日行肺动脉取栓术＋内膜剥脱术,手术记录:患者平卧位,待麻醉成功后,经右颈内静脉留置 Swan-Ganz 导管,先行置入右心室待术后测压,常规消毒铺巾。升主动脉插管、上下腔静脉插管建立体外循环。阻断升主动脉、主动脉根部灌注停搏液,心包腔内置入冰屑。深低温、停循环后肺动脉纵向切口探查肺动脉主干未见血栓,纵行延长至左肺动脉,见左肺动脉及叶见肺动脉开口血栓形成,剥离血栓及部分内膜组织,疏通叶级肺动脉开口,并行内膜剥脱。分离心包横窦向两侧牵拉主动脉及上腔静脉,显露右肺动脉主干,纵向切开后取剥离血栓及部分内膜组织,疏通叶级肺动脉开口,右上肺动脉行内膜剥脱。5-0 聚丙烯双层连续缝合关闭肺动脉切口。充分排气,探查三尖瓣,瓣叶质地良好,右心房内径正常,三尖瓣环未见明显扩张,轻中度反流,三尖瓣反流为继发性改变,未处理,逐步撤离体外循环,彻底止血,关闭切口,留置心包、纵隔引流管各一。

· 术后辅助检查 ·

术前和术后主要检查对比见表 53-2 至表 53-4。

表 53-2 心超术前和术后对照表

日期	右心房、右心室	肺动脉内径(mm)	TAPSE (mm)	PASP (mmHg)
2016-5-30	右心房、右心室内径增大	30	14	75
2016-6-15	右心房、右心室内径增大	26	—	54
2016-6-20	右心房、右心室稍大	不增宽	—	53
2016-9-13	右心房内径增大,右心室内径正常	不增宽	—	58
2016-12-15	右心房上下径×左右径为 53 mm×46 mm,右心室形态饱满	不增宽	16	52
2017-4-7	右心房上下径×左右径为 53 mm×46 mm,右心室形态饱满	不增宽	16	46

表 53-3 D-二聚体动态变化

日期	D-二聚体 (mg/dl)	日期	D-二聚体 (mg/dl)
2016-5-25	2.49	2016-6-5	2.16
2016-6-2	2.29	2016-6-6	2.04
2016-6-3	1.81		

表 53-4 cTnT 和 NT-proBNP 动态改变

日期	cTnT(ng/ml)	NT-proBNP(pg/ml)
2016-5-25	0.038	8 977.0
2016-6-8	0.021	895.3
2016-6-15	0.738	2 679.0
2016-6-16	0.403	2 435.0
2016-6-17	0.267	1 848.0
2017-6-18	0.258	2 222.0
2016-6-23	0.090	1 691.0

病理报告(2016-6-15):(血栓)少许血管壁及混合血栓。

·术后治疗方案·

术后给予患者营养支持,抗感染治疗,托拉塞米、螺内酯利尿,倍他乐克缓释片控制心率,继续华法林抗凝治疗,INR 维持在 2.0~2.5,于 2016 年 6 月 24 日好转出院。出院后多次门诊随访,无胸闷、气促等不适主诉,活动耐量明显好转,2017 年 4 月 7 日随访心超提示肺动脉收缩压 46 mmHg。

·讨论·

本例患者由于胸闷、气促伴 D-二聚体升高,心超提示肺动脉高压入院,进一步行肺动脉 CTA 提示肺栓塞。经过全面检查,除外左心疾病、主动脉夹层、急性冠脉综合征、风湿性疾病等引起的肺高血压和 D-二聚体升高。

该患者引起肺栓塞的病因可能与半个月前行腹壁切口疝修补术+回盲部切除+复杂肠粘连松解术不无相关。有文献报道,腹部手术后肺栓塞的发生率约为 0.33%。肺栓塞的症状或体征均为非特异

性,轻症可出现心悸、烦躁、过度换气等;重症出现呼吸困难、胸痛,继而出现严重呼吸困难、咯血、晕厥,甚至猝死。可疑时则应进一步完善辅助检查进行综合判断。①心电图表现为 V1~V4 导联 T 波波形倒置,ST 段下移,可出现 $S_I Q_{\mathrm{III}} T_{\mathrm{III}}$ 型或 $Q_{\mathrm{III}} T_{\mathrm{III}}$ 型,一过性右束支传导阻滞。②实验室检查:$PaO_2 < 80$ mmHg,$PaCO_2 < 35$ mmHg,D-二聚体异常增高时敏感性在 90% 以上,小于 500 $\mu g/L$ 可排除急性肺栓塞。③影像:胸部 X 线片、心脏彩色超声、螺旋 CT 及多排螺旋 CT 肺血管造影等。外科急性肺栓塞主要栓子为血栓,肺栓塞的栓子几乎都来源于肢体的深静脉,这与创伤或手术后疼痛使下肢活动减少、肌肉松弛等造成下肢血流缓慢有关,外科手术患者若合并血管壁损伤、血凝状态升高、术中输血、术后使用止血药等,则更易导致盆腔及髂部等静脉形成近端 DVT,继而导致肺栓塞。手术前后常规给予低分子肝素预防性抗凝,早期下床活动、局部肢体按摩、定时变换体位、肢体抬高、加压弹力袜等促进血液循环可有效预防术后血栓性事件的发生。

另外,关于该患者急性肺栓塞的治疗,根据 2015 年中国肺栓塞指南,患者的 sPEPI 评分及肌钙蛋白和心超表现,属于中高危患者,因此积极再灌注治疗是必须的。鉴于患者半个月前曾行普外科腹部手术,存在溶栓治疗的禁忌证,可选择心外科行肺动脉取栓术。术后该患者胸闷、气促症状明显改善,多次随访心超提示肺动脉压力下降明显。

·病例启示·

(1)老年,外科术后,D-二聚体升高,应高度警惕急性肺栓塞。

(2)根据肺栓塞治疗评估危险分层,从而进一步选择治疗方案。

(3)远期随访心超和肺动脉 CTA,必要时可加用靶向降肺高血压药物。

陈丹丹 管丽华
复旦大学附属中山医院

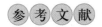

［1］中华医学会心血管病学分会肺血管病学组. 急性肺栓塞诊断与治疗中国专家共识(2015)［J］. 中华心血管杂志,2016,44(3)：197－211.

［2］Konstantinides SV, Torbicki A, Agnelli G, et al. 2014 ESC guidelines on the diagnosis and management of acute pulmonary embolism［J］. Eur Heart J, 2014,35(43)：3033－3069.

［3］Fesmire FM, Brown MD, Espinosa JA, et al. Critical issues in the evaluation and management of adult patients presenting to the emergency department with suspected pulmonary embolism［J］. Ann Emerg Med, 2011,57(6)：628－652.

［4］Working Group for Audit about Perioperative Accident and Pulmonary Embolism of Japanese Society of Anesthesiologists. Perioperative risk factors for death among patients with symptomatic pulmonary thromboembolism［J］. J Anesth, 2017,31(3)：478－482.

［5］王辰,翟振国. 肺血栓栓塞症：深静脉血栓形成的预防策略［J］. 中国全科医学,2005,8(2)：85－87.

病例 54　不典型肺栓塞一例

关键词·反复胸痛；心电图动态演变；D-二聚体；急性肺栓塞

·病史摘要·

患者，男性，60 岁，因"间断胸闷 20 余年，加重 15 天"入院。

患者入院前 20 余年于劳累后出现胸骨后不适症状，呈烧灼憋闷样，向咽部放射，不向背部、双肩及双上肢放射，伴胸闷、憋气，就诊于外院，诊断为"冠心病"。间断于发作时服用"复方丹参滴丸"，症状可有所缓解。患者于入院前 15 天无明显诱因出现上述胸闷、憋气加重，活动耐力明显下降，伴有夜间阵发性呼吸困难，无胸痛、心悸，无大汗，无恶心、呕吐，无咳嗽、咳痰，无咯血，无头晕、黑蒙及意识丧失，就诊于当地医院，行心脏彩超示主动脉硬化，左心房扩大，左心室舒张功能减低。心电图示胸前导联 T 波低平，现为进一步治疗来我院就诊。患者自发病以来食欲睡眠尚可，二便无明显变化，体重无明显改变。近期肢体关节疼痛，有晨僵。

患者既往糖尿病 20 余年，使用胰岛素控制血糖，空腹血糖约 10 mmol/L，餐后 20 mmol/L；高血压 5~6 年，最高可达 160/90 mmHg，平素服用"拜新同"及"代文"，血压控制在 130/80 mmHg；腔隙性脑梗死 1 年，未予治疗；既往自诉碘过敏史，无传染病史。无吸烟以及饮酒史。追问病史：患有糖尿病周围病变、双下肢动脉粥样硬化。

·入院体检·

血压 134/79 mmHg，神清，全身皮肤、黏膜无黄染，浅表淋巴结不大，眼睑无水肿，口唇无发绀，颈静脉无怒张，双肺叩清，双肺呼吸音清，未闻及明显干、湿啰音，心前区无隆起，心界稍大，心率 64 次/min，律齐，未及杂音，腹平软，无压痛及反跳痛，肝、脾未及，双下肢无水肿。

入院心电图如图 54-1。

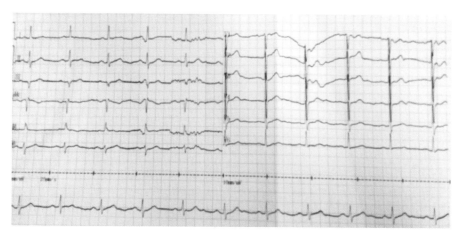

图 54-1　入院心电图窦性心律，T_{aVL} 低平

问题与思考 1

·患者老年，男性，主因"间断胸闷 20 余年，加重 15 天"入院，既往高血压及糖尿病史。入院心电图示窦性心律，T_{aVL} 低平。本次疾病发作，考虑冠心病、急性冠脉综合征的可能。入院后应动态观察心电图变化，并行心肌损伤标志物、心肌酶、D-二聚体、BNP、超声心动图以及冠状动脉造影等辅助检查明确诊断。

·辅助检查 1·

▷ 血常规：WBC $5.6×10^9$/L，RBC $4.59×10^{12}$/L，PLT $182×10^9$/L，Hb 151 g/L。

▷ D-二聚体：4 001.31 ng/ml(↑)(正常参考值上限 500 ng/ml)。

▷ cTnI：0.001 ng/ml(正常参考值上限 0.02 ng/ml)，CK 及 CK-MB 正常。

▷ BNP：21.1 pg/ml。

▷ 纤维蛋白原：4.492 g/L(↑)。

▷ 空腹葡萄糖 10.16 mmol/L(↑)，糖化血红蛋白 A1 9.1%↑。

▷ 尿沉渣葡萄糖(＋＋＋＋)，酮体(—)，蛋白(—)。

▷ 超敏 C 反应蛋白：5.97 mg/L。

▷ 血脂：TC 6.44 mmol/L(↑)，TG 2.42 mmol/L(↑)，LDL-C 3.94 mmol/L，VDLD-C 1.62 mmol/L。

▷ 肝肾功能：正常。

·初步诊断·

依据上述病史、体征、临床表现以及辅助检查，入院初步主要诊断如下。

(1) 冠状动脉粥样硬化性心脏病，不稳定型心绞痛，心功能Ⅱ级(NYHA)。

(2) 高血压病 2 级(极高危)。

(3) 2 型糖尿病。

(4) 陈旧性腔隙性脑梗死。

(5) 糖尿病周围血管病变

(6) 类风湿性关节炎？

问题与思考 2

·入院至入院后第四天，经阿司匹林及氯吡格雷

抗血小板、降压、降糖、扩冠及调脂等治疗后，患者症状明显缓解，未诉任何不适，病情稳定，活动耐力正常。临床支持冠心病、不稳定型心绞痛诊断，建议患者行冠状动脉造影以明确诊断，但患者拒绝。

·辅助检查 2·

▷ 入院后第二天，Holter 示平均心率 66 次/min，最慢 48 次/min，最快 103 次/min，未见明显 ST-T 改变。动态血压示平均血压 142/78 mmHg，日间平均血压 143/79 mmHg，夜间平均血压 139/71 mmHg。

▷ 入院后第三天，心脏彩超：左心房增大，左心室舒张功能下降，EF 62%。左心房内径 40.1 mm，左心室舒张末内径 52.3 mm，右心室舒张末内径 21.9 mm。

问题与思考 3

·患者于入院第五天，不顾多次劝阻自行离院洗澡，突发胸闷、憋气、心前区疼痛，伴有大汗、心悸，无明显背部及左上肢不适，紧急送往病房。查体：喘憋貌，神清，心率 83 次/min，血压 138/80 mmHg，呼吸 20 次/min，双肺呼吸音粗，各瓣膜听诊区未闻及杂音，腹部查体(—)，双下肢不肿。紧急予以吸氧 3 L/min，0.9%NS 250 ml＋单硝酸异山梨酯 20 mg(静脉滴注)扩冠治疗。患者胸痛及胸闷症状有所缓解，怀疑急性冠脉综合征发作。

·辅助检查 3·

▷ 入院第五天胸痛发作时心电图见图 54-2。

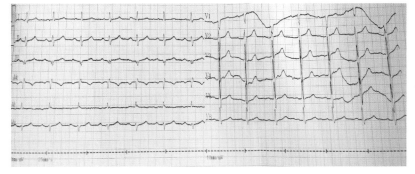

图 54-2　入院第五天心电图：窦性心律，Ⅲ及 aVF 导联 ST 段轻度上斜型抬高，aVR 导联 ST 段轻度抬高

急查随机指血血糖 12 mmol/L。

▸ cTnI：0.08 ng/ml，CK-MB 4.1 U/L，CK 72.2 U/L。

▸ WBC 5.5×10^9/L，RBC 4.91×10^{12}/L，PLT 206×10^9/L，Hb 159 g/L。

问题与思考4

• 考虑患者急性冠脉综合征发作，再次建议冠状动脉造影，患者自诉排黑便一次，且自诉既往对含碘造影剂过敏史，故再次拒绝行冠状动脉造影，继续给予之前抗栓、降压、降糖、扩冠以及调脂等药物治疗，因患者诉排黑便，故未予抗凝治疗。但患者仍间断发作胸痛及胸闷，于入院后第七天，患者突发剧烈胸痛，伴胸闷、憋气，伴心悸、大汗，伴恶心、未呕吐，不伴肩背部放射痛，心电监护示血压 100/80 mmhg，脉搏 100 次/min，呼吸 25 次/min，SpO_2 88%，含服"硝苷"后症状缓解不明显，查体较前无明显变化。考虑患者可能存在急性心肌梗死，且患者反复胸痛不缓解，遂再次建议患者行急诊冠状动脉造影等相关检查及治疗。

· 辅助检查4 ·

▸ 入院后第七天胸痛发作时心电图如图54-3。

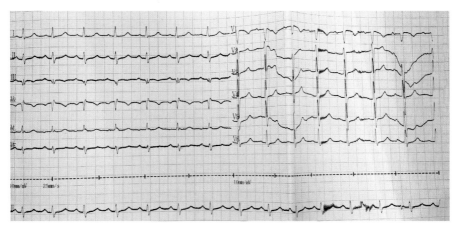

图54-3　入院后第七天心电图：窦性心律，Ⅲ及 aVF 导联 ST 段较前回至基线，Ⅲ导联 T 波倒置，Ⅰ导联新发 s 波，心室率较前明显加快

▸ cTnI：0.096 ng/ml。

▸ D-二聚体：6 017.1 ng/ml。

▸ CK-MB 11.4 U/L，CK 81.1 U/L。

▸ 急诊冠状动脉造影：前降支中段近段可见 50% 狭窄，中段可见长段肌桥，收缩期压缩 80%，第一对角支中段可见 80% 局部狭窄，右冠状动脉中段 50% 狭窄。

▸ 因冠状动脉造影未见有意义的狭窄，未行介入治疗，考虑患者存在急性心肌梗死，给予阿司匹林、氯吡格雷以及替罗非班抗血小板，依诺肝素抗凝，吸氧等治疗。因患者心率较前明显加快，且有心肌桥，加用美托洛尔缓释片 23.75 mg（每日 1 次）治疗。经上述治疗患者症状明显缓解。

▸ 因复查 D-二聚体 6 017.1 ng/ml，明显高于正常值（500 ng/ml），而且患者心电图示心率明显加快，Ⅲ导联新发 T 波倒置，Ⅰ导联新发 s 波，故高度怀疑存在急性肺栓塞（APE），建议患者行肺动脉 CTA。患者因经济原因拒绝。

▸ 入院第十天，复查心电图发现出现 $S_I T_{III} Q_{III}$，如图54-4。

▸ 再次建议行肺动脉 CTA，患者同意。

▸ 入院第十天肺动脉 CTA：双肺动脉主干及双侧叶及段肺动脉可见造影剂充盈，双侧肺动脉主干及右肺中叶、下叶肺动脉近段、左肺上叶、下叶肺动脉近端可见多发充盈缺损影。肺动脉主干显示轻度扩张。印象：双侧多发肺动脉栓塞。

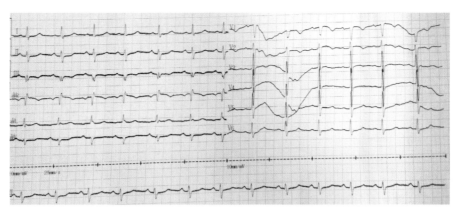

图 54-4　入院第十天，复查心电图发现出现 $S_I T_{III} Q_{III}$

确诊 APE 后，依据《中国急性肺栓塞诊断与治疗指南(2015)》，行危险度分层为中高危，经积极抗凝治疗病情减轻，血流动力学稳定。继续抗凝治疗，患者症状明显缓解，入院第十一天复查心电图：心率较前减慢，Ⅰ导联 s 波变浅，V1 导联 T 波倒置较前加深(图 54-5)。

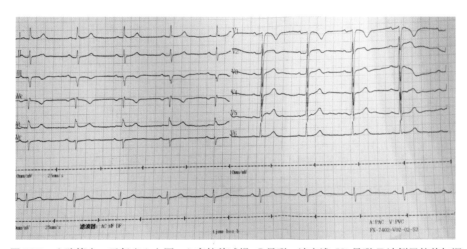

图 54-5　入院第十一天复查心电图：心率较前减慢，Ⅰ导联 s 波变浅，V1 导联 T 波倒置较前加深

入院第十一天心脏彩超：左心房增大，右心增大，左心室肥厚，肺动脉高压，右心室收缩功能下降，左心室舒张功能下降。左心房内径 40.4 mm，左心室舒张期末内径 39.4 mm，右心室舒张期末内径 26.5 mm。以肺动脉血流频谱加速时间估测肺动脉平均压为49 mmHg，右心室面积变化百分数 15%。

入院第十一天 BNP：249 pg/ml。

入院第十一天动脉彩超：双下肢动脉硬化伴多发斑块形成。

入院第十一天静脉彩超：左侧腘静脉部分血栓形成，双侧股及右侧腘静脉血流通畅。

入院第十一天免疫及肿瘤全项：未见异常。

建议进行易栓症相关检查，患者暂拒绝。

患者称体重为 90 kg，将依诺肝素以 100 U/kg(q12h)用法计算，将依诺肝素用量调整为 0.8 ml(q12h)，并用华法林 2.5 mg/d，停用氯吡格雷，定期监测患者 INR 值。

患者经治疗，症状明显缓解，于入院第十六天复查心电图，见图 54-6。

于入院第十六天复查超声心动图：左心房增大，左心室舒张功能下降。左心房内径 38.1 mm，左心室舒张期末内径 46.8 mm，右心室舒张期末内径 23.2 mm。以肺动脉血流频谱加速时间估测肺动脉平均压为25 mmHg。

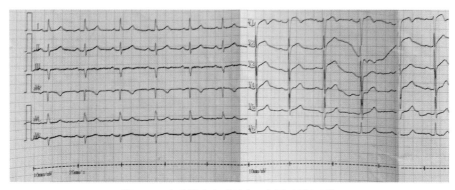

图 54-6　入院第十六天复查心电图,回复正常

· 最终诊断 ·

(1) 肺栓塞,下肢静脉血栓形成。

(2) 冠状动脉粥样硬化性心脏病,不稳定型心绞痛,心功能Ⅱ级(NYHA)。

(3) 高血压病 2 级(极高危)。

(4) 2 型糖尿病。

(5) 高脂血症。

(6) 陈旧性脑梗死。

· 治疗方案 ·

经与患者协商,患者自愿应用新型口服抗凝药物,口服利伐沙班 15 mg(每日 2 次),连续 3 周,继而 20 mg(每日 1 次)。

· 讨论 ·

APE 是常见的心血管疾病,虽然目前人们对 APE 诊断意识已经明显提高,但是,因为 APE 的病因及易患因素多样,临床症状、体征以及心电图表现对于诊断缺乏特异性,故临床实践中,仍难以避免对于该病误诊、漏诊或诊断不及时。

《中国急性肺栓塞诊断与治疗指南(2015)》提出 APE 新的易患因素:吸烟、肥胖、高脂血症、高血压、糖尿病、感染、输血、腹腔镜、3 个月内心肌梗死或心力衰竭、3 个月内心房颤动或心房扑动、其他心内科疾病、遗传缺陷(蛋白 C、蛋白 S、AT-Ⅲ缺乏)。

目前 APE 的诊断流程:首先进行临床可能性评估,然后进行初始危险分层,最后逐级选择检查手段明确诊断。对高危患者首选 CT 肺动脉造影明确诊断;对非高危患者如临床概率为中、低或可能性小,

建议使用高敏法检测 D-二聚体,阴性可排除急性肺栓塞,从而减少不必要的影像学检查和辐射。

本例患者特点:入院至入院后第四天(即急性肺栓塞发病前),因无肺栓塞既往公认的易患因素(临床可能性评估结果及 Wells 和 Geneva 评分,APE 临床概率为低)、症状缓解、心电图未见明显异常动态改变以及超声心动图未见右心功能不全,故没有疑诊肺栓塞。

入院后第五天开始发生明显胸痛、胸闷,但是回顾本病例,急性肺栓塞发病后的 3 天时间内,因患者发生剧烈胸痛伴大汗,心电图示窦性心律,Ⅲ及 aVF 导联 ST 段轻度上斜型抬高,aVR 导联 ST 段轻度抬高,急查 cTnI 0.08 ng/ml,故临床高度怀疑急性心肌梗死,且患者不配合,未行影像相关检查,而且因急性肺栓塞的临床表现及心电图表现无特异性,没有及时确诊肺栓塞。

由于住院期间虽经抗血小板、降压、降糖以及调脂治疗,病情仍加重,出现剧烈胸痛、胸闷不缓解,后发现入院 D-二聚体明显升高,且发病后呈动态升高,提示 APE。最终行肺动脉 CTA 确诊为 APE。

确诊 APE 后依据《中国急性肺栓塞诊断与治疗指南(2015)》,行危险度分层为中高危,经积极抗凝治疗病情缓解。

· 病例启示 ·

(1) 对本例进行 APE 临床可能性评估,APE 临床概率为低。对非高危患者如临床概率为中、低或可能性小,注意使用高敏法检测 D-二聚体,阴性可排除急性肺栓塞。本例患者入院时 D-二聚体明显升

高,且 APE 发病后动态升高,提示可能存在 APE。

（2）重视 APE 新易患因素的识别！可与动脉疾病尤其动脉粥样硬化危险因素（吸烟、肥胖、高脂血症、高血压、糖尿病）相同,故易误诊为左心疾病。

（3）在缺少任何已知获得性危险因素的情况下仍可发生急性肺栓塞,这些患者中部分可检测到遗传缺陷,称为遗传性血栓形成倾向或遗传性易栓症。应警惕！

（4）因为 APE 的心电图表现多样,无特异性,故易误诊为冠心病,尤其是急性心肌梗死。

（5）心电图表现对 APE 的诊断缺乏特异性和敏感性,注意心电图动态演变的蛛丝马迹,可提示 APE 的可能性。

（6）对于已明确诊断的 APE 患者,典型 APE 的心电图表现,有利于对患者进行危险分层。随着病情缓解,心电图可恢复正常。

（7）本例患者阿司匹林及氯吡格雷等抗血小板药物不能预防及治疗 APE,抗血小板药物在 APE 治疗及预防中的应用价值值得进一步研究。

周 虹 张承宗
天津市心血管病离子与分子机能重点实验室,
天津医科大学第二医院,天津心脏病学研究所

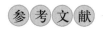

［1］中华医学会心血管病学分会肺血管病学组. 中国急性肺栓塞诊断和治疗指南(2015)[J]中华心血管杂志,2016,44(3)：197－211.
［2］Konstantinides SV, Barco S, Lankeit M, et al. Management of Pulmonary Embolism：An Update［J］. J Am Coll Cardiol, 2016,67(8)：976－990.

病例 55　不明原因的严重呼吸困难——股动脉压迫解除后引起的急性肺血栓栓塞症

关键词·呼吸困难；股动脉压迫器；心电图；D-二聚体；心脏超声；右心室功能障碍；CTPA；肺栓塞；溶栓治疗

·病史摘要·

例1：患者，女性，49 岁，因"反复胸闷不适 1 年余"入院，有高血压病及脑梗死史。入院心电图（图55-1）示窦性心律，不完全右束支传导阻滞（ICRBBB），心超示静息状态下无明显异常，左心室射血分数54％，入院查体：神清，气平，血压 135/75 mmHg，两肺呼吸音清，心率 75 次/min，律齐余（一）。入院第二天中午在我院心内科行冠状动脉造影术，因桡动脉血管痉挛，改经股动脉穿刺行冠状动脉造影术。术后第二天中午取下右腿部压迫器时突发胸闷、气促、出冷汗。

例2：患者，女性，44 岁，因"反复心悸 10 年，加重 1 个月"入院。发作时心电图提示阵发性室上性心动过速（图 55-2），心超示静息状态下无明显异常，射血分数 59％，入院查体：神清、气平。血压 100/70 mmHg，双肺呼吸音粗，心率 80 次/min，律齐，余（一），择期于我院心内科行电生理检查示左侧旁道介导房室折返性心动过速，行射频消融术成功。术后第二天中午取下右腿部压迫器，2 h 后起床时突发胸闷气急不能缓解。

·发病时体检·

例1：神志淡漠，唇绀，血压 60/40 mmHg，心率115 次/min，律齐，两肺未闻及干、湿啰音。

例2：神清，血压 110/70 mmHg，心率 96 次/min，律齐，两肺未闻及干、湿啰音。

问题与思考1

▸ 两例患者为中年女性，均在股动脉压迫解除后

不久出现不明原因的严重呼吸困难，伴胸痛、休克（例1）或胸闷（例2），原因要考虑可能是肺动脉血栓栓塞（PTE）、急性冠脉综合征、主动脉夹层等原因，需要先完善以下相关检查，如心电图、心肌酶、D-二聚体、动脉血气分析、超声心动图。

·辅助检查 1·

（1）例 1

▸ 发病时心电图：窦性心动过速，$S_I Q_{III} T_{III}$，完全性右束支传导阻滞（图 55-3）。

▸ D-二聚体 26.03 μg/ml（↑），cTnI 0.375 ng/ml（↑）。

▸ 动脉血气分析：pH 7.31，PCO₂ 5.3 kPa，PO₂ 8.5 kPa（↓），HCO_3^- 20.1 mmol/l（↓）BE −11.7 mmol/L（↓）。

▸ 床边心超：右心房室增大，根据轻中度三尖瓣反流估测肺动脉收缩压 42 mmHg。

（2）例 2

▸ 发病时心电图：窦性心动过速，$S_I Q_{III} T_{III}$，完全性右束支传导阻滞（图 55-4）。

▸ D-二聚体 7.47 μg/ml（↑），cTnI 0.135 ng/ml（↑）。

▸ 动脉血气分析：pH 7.38，PCO₂ 5.6 kPa，PO₂ 9.5 kPa，HCO_3^- 24.3 mmol/l，BE 0.8 mmol/l。

▸ 床旁心超：发病时心超示三尖瓣赘生物形成（血栓可能），根据轻中度三尖瓣反流估测肺动脉收缩压40 mmHg（视频 55-1）。溶栓后 2 h 心电图和心超见图 55-5 和视频 55-2。

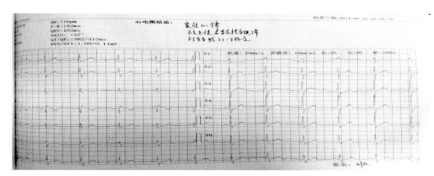

图 55-1　患者 1 入院时心电图：窦性心律，ICRBBB

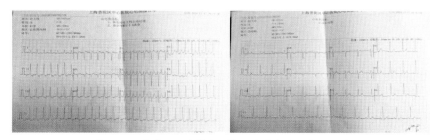

图 55-2　患者 2 入院前室上性心动过速及入院心电图

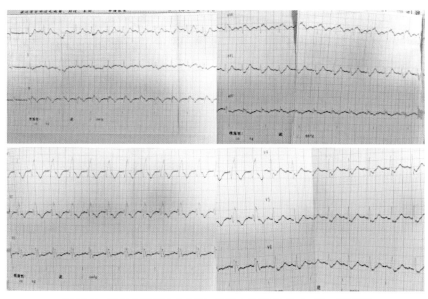

图 55-3　患者 1 发病时心电图：窦性心动过速，$S_I Q_{III} T_{III}$，CRBBB

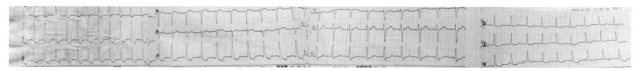

图 55-4　患者 2 发病时心电图：窦性心动过速，$S_I Q_{III} T_{III}$，CRBBB

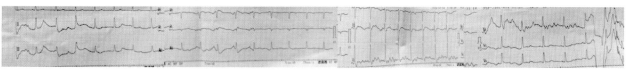

图 55-5　患者 2 溶栓后 2 h 心电图

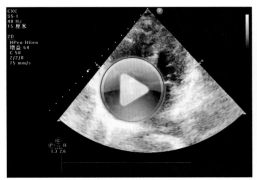
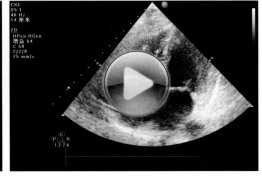

视频 55-1　患者 2 发病时心超　

视频 55-2　患者 2 溶栓后心超

问题与思考2

• 根据以上实验室检查结果，我们考虑两例患者超声心电图检查有右心室功能障碍的一些表现，当超声检查符合下述两项指标即可诊断右心室功能障碍：①右心室扩张。②右心室壁运动幅度减低。③吸气时下腔静脉不萎陷。④三尖瓣反流压差＞30 mmHg。两例患者均存在右心室扩张，三尖瓣反流压差达 40 mmHg 以上，例 2 超声可见三尖瓣赘生物形成（血栓可能），同时两例患者入院时心电图正常，病时心电图均出现窦性心动过速，$S_I Q_{III} T_{III}$，完全性右束支传导阻滞，需重视的是，当心电图有变化时，我们需作动态观察，要与急性冠脉综合征相鉴别。例 1 及例 2 D-二聚体均升高，例 1 血气分析存在低氧血症。

• 两例患者临床表现、体征及初步检查提示PTE，需尽早行 CT 肺动脉造影（CTPA）。

• 辅助检查2 •

▷ 例 1：急诊 CTPA（图 55-6）：左右肺动脉干及两

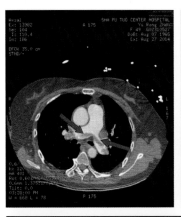
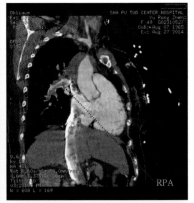
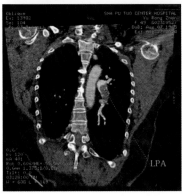
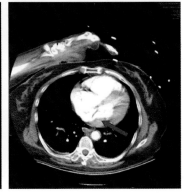

A

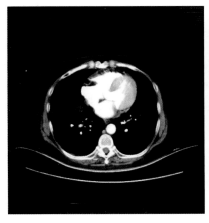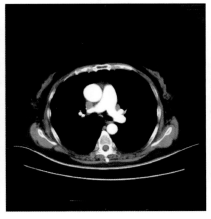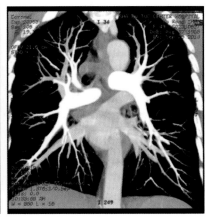

B

图 55-6 患者 1 发病时(A)及 1 个月后(B)肺动脉 CTA。A. 发病时肺动脉 CTA：左右肺动脉干及两下肺动脉栓塞，左心房血栓形成；B. 1 个月后复查肺动脉 CTA：正常

下肺动脉栓塞。左心房血栓形成。

▶ 例 2：因经济困难拒绝行 CTPA 检查。

·最终诊断·

急性肺血栓栓塞症(高危)。

·治疗方案·

考虑例 1 患者血流动力学不稳定，为高危急性肺栓塞，例 2 三尖瓣赘生物形成，随时会血栓脱落至肺主干，危险分层也为高危，根据《急性肺栓塞诊断与治疗中国专家共识(2015)》，两例均紧急给予肝素抗凝及 rt-PA 50 mg 溶栓治疗。例 1 溶栓后第二天心超肺动脉压 27 mmHg，D-二聚体逐步下降，治疗 1 个月左右出院，华法林应用，随访患者无胸闷、气急，肺 CTA 正常。例 2 溶栓后 2 h 复测心超三尖瓣赘生物消失，肺动脉压力 24 mmHg，患者气急症状明显缓解，治疗 4 天后出院，华法林口服应用，随访患者无胸闷、气急。两例患者随访心超肺动脉压力及右心房室大小正常。

·讨论·

急性肺栓塞是常见的三大致死性心血管疾病之一，但漏诊和误诊率极高。股动脉穿刺行冠状动脉造影后发生急性肺栓塞报道很少。有资料表明，肺栓塞经早期诊断和正确治疗病死率低于 8.0%，延误诊断和未治疗者病死率达 30.0%以上。肺血栓栓塞症是最常见的急性肺栓塞类型。由来自静脉系统或右心的血栓阻塞肺动脉或其分支所致，临床上中央型急性肺栓塞患者呼吸困难急剧而严重。股动脉穿刺是介入治疗的途径之一，对股动脉穿刺介入后压迫，压迫解除后发生严重呼吸困难肺栓塞往往容易被漏诊，临床医师首先想到症状加重可能是心肌梗死或心力衰竭。心电图、心超、血气分析、肺动脉 CTA 检查有助于 PTE 诊断。一旦确诊，根据危险分层选择合适的治疗策略是影响预后的关键。本文两例患者为中年女性，均在股动脉穿刺压迫解除后不久即出现气急，甚至血液动力学不稳定，排除其他可能因素后，我们考虑压迫股动脉同时对静脉回流也有影响，可能发生急性肺栓塞，及时行心电图、心超及肺动脉 CTA 明确诊断后，根据危险分层选择溶栓治疗后均取得了良好的预后。

·病例启示·

该两例患者给我们的启示在于对肺栓塞的诊断要提高认识，如冠状动脉介入后患者出现不明原因的呼吸困难及气促、胸痛、晕厥或休克、咯血时，不能往往先想到症状加重可能是心肌梗死或心力衰竭，从而导致急性肺栓塞漏诊或误诊。需尽早进行心电图、心超、肺动脉 CTA、血气分析、D-二聚体、心肌酶谱、下肢深静脉超声等检查。

汪蔚青　金惠根　刘宗军

上海市普陀区中心医院

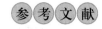

参 考 文 献

［1］ 中华医学会心血管病学分会肺血管病学组.急性肺栓塞诊断与治疗中国专家共识(2015)［J］. Chin J Cardiol，2016，44(3)：197－211
［2］ Nino Kunac，Hrvoika. Marijia. Zeljko，Ivica. Premuzic Mestrovic，et al. Pulmonary embolism after coronary angiography with femoral approach ［J］. Cardiologia Croatica，2013，8(9)：286.
［3］ Castelli P，Caronno R，Piffaretti G，et al. Intravenous uterine leiomyomatosis with right heart extension；Successful two-stage surgical removal ［J］. Ann Vasc Surg，2006，20：405－407.

病例 56 　下肢水肿、嗜酸粒细胞升高——嗜酸粒细胞增多综合征致肺血栓栓塞

关键词·嗜酸粒细胞增多症；肺动脉栓塞；深静脉血栓

·病史摘要·

患者，男性，31岁，右下肢肿胀1个月，左下肢肿胀1周。1个月前出现双侧脚踝部位水肿，起初未予重视，约10天后逐渐变为右侧膝关节以下肿胀，伴酸痛感，左侧脚踝肿胀无明显变化。就诊某A医院诊断"硬化性筋膜炎，ANCA相关性小血管炎？风湿病"，予四妙丸、通塞脉片治疗，效果不佳。治疗期间患者揉捏右腿肿胀部位，右下肢肿胀约15天后开始减轻、消失。1周前突然出现左侧下肢肿胀，伴酸痛，2014年8月27日就诊某B医院，下肢血管超声示左侧髂外静脉血栓形成（部分型），左侧股总静脉、股深静脉、股浅静脉近段、腓静脉血栓形成（完全型），双侧大隐静脉血栓形成（右侧全程，左侧远段），双侧腹股沟区淋巴结肿大，血常规：血小板 32×10^9/L，嗜酸粒细胞百分比最高为54.6%。诊断"下肢深静脉血栓形成，血小板减少症"，未特殊治疗。后就诊于某C医院，胸部CT示肺动脉充盈缺损，诊断"肺动脉栓塞，下肢深静脉血栓形成"。

问题与思考1

·水肿常见原因包括心源性水肿、肾性水肿、肝性水肿、甲状腺功能低下性水肿、下肢深静脉病变性水肿及药物影响所致水肿。同时结合外院下肢血管超声提示双下肢深静脉血栓形成，应复查D-二聚体、心电图的变化。其他应常规进行的辅助检查项目还有血、尿、粪常规，以及粪隐血、肝肾功能、血糖、血脂、血电解质、钠尿肽、超敏C反应蛋白、凝血功能、超声心动图、淋巴结活检、免疫学指标、肿瘤标志物、自身抗体、骨髓穿刺等。且外周血中嗜酸粒细胞的绝对数持续＞0.5×10^9/L存在意义，嗜酸粒细胞增多综合征

主要分为继发性、克隆性、特发性。需进一步完善相关检查。

·入院查体·

体温 37.6 ℃，脉搏 95 次/min，呼吸 18 次/min，血压 128/71 mmHg，淋巴结触诊双侧腹股沟区淋巴结肿大，有轻压痛，大者位于右侧，大小约 2.5 cm×1.5 cm，边界清楚。呼吸运动正常，右下肺可闻及湿啰音，心率 95 次/min，律齐，肺动脉瓣听诊区可闻及第二心音稍亢进，腹部查体阴性，右手食指指甲远端见红褐色出血条纹（裂片形出血）。左下肢自腹股沟以下肿胀明显，右下肢自膝关节以下轻度肿胀。右下肢自膝关节以下，左下肢自大腿中部以下颜色发黑，有色素沉着。双侧小腿胫前及胫后皮肤有散在血痂，未见皮疹。

问题与思考2

·患者发现淋巴结肿大，要注意鉴别肿大原因，多见于慢性淋巴结炎、结核性淋巴结炎、恶性淋巴瘤等，同时患者双下肢出现肿胀明显且有加重，要注意血栓形成的情况及可能随时脱落的危险，应予以高度重视。病情严重的急性肺栓塞患者，要注意有无休克或低血压的情况。

·辅助检查·

▶ 某B医院下肢血管超声：左侧髂外静脉血栓形成（部分型），左侧股总静脉、股深静脉、股浅静脉近段、腓静脉血栓形成（完全型），双侧大隐静脉血栓形成（右侧全程，左侧远段），双侧腹股沟区淋巴结肿大。

▶ 血常规：PLT 32×10^9/L，EO最高为54.6%。

某 C 医院胸部 CT：肺动脉充盈缺损。

入院后首次血常规：Hb 111 g/L，WBC 5.54×10^9/L，EO# 0.54×10^9/L，PLT 68×10^9/L（住院期间白细胞、嗜酸粒细胞及血小板波动情况见图56-1）。

生化：GPT 103.1 U/L，GOT 44.2 U/L，γ-GT 126.8 U/L，cTnT 0.004 ng/ml。

血气分析：pH 7.45，PCO_2 35 mmHg，PO_2 99 mmHg，SaO_2 98%，HCO_3^- 24.3 mmol/L。

凝血指标：APTT 58.1 s，Fg 4.99 g/L，D-二聚体 7.65 μg/ml（住院期间数值波动情况见图56-1）。

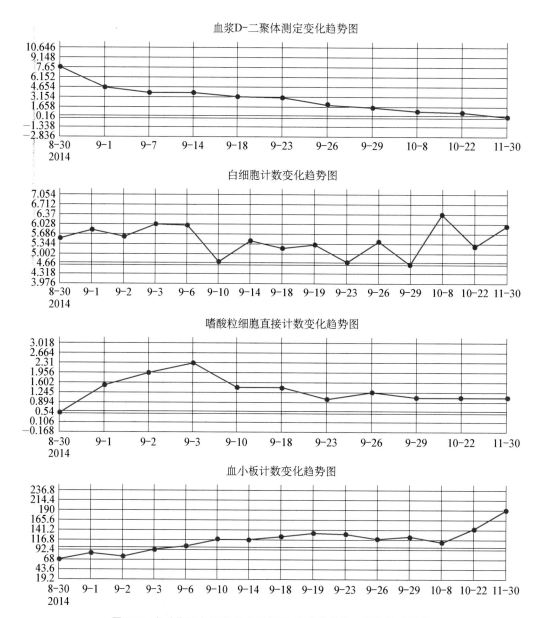

图56-1 住院期间白细胞、嗜酸粒细胞、血小板及 D-二聚体波动情况

CRP 9.5 mg/dl，IL-6 44.58 pg/ml，ESR 63 mm/h。

尿常规正常，多次查粪常规均正常，未见虫卵。

血需氧菌及厌氧菌培养，痰需氧菌、厌氧菌及真菌培养均未见致病菌生长。

支气管肺泡盥洗液细胞分类未见嗜酸粒细胞。

抗核抗体及自身抗体均阴性。抗心磷脂抗体、抗 β2 糖蛋白 I 抗体结果均在正常范围内。

血浆蛋白 C、蛋白 S、抗凝血酶Ⅲ、狼疮抗凝因子测定均在正常范围。

▷ 肿瘤标志物：甲胎蛋白、CA125、CA19-9、CA15-3、CA72-4、CYFRA211、NSE 均未见异常。

▷ 血清铁蛋白 1 176 ng/ml，IgE 5 180 U/ml。布氏杆菌凝集试验阴性。

▷ 血过敏原检测阴性（北京协和医院过敏原检测：粉尘螨、户尘螨重度过敏；肌肉、多价真菌、室内尘土、互隔交链孢、圆柏轻度过敏）。

▷ 寄生虫检查（广州管圆线虫、旋毛虫、肺吸虫、肝吸虫、羌虫、丝虫）阴性。

▷ 腹股沟淋巴结活检：淋巴结反应性增生。

▷ 右下肢皮损活检提示：角化过度，角化不全，可见浆液渗出；真皮浅层可见淋巴细胞及嗜酸粒细胞浸润；脂肪间隔增宽；血管透明变性伴淋巴细胞及嗜酸粒细胞浸润。

▷ 骨髓活检：骨髓增生明显活跃，三系均增生。嗜酸粒细胞比例增高 26.0%，形态未见明显异常。

▷ 流式细胞仪白血病免疫分型结果：嗜酸粒细胞比例增高；中性粒细胞分化障碍 CD16/CD13 表达关系异常；单核及淋巴细胞表型未见异常；幼稚细胞比例不高表型未见异常。

▷ 基因检测：*PDGFRA*、*PDGFRB*、*FGFR*1 相关融合基因检测均阴性，*BCR/ABL*、*JAK2V617F* 阴性。染色体核型检查未见异常。

▷ 超声心动图检查：各房室腔大小形态正常，升主动脉及主肺动脉内径不宽，各瓣膜形态结构及启闭均正常，未见明显拳指征，未见心包积液。

▷ 肝胆胰脾超声：肝脏形态饱满，体积增大，右叶最大斜径 15.5 cm；脾脏肿大，厚 4.3 cm，长 12.4 cm。胆、胰未见异常（出院前复查腹部超声，未见肝脾肿大）。

▷ 下肢静脉超声：左下肢深静脉血栓形成，左侧髂外静脉血栓形成，双小腿大隐静脉血栓形成，右小腿小隐静脉血栓形成。

▷ 胸部 CT：右侧胸腔少量积液，右下肺叶实变。

▷ 出院前复查胸部 CT：右肺下叶基底段可见三角形密度增高影；基底段与侧胸壁相连，尖端指向肺门，肺梗死可能性大。

问题与思考3

· 患者为年轻男性，全身动静脉广泛血栓栓塞，无静脉血栓栓塞性疾病家族史，近期无外伤或下肢制动等易导致静脉血栓形成的危险因素，血常规提示血小板减少，考虑可能为抗磷脂抗体综合征导致的血小板减少及广泛血栓形成。查抗心磷脂抗体、狼疮抗凝因子、抗 β2 糖蛋白 I 抗体结果均在正常范围内，排除抗磷脂抗体综合征；同时血浆蛋白 C、蛋白 S、抗凝血酶Ⅲ、抗核抗体及自身抗体均在正常范围，可排除风湿性疾病及易栓症；寄生虫检查阴性，亦可除外寄生虫感染所致的嗜酸粒细胞增高；腹股沟淋巴结活检提示淋巴结反应性增生，右下肢皮损活检可见嗜酸粒细胞浸润，骨髓活检提示嗜酸粒细胞比例增高 26.0%，可排除淋巴瘤及白血病诊断，但需考虑是否有其他恶性肿瘤性疾病引起的凝血机制异常。相关文献提示，部分嗜酸粒细胞增多综合征患者可伴有过敏性疾病病史，此患者既往有过敏性皮炎病史，同时嗜酸粒细胞增多综合征有 30%～50% 的患者可有肝、脾受累。

· **最终诊断** ·

（1）急性肺栓塞。

（2）肺梗死。

（3）胸腔积液。

（4）下肢静脉血栓。

（5）嗜酸粒细胞增多综合征（HES）。

· **鉴别诊断** ·

（1）急性心肌梗死：一般有缺血性胸痛病史、心电图的动态变化、心肌坏死的血清心肌标志物浓度的动态改变，典型的胸痛为胸骨后或左胸部，要向左上臂、颌部、背部、肩背部放射，持续常在 20 min 以上，为压榨样或紧缩、烧灼感，伴出汗、恶心、呕吐，并发症常有心源性休克、急性左心衰竭、心律失常、心脏破裂、乳头肌断裂等。

（2）急性心包炎：急性心包炎尤其是急性非特异性心包炎的患者，可有较剧烈而持久的心前区疼痛,心电图有 ST 段及 T 波变化。但心包炎患者在疼痛的同时或以前已有发热和白细胞计数增高,疼痛常于深呼吸和咳嗽时加重,体检可发现心包摩擦音,病情不如一般心肌梗死严重,心电图除 aVR 外,各导联均有弓背向下的抬高,无异常 Q 波出现。

(3)急性主动脉夹层:由于主动脉中层弹性下降坏死,导致主动脉急性夹层分离,多有高血压病史,表现为持续性胸骨后撕裂样疼痛,一般镇痛剂如硝酸甘油类药物不能缓解,血压明显升高,胸片及超声可见主动脉增宽,心电图无特异性改变,也无酶学变化。

·治疗经过·

入院后给予磺达肝癸钠抗凝、抗感染、抗过敏等治疗,患者住院 30 天后,双下肢肿胀较前明显减轻,复查下肢静脉超声提示下肢静脉血栓形成伴部分再通。遂予出院,出院前改磺达肝癸钠为新型口服抗凝药物达比加群酯胶囊(150 mg,口服,每日 2 次)。出院 20 天嗜酸粒细胞绝对数 1.09×10^9/L;30 天嗜酸粒细胞绝对数 1.27×10^9/L;50 天嗜酸粒细胞绝对数 2.29×10^9/L。考虑患者嗜酸粒细胞数有升高趋势,给予小剂量醋酸泼尼松口服(20 mg,口服,每日 1 次)。

·讨论·

(1)诊断讨论:患者为年轻男性,全身动静脉广泛血栓栓塞,无静脉血栓栓塞性疾病家族史,近期无外伤或下肢制动等易导致静脉血栓形成的危险因素,综合入院后各种检验检查结果,考虑患者广泛血栓形成为嗜酸粒细胞增多损伤血管内皮所致。HES 最初的诊断标准是由 Chusid 等在 1975 年提出的,包括以下 3 点:①持续 6 个月以上的外周血嗜酸粒细胞增多($>1\,500/\mu l$)或 6 个月内因嗜酸粒细胞增多性疾病死亡;②存在嗜酸粒细胞引起的靶器官损伤;③除外寄生虫、过敏或其他已知可引起嗜酸粒细

胞增多的原因。HES 是一组临床上较为罕见的异质性疾病,主要临床特征为持续性的外周血嗜酸粒细胞增多以及由嗜酸粒细胞直接浸润或释放细胞内炎性介质和毒性颗粒物质引起的器官损害。本例患者从血常规发现嗜酸粒细胞增高至出院至今,表现为持续 3 个月嗜酸粒细胞增高,嗜酸粒细胞绝对数最高为 16.07×10^9/L,现波动在$(1.0 \sim 2.0) \times 10^9$/L。患者皮肤活检提示存在皮肤及血管嗜酸粒细胞浸润,嗜酸粒细胞损伤血管内皮引起血栓形成,在排除了可引起嗜酸粒细胞增多的常见原因后,本例患者最后诊断为嗜酸粒细胞增多综合征。

(2)治疗讨论:在我们的病例中,我们给予患者新型口服抗凝药物达比加群酯行抗凝治疗,达比加群可以有效抑制凝血酶活性,阻止纤维蛋白原裂解为纤维蛋白,从而阻断凝血瀑布网络的最后步骤及血栓形成。笔者认为只有显著降低 HES 患者的嗜酸粒细胞数目,结合有效的抗凝治疗措施,才能从根本上减少血栓事件的发生率。糖皮质激素可有效降低嗜酸粒细胞数量,但激素治疗可导致患者无法耐受的不良反应,而且并不是所有 HES 患者均需要激素治疗。因此,对 HES 患者是否启用激素治疗、激素剂量的选择、抗凝药物的选择、抗凝治疗持续时间的确定,均需要临床工作者根据患者的不同情况制定个体化的治疗方案。

·病例启示·

通过本病例结合文献复习提醒临床医生需警惕 HES 患者血栓栓塞并发症的发生。对已经出现血栓栓塞性并发症的 HES 患者,需及时有效地开展抗凝治疗。对持续血嗜酸粒细胞数较高的患者,可使用激素治疗并根据病情变化情况对激素剂量进行增减。

冯　斌
中国人民解放军总医院

第七章

其他肺血管病

临床肺血管疾病,除了肺高血压、肺血管栓塞和器质性阻塞外,尚有一类是以原发性或继发性肺血管扩张为主要表现的,如本章所收录的肝肺综合征;其次,有些疾病严重程度尚未达到肺动脉高压,如本章收录的医源性肺静脉狭窄。

肺血管包括肺动脉、肺静脉和肺毛细血管,起于右心,止于左心,走行在纵隔、胸腔和肺组织中,另有支气管动、静脉交叉伴行,又受到神经、激素的调节影响,因此肺血管疾病包罗万象,极其复杂。期待临床医生做个有心人,将诊断和治疗有意义的形形色色肺血管疾病病例与大家分享,我们愿做一个忠实的记录者。

病例 57 活动后胸闷、气短、杵状指——肝硬化患者低氧血症析因

关键词·肝硬化；直立性低氧；肺血管扩张；肝肺综合征；超声声学造影

·病史摘要·

患者，女性，44岁，因"活动后胸闷、气短2年"入院。

患者2年前无明显诱因出现活动后胸闷、气短，伴有咳嗽、咳痰，爬一层楼以后即可出现，无黑矇，无晕厥，无咯血，休息时无症状，无夜间阵发性呼吸困难，无双下肢水肿，无恶心、呕吐，无黄疸，曾就诊于当地医院，行肺动脉CT造影检查除外肺栓塞，心脏超声提示左心房前后径30 mm，左心室舒张期末内径50 mm，左心室EF 72%，右心房室不大，估测肺动脉收缩压30 mmHg。此次就诊于我院门诊，查心脏超声提示左心房前后径37 mm，左心室舒张期末内径47 mm，EF 65%，右心房室不大，估测肺动脉收缩压39 mmHg；血气分析提示：pH 7.488，PO_2 50.4 mmHg，PCO_2 27.4 mmHg，SpO_2 88.1%。为进一步明确诊断，门诊以"气短原因待查，肺动脉高压？"收入院。

发病以来精神可，饮食、二便正常，睡眠可，体重无明显改变。无特殊家族史。

19年前因贫血在当地医院给予输血治疗，随后检查发现血丙型肝炎抗体阳性。12年前自觉肝部饱胀感，曾就诊于当地医院，查肝功能转氨酶升高，血白细胞$2×10^9$/L左右，超声发现"脾大"，诊断"慢性丙型肝炎性肝硬化"，给予脾切除治疗，之后反复给予干扰素治疗。

·体格检查·

体温36.2℃，脉搏70次/min，呼吸16次/min，血压140/80 mmHg，杵状指，自动体位，巩膜无黄染，口唇发绀，甲状腺无肿大，颈静脉无怒张；双肺呼吸音清晰，两肺未闻及啰音，心前区无隆起，心律齐，心率70次/min，A2＞P2，未闻及心脏杂音，腹部平坦，无压痛，肠鸣音正常，肝脏未触及，肝颈静脉回流征阴性，下肢无水肿，病理反射征阴性。

问题与思考1

·患者以反复发作的活动后胸闷、气短为特征。中年女性活动后胸闷、气短的常见原因考虑呼吸系统疾病或心脏疾病。①该患者既往无呼吸系统或心脏疾病史，外院肺动脉CTA已除外肺栓塞；②该患者多次心脏超声提示心脏大小未见异常，轻度肺动脉高压可能，不排除肺动脉高压导致活动后胸闷、气促的可能，而是否真正存在肺动脉高压，以及肺动脉高压的病因，需要进一步鉴别；③该患者门诊血气分析提示Ⅰ型呼吸衰竭，需进一步明确其为通气功能障碍或弥散功能障碍，鉴别其为肺源性或心源性呼吸困难；④该患者既往有慢性病毒性肝炎、肝硬化，需完善腹部超声、肝功能等检查评估目前肝功能情况。故针对上述鉴别诊断，予以完善血常规、血生化、血气分析、腹部超声、胸片、心电图、超声心动、肺动脉CT、核素肺灌注及下肢深静脉显像等辅助检查。

·辅助检查1·

▶ 血常规：WBC $3.00×10^9$/L，RBC $3.29×10^{12}$/L，Hb 118.0 g/L，PLT $114×10^9$/L。

▶ 生化检查：TP 80.3 g/L，Alb 34.6 g/L，GPT 26 U/L，GOT 34 U/L，TB 38.00 μmol/L，IB 5.0 μmol/L，Cr 54.6 μmol/L，BUN 6.50 mmol/L。

▶ 桡动脉血气分析：pH 7.49，PCO_2 27.4 mmHg，PO_2 50.4 mmHg，肺泡-动脉血氧差66.8 mmHg。

▶ 心电图：窦性心律，T波改变（图57-1）。

▶ X线胸片：两肺纹理重，未见实变，主动脉结不宽，肺动脉段饱满，心影不大，心胸比0.42（图57-2）。

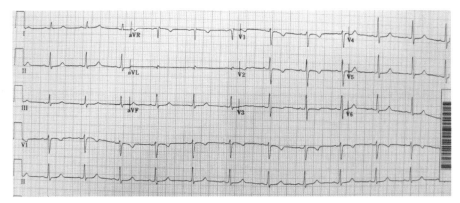

图 57-1　心电图：窦性心律，V1～V3 导联 T 波倒置

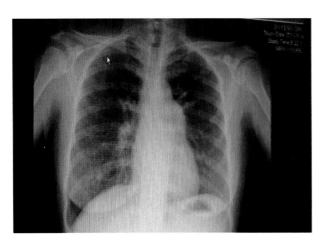

图 57-2　X 线胸片：两肺纹理重，未见实变，主动脉结不宽，肺动脉段饱满，心影不大，心胸比 0.42

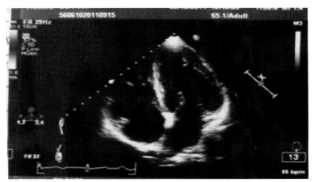

图 57-3　超声心动图：左心房室内径正常范围，室间隔及左右心室壁厚度正常，运动协调，收缩正常，各瓣膜形态、结构、启闭无异常

▷ 超声心动图：左心房前后径 31 mm，左心室舒张期末内径 48 mm，左心室 EF 68%，右心略饱满，左心房室内径正常范围，室间隔及左右心室壁厚度正常，运动协调，收缩正常，各瓣膜形态、结构、启闭无异常（图 57-3）。

▷ 腹部超声：肝脏大小、形态正常，肝脏弥漫性病变，肝硬化。

▷ 肺功能：肺活量占预计值的 113.6%，用力肺活量占预计值的 115.3%，第一秒时间肺活量占预计值的 96.1%，FEV1/FVC% 占预计值的 70.91%。结论：轻度阻塞性通气功能障碍，小气道功能中度降低。

▷ 肺动脉 CT 造影：主肺动脉、左右肺动脉及其各级分支管腔充盈良好，管壁光滑，未见明确充盈缺损征象，双下肺血管纹理增多；右肺中叶纤维条索，左肺舌段钙化灶（图 57-4）。

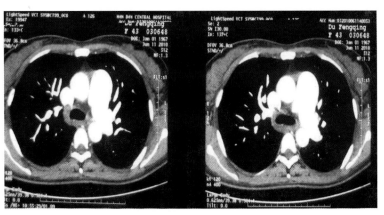

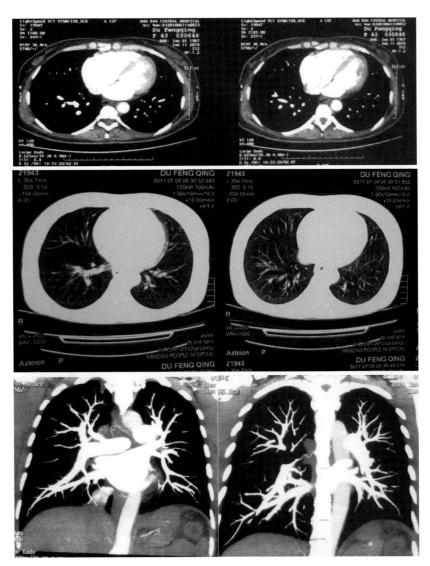

图 57-4 主肺动脉、左右肺动脉及其各级分支管腔充盈良好,管壁光滑,未见明确充盈缺损征象,双下肺血管纹理增多;右肺中叶纤维条索,左肺舌段钙化灶。

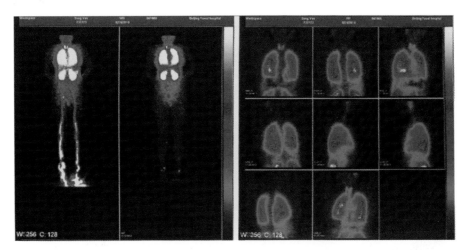

图 57-5 核素肺灌注及下肢深静脉显像:未见成肺段性放射性稀疏、缺损,双肾显影,提示存在右向左分流,双下肢深静脉回流通畅

▷ 核素肺灌注及下肢深静脉显像：未见成肺段性放射性稀疏、缺损，双肾显影，提示存在右向左分流，双下肢深静脉回流通畅(图57-5)。

问题与思考2

· 该患者心电图及超声心动提示心脏结构和功能未见明显异常。血气分析提示Ⅰ型呼吸衰竭，且肺泡-动脉血氧差明显增大(66.8 mmHg)，而肺功能提示通气功能轻度异常；肺血管CTA提示双下肺血管纹理增多；核素肺灌注提示肺内动静脉分流。腹部超声提示肝脏弥漫性病变，肝硬化。结合患者严重肝病病史合并低氧血症、肺泡-动脉血氧差明显增大，既往无心脏病或呼吸系统疾病病史，考虑肝肺综合征可能，进一步完善立卧位血气分析，明确是否存在直立性低氧血症；完善超声心动声学造影明确是否存在肺内分流，即右心房和右心室显影后2~5个心动周期后左心房和左心室显影——延迟显影。

· 辅助检查2 ·

▷ 坐位动脉血气分析：PCO_2 29.0 mmHg，PO_2 49.5 mmHg，肺泡-动脉血氧差 65.7 mmHg。

▷ 平卧位动脉血气分析：PCO_2 31.7 mmHg，PO_2 81.6 mmHg，肺泡-动脉血氧差 30.4 mmHg。

▷ 右心声学造影：经左上肢静脉注入右心声学造影剂，右心房室顺序显影，2~3心动周期后左心房和左心室显影，内充满大量造影剂回声，提示存在肺内动静脉分流(图57-6)。

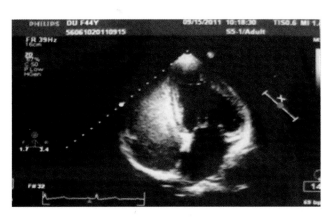

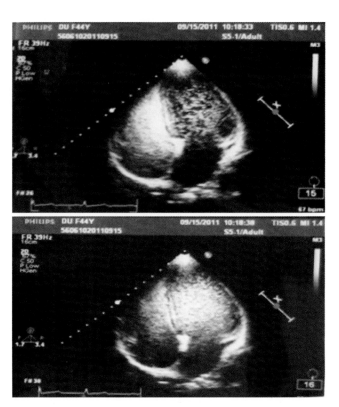

图57-6 右心声学造影：经左上肢静脉注入右心声学造影剂，右心房室顺序显影，2~3心动周期后左心房和左心室显影，内充满大量造影剂回声，提示存在肺内动静脉分流

问题与思考3

· 患者伴随慢性肝病出现活动后胸闷、气促等呼吸系统症状，同时存在发绀和杵状指等低氧体征。辅助检查提示直立性低氧血症、肺泡-动脉血氧差增大、肺血管扩张、动静脉交通支开放，符合肝肺综合征的三联征表现，且病史和辅助检查均未提示存在原发心肺疾病，因此考虑诊断肝肺综合征。

· 最终诊断 ·

(1) 肝肺综合征。

(2) 慢性丙型肝炎，肝炎后肝硬化，脾切除术后，低蛋白血症。

(3) 白细胞减少。

· 治疗方案 ·

患者予以吸氧、静卧、护肝等治疗。

·讨论·

肝肺综合征（hepatopulmonary syndrome，HPS）于 1956 年首先由 Rydell Hoffbauer 报告，1977 年 Kenned 与 Knudson 提出 HPS 的概念。HPS 是在慢性肝病的基础上出现肺内血管异常扩张，动脉血氧合作用异常导致低氧血症及一系列病理生理变化和临床表现，临床特征在排除原发心肺疾病后的三联征——基础肝脏病、肺内血管扩张和动脉血氧合功能障碍。其中直立性缺氧、仰卧呼吸是最具特征性表现。

HPS 的重要生理基础是肺血管扩张导致弥漫性肺内动静脉分流，进而使低氧的肺动脉血液未经氧合作用直接进入肺静脉，导致异常——肺泡-动脉血氧分压差增大，从而引起低氧血症。

原发肝病临床表现：各种肝病均可发生肝肺综合征，以慢性肝病常见，最常见的有肝掌、蜘蛛痣、黄疸、肝脾大、腹水、消化道出血、肝功能异常等。HPS 与肝病病因及程度无关，部分肝病稳定的患者也可出现肺功能进行性减退表现，有资料显示，HPS 与食管静脉曲张、蜘蛛痣相关联。

肺功能障碍的临床表现：多数在肝病基础上逐渐出现呼吸系统表现，如发绀、呼吸困难、杵状指（趾）、直立性缺氧、仰卧呼吸等。仰卧呼吸、直立性缺氧是本症最具特征性表现。肺部检查一般无明显阳性体征。

目前 HPS 的诊断还没有统一标准。诊断应以临床表现为基础，加以肺血管扩张的影像学证据（肺血管 CT 以血管增多、增粗和扭曲为主要特点）进行诊断。2004 年欧洲呼吸病学会的 HPS 诊断标准：①肝病；②$P(A-a)O_2$ 等于或超过 15 mmHg（大于 64 岁的老年人等于或超过 20 mmHg）；③超声声学造影（contrast echocardiography，CEE）延迟显影阳性。血氧正常，仅 $P(A-a)O_2$ 增大和 CEE 阳性的 HPS 患者，每年至少应检测 1 次动脉血气分析，以便及时发现异常。此外，还应行胸部高分辨 CT 及肺功能检查以除外其他慢性肺部疾病。

目前肝肺综合征尚无任何确实有效的治疗手段。氧疗是 HPS 的重要治疗措施，吸入纯氧或高压氧可增加肺泡内的氧浓度及压力，使动脉血氧饱和度维持在 90% 以上，亦有益于肝功能的改善，故认为中度 HPS 患者伴有肝功能损害明显的要氧疗。另外，无创通气可用于 HPS 低氧血症的治疗。

目前治疗 HPS 尚缺乏有效的药物。临床上尝试应用肺血管扩张物质抑制剂和引起肺血管收缩的制剂，对改善 HPS 的低氧血症有一定的效果。如一氧化氮（NO）抑制剂亚甲蓝、前列腺素抑制剂、生长激素类似物奥曲肽等。

肺动脉栓塞治疗主要用于治疗孤立性肺动静脉分流，尤其对吸入 100% 纯氧反应差的低氧血症患者，而对弥散性血管扩张者疗效差。

经颈静脉肝内门体分流术（TIPS）可降低门脉压力，改善 HPS 的低氧血症状，提高动脉的氧分压，降低肺泡-动脉氧分压差，减轻神经及体液因子对肺血管的扩张作用，还能降低腹水等并发症的发生，其近期疗效明显，远期疗效尚待进一步观察。

HPS 患者是否应该行肝移植治疗尚有争议，但目前认为肝移植仍然可能是治疗肝肺综合征的根本措施。

目前研究认为 HPS 患者预后不佳，合并 HPS 的肝硬化患者的中位生存期明显低于不合并 HPS 的患者（10.6 个月 vs 40.8 个月）。低氧血症的程度影响其预后，基线动脉血氧分压低于 50 mmHg 提示其预后较差。

·病例启示·

（1）临床上肝肺综合征较少见，容易误诊和漏诊。

（2）慢性肝病患者出现活动后胸闷、气短以及不明原因的顽固性低氧血症应警惕肝肺综合征。

刘冰洋　熊长明
中国医学科学院阜外医院

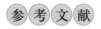

[1] Krowka MJ, Wiseman GA, Burnett OL, et al. Hepatopulmonary syndrome: a prospective study of relationships between severity of liver disease, PaO_2 response to 100% oxygen, and brain uptake after ^{99m}Tc MAA lung scanning [J]. Chest, 2000,118: 615-624.

［2］Rodriguez RR，Krowka MJ，Herve P，et al．Pulmonary-Hepatic vascular Disorders ［J］．Eur Respir J，2004，24：861－880．

［3］Ali NK，Hamdan AJ，Khalid A，et al．Pulmonary vascular complications of chronic liver disease：Pathophysiology，imaging，and treatment ［J］．Thoracic Medicine，2011，2：57－65．

病例 58　心房颤动消融术后严重并发症——肺静脉闭塞

关键词 · 咯血；心房颤动射频消融术；肺静脉狭窄/闭塞

· 首次病史 ·

患者，女性，34 岁，因"发作性心悸 3 个月"首次入院。

患者 3 个月前无明显诱因突发心悸，伴气促不适，无胸痛、黑矇、晕厥、咳嗽、咳痰等不适。患者症状爬楼、活动时明显，休息可缓解。1 个月前患者到当地医院就诊，动态心电图提示"阵发性心房颤动"。既往否认"冠心病""高血压""糖尿病"病史。否认"肝炎""结核"病史。无烟酒史。否认手术、外伤史，否认输血史。结婚 10 年，育有 1 子。经期规律，经量正常。

· 首次入院查体 ·

发育正常，营养良好，步入病房，神志清楚，精神佳。脉搏 94 次/min，血压 118/86 mmHg，呼吸 20 次/min。全身浅表淋巴结未扪及。气管居中，胸廓对称，双肺呼吸音清晰，未闻及干、湿啰音，心率 105 次/min，律绝对不齐，心音强弱不等，各心脏瓣膜区未闻及杂音。双下肢无水肿。

· 首次入院辅助检查 ·

▸ 肺静脉CTA：双侧肺静脉未见明显异常，双肺及心脏未见明显异常。

▸ 心脏彩超：右心房 33 mm，右心室 32 mm，左心房 28 mm，左心室 39 mm，EF 67%，FS 37%，三尖瓣反流面积 1.9 cm²，反流速度 266 cm/s，压差 28 mmHg。

▸ 经食管超声：左右心房及心耳未见血栓，房间隔水平未见分流。

▸ 胸片：心肺未见异常。

▸ 心电图：心房颤动。

▸ 电解质、BNP、cTnI、肾功能、肝功能、血常规、凝血六项、风湿系列正常。

· 首次入院诊断 ·

阵发性心房颤动。

· 首次入院治疗方案 ·

入院后第 3 天行环肺静脉心房颤动消融术。

· 首次入院术后复查 ·

心电图：窦性心律。

胸片：心肺未见异常。

· 再次入院 ·

首次出院后 2 月余后患者因"间断咳嗽、咯血 20 天，加重 3 天"再入我院呼吸科。

· 再次入院查体 ·

急性病容，轮椅推入病房，神志清楚，精神欠佳。脉搏 87 次/min，血压 94/63 mmHg，呼吸 21 次/min。全身浅表淋巴结未扪及。气管居中，胸廓对称，双肺呼吸音清晰，未闻及干、湿啰音，心率 87 次/min，律齐。双下肢无水肿。

· 再次入院辅助检查 ·

▸ 心脏彩超：右心房 31 mm，右心室 31.9 mm，左心房 30.7 mm，左心室 40.6 mm，EF 74.3%，FS 42.7%，三尖瓣反流面积 1.06 cm²，反流速度 252 cm/s，压差 25.4 mmHg。右肺静脉左心房入口流速增快 141 cm/s，压差 7.95 mmHg，不排除右肺静脉左心房入口轻度狭窄。

▸ 肺静脉CTA：右肺静脉未见明显异常，右上肺静脉左心房入口宽 7.2 mm，右下肺静脉左心房入口宽 6 mm,左肺静脉主干及分支未见显示。

·最终诊断·

(1) 肺静脉狭窄/闭塞。

(2) 阵发性心房颤动,射频消融术后。

·再次入院处理·

转院行肺静脉介入治疗。

问题与思考

· 心房颤动消融术后肺静脉狭窄患者主要表现为术后数周或数月出现活动或者劳累后呼吸困难,静息时呼吸困难,反复咳嗽、咯血和胸膜痛等。上述症状的严重程度和病程进展多与病变血管支数以及狭窄严重程度呈正相关。正确识别和诊断肺静脉狭窄首先必须了解病史,对怀疑肺静脉狭窄患者给予相应影像学检查。一旦肺静脉狭窄诊断成立,药物治疗仅为姑息症状,对病变基本无效,应尽快干预。

·外院第一次处理·

局麻下造影见右上肺静脉开口狭窄 80%,右下肺静脉开口狭窄 70%,左下肺、左上肺静脉完全闭塞。先后于右上肺静脉开口、右下肺静脉开口、左上肺静脉开口、左下肺静脉开口植入支架。重复造影见狭窄消失,肺静脉血液回流良好。

·外院第二次处理·

半年后局麻下造影见右上肺静脉支架内再狭窄 60%,右下肺静脉支架内再狭窄 80%,左下肺静脉支架内再狭窄 99%、左上肺静脉支架内再狭窄 90%。于右上肺静脉支架内行球囊扩张,于右下肺静脉、左上肺静脉、左下肺静脉支架内再次植入支架。重复造影见狭窄消失,肺静脉血液回流良好。

·讨论·

随着心房颤动消融术的普及,其相关并发症也相应出现,消融后肺静脉狭窄是其重要但常被低估的并发症。多数患者表现为呼吸困难、胸痛、咯血等呼吸系统症状而就诊于呼吸科,因医生缺少对心房颤动消融术病史的敏感性,导致部分患者被误诊为肺炎、肺栓塞等疾病。心房颤动消融术后射频能量会导致血管物理和化学改变,在消融部位血管壁出现进行性不可逆炎症反应以及邻近血管继发性胶原沉着等病理改变。由于左下肺静脉解剖特点导致射频消融更易使左下肺静脉出现狭窄。肺静脉狭窄所致病理学特点呈消融部位肺静脉内膜局部增生和胶原沉着,继发内膜纤维化伴血管收缩,严重者可致肺静脉主干完全闭塞,病程晚期肺小动脉则出现类似肺动脉高压样改变。通过胸部 CT、MRI、血管造影、超声等检查,可明确多数肺静脉狭窄的诊断。肺静脉狭窄既往多行外科手术治疗,但手术创伤大、风险高,适应证多为慢性闭塞性病变及多支弥漫性病变。肺静脉血管成形术为目前一线治疗手段,即刻效果好,术后早期症状即改善。球囊扩张和支架植入是当前肺静脉狭窄的主要手段,支架植入的远期再狭窄发生率低于单纯球囊扩张。严格掌握心房颤动消融术的适应证,规范操作过程,避免反复消融,对预防肺静脉狭窄的发生至关重要。

·病例启示·

(1) 心房颤动射频消融术后出现肺静脉狭窄是一种严重、进行性并发症。可以通过心腔内超声指导等手段使消融能量远离肺静脉。

(2) 医生应当高度警惕肺静脉狭窄的发生,对这种消融术后并发症及早诊断,及早治疗。一旦发现,轻度狭窄者需要密切随访,严重者可行静脉血管成形术和/或支架植入术。

陈剑飞　黄岚

中国人民解放军陆军军医大学新桥医院